Astrid Schämann

Akademisierung und Professionalisierung der Physiotherapie

Der studentische Blick auf die Profession

Wissenschaftliche Schriften
im Schulz-Kirchner Verlag

**Reihe 13
Beiträge zur Gesundheits-
und Therapiewissenschaft
Band 1**

Astrid Schämann

Akademisierung und Professionalisierung der Physiotherapie

Der studentische Blick auf die Profession

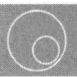 Das Gesundheitsforum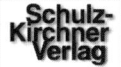

Bibliografische Information Der Deutschen Bibliothek
Die Deutsche Bibliothek verzeichnet diese Publikation in der Deutschen Nationalbibliografie; detaillierte bibliografische Daten sind im Internet über http://dnb.ddb.de abrufbar.

Die Arbeit wurde im Jahr 2005 von der Fakultät für Erziehungswissenschaften, Erwachsenenpädagogik/Weiterbildung der Humboldt-Universität zu Berlin als Dissertation angenommen.

1. Auflage 2006
ISBN 978-3-8248-0347-7
Alle Rechte vorbehalten
© Schulz-Kirchner Verlag GmbH, Idstein 2006
Druck und Bindung: Rosch-Buch, Scheßlitz
Printed in Germany

Die Informationen in diesem Buch sind von der Verfasserin und dem Verlag sorgfältig erwogen und geprüft, dennoch kann eine Garantie nicht übernommen werden. Eine Haftung der Verfasserin bzw. des Verlages und seiner Beauftragten für Personen-, Sach- und Vermögensschäden ist ausgeschlossen.

Besuchen Sie uns im Internet: www.schulz-kirchner.de

Inhaltsverzeichnis

Vorwort		11
1	Teil I Einleitung und Begründung der Arbeit	13
1.1	Untersuchungsfragen	14
1.2	Gesamtaufbau der Arbeit	16
1.2.1	Schaubild zur Untersuchung	18
1.3	Entwicklung der Physiotherapie in Deutschland	19
1.4	Bildungspolitische Besonderheiten der Schulen im Gesundheitswesen	21
1.5	Was ist Physiotherapie?	22
1.6	Der Bolognaprozess	24
1.7	Akademisierung der Physiotherapieausbildung	25
1.8	Studiengänge für die Physiotherapie in Deutschland	28
1.8.1	Fresenius Fachhochschule in Idstein	29
1.8.2	Fachhochschule Holzminden/ Göttingen/ Hildesheim	29
1.8.3	Fachhochschule Osnabrück	30
1.8.4	Fachhochschule Kiel	30
1.8.5	Fachhochschule Fulda/ Marburg	31
2	Teil II Theoretischer Bezugsrahmen	33
2.1	Arbeit und Beruf	33
2.2	Profession	34
2.2.1	Zentralwertbezogene Dienstleistung	36
2.2.2	Universelles Wissen	37
2.2.3	Handlungsautonomie	38
2.2.3.1	Organisationsautonomie	38
2.2.3.2	Klientenautonomie	38
2.2.4	Exkurs: Berufsverbände	40
2.2.5	Exkurs: Semiprofession	41
2.3	Professionalisierung	42

2.3.1	Merkmalsbezogener Ansatz	44
2.3.2	Feministischer Ansatz	45
2.3.3	Macht- bzw. herrschaftstheoretischer Ansatz	48
2.4	Professionalität	49
2.4.1	Subjektbezogene Ansätze	55
2.4.2	Exkurs: Berufliche Sozialisation	56
2.4.2.1	Berufliche Identität und berufliche Sozialisation	57
2.4.2.2	Berufliche Identität und berufskulturelle Sozialisation	61
2.4.3	Exkurs: Habitus	62
2.5	Bedeutung des theoretischen Bezugsrahmens für die vorliegende Arbeit	65
3	Teil III Methodologische Einordnung der Untersuchung	66
3.1	Methodisches Vorgehen der Untersuchung	67
3.2	ExpertInneninterviews	67
3.3	Das ExpertInneninterview als Erhebungsmethode	69
3.4	Studierende der Physiotherapie als ExpertInnen und Feldzugang	70
3.5	Anlage der Untersuchung	71
3.6	Auswahl der Befragten	71
3.7	Methodisch begründete Grenzen der Aussagekraft der Daten	72
3.8	Interviews mit den Studierenden	73
3.9	Interviewerhebungsphase	73
3.10	Analysephase	74
3.10.1	Transkription der Interviews	74
3.11	Computergestützte Auswertung	75
3.12	Auswertung	76
3.12.1	Soziodemographische Daten der TeilnehmerInnen	77
4	Teil IV Zusammengefasste, erkenntnisleitende Fragestellungen	80
4.1	Ergebnisse des 1. Stranges: Retrospektive Rekonstruktion des Berufs Physiotherapie aus Sicht der Studierenden	81
4.1.1	Berufswahl „Physiotherapie" (Motiv) und Bild der Physiotherapie vor Ausbildungsbeginn	81
4.1.1.1	Typ: Diffus	82

4.1.1.2	Typ: Helfer	85
4.1.1.3	Typ: Sport	86
4.1.1.4	Typ: Konkret	87
4.1.2	Bild von Physiotherapie	88
4.1.2.1	Typ: Diffus	88
4.1.2.2	Typ: Helfer	88
4.1.2.3	Typ: Sport	90
4.1.2.4	Typ: Konkret	90
4.1.2.5	Zusammenfassende Übersicht : Motiv + Bild kombiniert	92
4.1.3	Bewertung der fachschulischen Ausbildung durch die Studierenden	93
4.1.3.1	Reflexion der NovizInnen	94
4.1.3.1.1	Die inhaltliche Ausgestaltung der Ausbildung und die Lehrmethoden	94
4.1.3.1.2	Die Rolle der Lehrenden und das vermittelte Wissen	96
4.1.3.1.3	Betreuung von Seiten der Schule während der praktischen Einsätze	99
4.1.3.1.4	Selbstbewusstseinsbildung und Entwicklung der Sozialkompetenz	99
4.1.3.1.5	Was heben die TherapeutInnen als positiv an ihrer Ausbildung hervor?	102
4.1.3.2	Reflexion der Berufserfahrenen	103
4.1.4	Berufseinstieg als Hürde?	108
4.1.4.1	Typ 1: Praxis	109
4.1.4.2	Typ 2: Orthopädie	110
4.1.4.3	Typ 3: Neurologie	112
4.2	Ergebnisse des 2. Stranges: Akademisierung und ihre Auswirkungen	114
4.2.1	Studienmotivation und Erwartungen an das Studium	114
4.2.1.1	Berufserfahrene	114
4.2.1.1.1	Typ: „Suchende EnthusiastIn"	115
4.2.1.1.2	Typ: „Abwartende RealistIn"	117
4.2.1.1.3	Typ: „Aufstiegsorientiert"	118
4.2.1.2	NovizInnen	120
4.2.1.2.1	Typ: „PragmatikerIn"	120
4.2.1.2.2	Typ: „Unterforderte KritikerIn"	121

4.2.1.2.3	Typ: „Mitnehmen"	122
4.2.2	Karrierevorstellungen und berufliche Perspektiven	124
4.2.2.1	Berufserfahrene	124
4.2.2.1.1	Typ: „Suchende EnthusiastIn"	125
4.2.2.1.2	Typ: „Abwartende Realistin"	125
4.2.2.1.3	Typ: „Aufstiegsorientiert"	126
4.2.2.2	NovizInnen	128
4.2.2.2.1	Typ: „Pragmatikerin"	128
4.2.2.2.2	Typ: „Unterforderte KritikerIn"	129
4.2.2.2.3	Typ: „Mitnehmen"	130
4.2.2.2.4	Zusammenfassung der Aussagen zu Karrierevorstellungen	132
4.2.3	Bewertung des Studiums	133
4.2.3.1	positive Kritik	134
4.2.3.1.1	Berufserfahrene – Studiengang: „Ergänzung"	134
4.2.3.1.2	Berufserfahrene – Studiengang: „Vertiefung"	135
4.2.3.1.3	NovizInnen – Studiengang: „Grundständig"	136
4.2.3.1.4	NovizInnen – Studiengang: „Ausland"	137
4.2.3.2	Kritische Anmerkungen der Studierenden zum Studium	141
4.2.3.2.1	Persönlichkeit der Lehrenden	141
4.2.3.2.2	Inhalte und der Theorie Praxisbezug	142
4.2.3.2.3	Lehrmethoden	145
4.2.3.2.4	Zusammenfassung der Kritikpunkte	148
4.2.4	Die Akademisierung der Physiotherapie und ihre Problemfelder	149
4.2.4.1	Einführung der flächendeckenden Akademisierung	150
4.2.4.1.1	Pro	150
4.2.4.1.1.1	Typ: „Status"	150
4.2.4.1.1.2	Typ: „Internationale PragmatikerIn"	151
4.2.4.1.1.3	Typ: „Effektiv"	152
4.2.4.1.2	Contra	152
4.2.4.1.2.1	NovizInnen	153
4.2.4.1.2.2	Berufserfahrene	155

4.2.4.2	Schwierigkeiten im Umgang mit SchülerInnen in der Ausbildung und TherapeutInnen ohne fachhochschulische Sozialisation	156
4.2.4.3	Umgang mit der Zwei-Klassen-Physiotherapiegesellschaft	158
4.2.4.4	Die Theorie-Praxis-Problematik	160
4.2.4.5	Zusammenfassung zur Bedeutung von Theorie	162
4.3	Ergebnisse des 3. Stranges: Professionalisierung und Professionalität	163
4.3.1	Definition Physiotherapie	163
4.3.2	Physiotherapeutisches Selbstbild	171
4.3.2.1	Positive Aussagen der Berufserfahrenen zum Berufsbild	172
4.3.2.2	Kritische Reflexionen der Berufserfahrenen zum Berufsbild	173
4.3.2.3	Globale Einschätzung der NovizInnen zum Berufsbild	180
4.3.2.4	Vergleichende Gegenüberstellung der Aussagen zum Selbstbild von NovizInnen und Berufserfahrenen	181
4.3.3	Antizipiertes Fremdbild in der Bevölkerung und in der Ärzteschaft	186
4.3.3.1	Bevölkerung	187
4.3.3.1.1	Typ: „Unbekannt"	187
4.3.3.1.2	Typ: „Bekannt"	188
4.3.3.2	KlientInnen	188
4.3.3.3	ÄrztInnen	190
4.3.3.3.1	Institutionsabhängiges Bild	192
4.3.3.3.2	Fachbereichabhängiges Bild	192
4.3.4	Relevante Themen im Professionalisierungsprozess	193
4.3.4.1	Hierachie und Macht	194
4.3.4.2	Feststellen und Betonen der strukturellen Hierarchie in Krankenhäusern	195
4.3.4.3	Auswirkungen der Hierachie auf Einstellung und Verhalten	196
4.3.4.3.1	Konkurrenz PhysiotherapeutIn – ÄrztIn	196
4.3.4.3.2	Resignation	197
4.3.4.3.3	Akademisierung und Verwissenschaftlichung als Abhilfe und Kompensation in Bezug auf die hierachische Kluft	198
4.3.4.3.4	„Die Ausnahmefälle"	199
4.3.5	Professionalisierung und Handlungsautonomie	200
4.3.5.1	Begründungsmuster für Handlungsautonomie	200

4.3.5.2	Begründungsmuster gegen Handlungsautonomie	203
4.3.6	Professionalisierung und Fort- und Weiterbildung	206
4.3.6.1	Einschätzung der Studierenden zum Fort- und Weiterbildungsverhalten	208
4.3.7	Professionalisierung und berufspolitische Vertretung	214
4.3.7.1	Typ: „Die Enttäuschte und Vorwurfsvolle"	215
4.3.7.2	Typ: „Die Desinteressierte"	216
4.3.7.3	Typ: „Die OpportunistIn"	217
4.3.7.4	Typ: „Die Engagierte und Verantwortungsvolle"	218
4.3.8	Die Rolle der einzelnen PhysiotherapeutIn im Professionalisierungsprozeß	219
4.3.8.1	NovizInnen	220
4.3.8.2	Berufserfahrene	221
5	Teil V Zusammenfassende Ergebnisdiskussion vor dem Hintergrund physiotherapeutischer Identität, physiotherapeutischen Habitus und des professionellen Status Quo	223
5.1	Ergebnisdiskussion zum 1. Strang: Retrospektive Rekonstruktion des Berufes	226
5.2	Ergebnisdiskussion zum 2. Strang: Die Akademisierung und ihre Auswirkungen	230
5.3	Ergebnisdiskussion zum 3. Strang: Professionalisierung und Professionalität	237
6	Teil VI Zusammenfassung: Physiotherapeutische Identität, Habitus und Professioneller Status Quo	247
6.1	Physiotherapeutische Identität/physiotherapeutischer Habitus	247
6.2	Professioneller Status Quo	248
7	Teil VII Schlussfolgerungen	249
7.1	Reflexion zum Forschungsprozess	251
8	Teil VIII Anhang	253

Vorwort

Die vorliegende Arbeit versucht einen Beitrag zum Professionalisierungsprozess der Physiotherapie im Kontext der Einführung der ersten akademischen Ausbildungen in Deutschland aus der Sicht der Betroffenen, den studierenden PhysiotherapeutInnen, zu leisten. Vor dem Hintergrund der theoretischen Diskussion zu Profession, Professionalisierung und Professionalität mit dem Zuschnitt auf die Physiotherapie wurde im Jahr 2003 der studentische Blick auf die Profession und den Akademisierungsprozess erhoben. Die so gewonnenen Erkenntnisse sind als Exzerpte und Extrakte zu begreifen, denn die im In- und Ausland fertiggestellte Forschungsarbeit beinhaltet über die dargestellten Ergebnisse der Arbeit weitere mannigfaltige Aussagen und Erkenntnisse.

In der Arbeit habe ich bewusst mit Zitaten gearbeitet, um größtmögliche Transparenz in einem bisher wenig beforschten Themengebiet zu garantieren. Auch sind bereits jeweils am Ende der „Kapitel" und „Stränge" Ergebnisdiskussionen zu einzelnen Themengebieten angeführt – dieses aus Gründen der Komplexität der Arbeit.

Zunächst gilt mein ganz besonderer Dank den hoch motivierten und dem Forschungsprojekt gegenüber sehr aufgeschlossenen Studierenden der unterschiedlichen Fachhochschulstudiengänge sowie den externen ExpertInnen der Physiotherapie, die sich für die Interviews zur Verfügung gestellt haben – und ohne die es nicht zu diesen Erkenntnissen gekommen wäre.

Aber ich möchte mich auch bedanken bei denjenigen, die den Prozess in unterschiedlichsten Kontexten mitbegleitet haben, denn ich habe feststellen können, dass das Fertigstellen einer Promotion immer auch diejenigen stark betrifft, die sich in räumlicher oder auch emotionaler Umgebung befinden.

Meinen Eltern gebührt an dieser Stelle ein ganz außerordentlicher Dank für die grandiose Unterstützung in jeglicher Hinsicht. Sheelagh, Dirk und Jutta, Ihr habt nie aufgehört, an das Ende dieser Arbeit zu glauben – und habt eine tolle Art im Umgang mit mir gehabt. Außerdem danke ich Dirk und Jutta für Cathrin, die die Perspektiven in meinem Leben wieder zurechtgerückt hat. Monika, Tina und Christine – Eure freundschaftliche und fachliche Unterstützung vor Ort in Berlin oder auch aus der Ferne hat mir sehr geholfen, das tatsächliche Ende zu finden – Ihr habt schwer mitgelitten. Jens und Jörn – Ihr habt sehr die lebenspraktische Seite unterstützt. Allen MPOlerInnen, und ganz besonders Dir, Ulrike danke ich für die konstruktivkritischen Diskussionen, die u. a. auch die Richtung meiner Arbeit beeinflusst haben.

Frau Hüter-Becker danke ich für ihren Ausspruch auf einem Treffen in Hildesheim, der wie ein Initialzünder wirkte: „irgendwann muss man sich umdrehen, und den Rest hinter sich lassen"!

Ganz besonderer Dank gilt meinem Doktorvater Prof. Dr. Ortfried Schäffter für seine Förderung auch über diese Arbeit hinaus sowie Frau Prof. Dr. Jutta Beier, die mich als Zweitgutachterin betreut.

Berlin, im April 2005

Astrid Schämann

1 Teil I
Einleitung und Begründung der Arbeit

Die deutsche Physiotherapie, ein bisher ausschließlich praxisorientierter Beruf, hat seit dem Jahr 2000 in Ansätzen einen Meilenstein im Professionalisierungsprozess – die akademische Ausbildung an Fachhochschulen – erreicht. Die ersten Fachhochschulen bieten Bachelorstudiengänge an bzw. haben bereits erste BachelorabsolventInnen auf den Arbeitsmarkt entlassen. Master-Studiengänge sind in Anlehnung an europäische Modelle im Sinne der Modularisierung und dem European-Credit-Transfer System (Europäische Kommission 1998) bereits in der Entwicklung, bzw. angelaufen. Als eine Grundlage für die Etablierung der Studiengänge dient das Bolognaabkommen (Erklärung von Bologna 1999), als dessen Ergebnis die beabsichtigte Umstrukturierung des gesamten deutschen (Fach-)Hochschulsystems, nach angelsächsischem Vorbild, in einem dreistufigen System mit den Abschlüssen Bachelor, Master und PhD (Doktor) geplant sind.

Da die deutsche Physiotherapieausbildung – anders als in den benachbarten europäischen Staaten – trotz aller Bestrebungen bislang keine grundständig akademische Disziplin ist, sondern nach wie vor eine Ausbildung nach dem Berufausbildungsgesetz von 1994 (PhysTh-AprO 1994) vorsieht, bilden die bisher existierenden ca. 10 Fachhochschulen (Stand Winter 2003) zunächst eine Ausnahme in der deutschen Bildungslandschaft für Physiotherapie. Somit können die neu initiierten Studiengänge noch nicht auf eine Tradition im Hinblick auf die akademische Lehrinhaltsdiskussion bzw. Outcomediskussion des Studiums für BachelorabsolventInnen zurückgreifen oder -blicken. Auch nimmt die Diskussion um „den reflective practitioner", also das erklärte Ergebnis des Studiums „Physiotherapie" als erstem berufsqualifizierenden Abschluss, so wie es im angelsächsischen Raum diskutiert wird, noch keinen allzu großen Raum ein. Weiterhin stellen sich die neuen Studiengänge in ihrem Erscheinungsbild, ihrer Struktur und ihren Inhalten unterschiedlich dar. Am 23.10.2002 hat sich erstmalig eine aus VertreterInnen der Fachhochschulen, einiger Kooperationsschulen und sonstigen Interessierten bestehende Gruppe zu einem Fachhochschul-Koordinationstreffen in Bielefeld zusammengefunden, um mittels eines Workshops zunächst thematisch zu arbeiten.

Die ersten Physiotherapiestudiengänge sind bereits akkreditiert und bieten insofern ein Qualitätsmerkmal für die potentiellen BewerberInnen, andere befinden sich in der Phase der Akkreditierung, bzw. der Antragstellung. Die Etablierung der Studiengänge steht den Erwartungshaltungen, Wünschen und Ängsten, die die Absolvierenden (aber auch die anderen BerufsinhaberInnen) mit diesem Studium verbinden und der Frage, ob bzw. wie der Arbeitsmarkt auf die neuen BachelorabsolventInnen vorbereitet ist, gegenüber.

Da die Physiotherapie nicht auf eine gewachsene akademische Tradition zurückblicken kann, in deren Verlauf sich ihr Profil geschärft hätte, ergibt sich die Frage, wie sich die von den Studierenden im Zusammenhang mit ihrem Studium verbundenen Hoffnungen, Wünsche und Perspektiven darstellen. Da diese Studierenden die MitgestalterInnen einer neuen physiotherapeutischen Zukunft sein werden, ihre Identität und Identifikation und ihre Ansprüche maßgeblich neue Wege ebnen und auch die Exploration neuer Tätigkeitsfelder vor ihnen liegen werden, ist von wesentlichem Interesse, wie sie „die Physiotherapie" sehen bzw. neu konstruieren und wie sie ihren eigenen Beruf in seiner Verortung im Professionalisierungsprozess begreifen.

1.1 Untersuchungsfragen

Die vorliegende Arbeit gliedert sich in **drei Untersuchungsstränge** (siehe hierzu auch das nachfolgende Schaubild). Vor dem Hintergrund professionstheoretischer Überlegungen wird untersucht, welche Auswirkungen die Akademisierung auf den Professionalisierungsprozess bzw. seine Dynamik und damit auf seine Subjekte hat – hier wird ein subjektbezogener bzw. subjektnaher Blickwinkel eingenommen und das Konstrukt „Physiotherapie" aus der Studierendensicht erforscht. Es wird davon ausgegangen, dass der Prozess der Professionalisierung sich in der Person widerspiegelt und im hohen Maße durch das Subjekt mitgestaltet wird. Der subjektnahe Zugang orientiert sich u. a. an der Untersuchung der Mikroebene von Professionalisierung (siehe Kapitel 2: Theoretischer Bezugsrahmen) und folgt der erziehungswissenschaftlichen Überlegung, dass das Subjekt mit seiner individuellen Perspektive im Kontext von lifelong learning als der zentrale Focus im Bildungs- und Lernprozess gesehen wird – und nicht die Betrachtung der Institution und ihres Vermittlungsauftrages in den Vordergrund gerückt wird. Gerade bei dieser neuen Form der physiotherapeutischen Bildungsprozesse ist anzunehmen, dass biographische und lebensweltliche Einflussfaktoren eine große Rolle spielen.

Der **erste Auswertungsstrang** der Arbeit greift auf, wie die Studierenden den Beruf „Physiotherapie" retrospektiv (re-)konstruieren, indem ihre Berufswahlmotive, ihre Bilder von Physiotherapie, ihre Ausbildung sowie ihr Berufseinstieg näher beleuchtet werden. Der **zweite Strang** der Arbeit baut – in Anlehnung an die Hochschulsozialisationsforschung – darauf auf und untersucht die Motive, Einstellungen, Erwartungen, Wünsche, Ängste und die Kritik der Studierenden im Zusammenhang mit dem Studium selbst. Mit der Erlangung des Status „Studierende" werden vermutlich innere und äußere Veränderungen einhergehen und Ansprüche geweckt. Glaser und Strauss (1971) hatten den zunächst sehr eng gefassten, existierenden Begriff der „status passage" für Übergänge bestimmter Lebensabschnitte (Kindheit-Jugend-Erwachsenenstatus) gelockert, bzw. in der Betrachtung sehr erweitert. Sie untersuchten die in ganz unterschiedlichen Lebenszusammenhängen und Lebensläufen auftretenden Übergänge (vgl. hierzu auch Strauss 1974). Statusänderungen gehen normalerweise mit Verunsicherungen einher, nicht nur auf Seiten der Individuen, die diesen neuen Status erlangen, sondern auch innerhalb der Gruppe oder des Systems, in das sie sich integrieren müssen. Nach Glaser und Strauss werden Statuspassagen aufgrund des strukturellen, gesellschaftlichen Wandels problematisch und sind Indikatoren für sozialen Wandel, Statuspassagen „reflect conditions for and changes in social structure and its functioning" (Glaser und Strauss 1971, 3). In dieser Phase der beginnenden Umstrukturierung der Physiotherapie ist weiterhin von besonderem Interesse, wie die Positionierung der Berufsgruppe der PhysiotherapeutInnen im sozialen, aber auch gesundheitspolitischen Umfeld vorgenommen wird. Der **dritte Strang** der Untersuchung folgt dann der Frage, woran die Studierenden die professionelle Verortung ihres Berufes festmachen, bzw. wie professionell sich ihr Beruf (für sie) darstellt. Hier werden Definitionen von Physiotherapie, das Selbst- und antizipierte Fremdbild, sowie die ausgemachten Parameter für den Status Quo im Professionalisierungsprozess dargestellt.

Die Untersuchung lässt auch Rückschlüsse auf eine entstehende physiotherapeutische Fachkultur erkennen. In der Fachkulturforschung werden Studienfächer beschrieben als „unterscheidbare, in sich systematisch verbundene Zusammenhänge von Wahrnehmungs-, Denk- Wertungs- und Handlungsmuster(n)" (Liebau & Huber 1985).

Im Bereich der Physiotherapie liegt bis heute im deutschsprachigen Raum nur eine Veröffentlichung zu „Professionalisierung und Ausbildung" aus dem Jahre 1994 vor (Schewior-Popp 1994). Ähnlich spärlich sind die Forschungsvorhaben auch in den vergleichbaren therapeutischen Berufsgruppen wie Ergotherapie und Logopädie, obwohl hier der Professionalisierungsprozess schon weiter fortgeschritten ist, erkennbar an der theoretischen Auseinandersetzung mit dem Modell- und Theoriewissen der Berufe (vgl. Marotzki et al. 1999).

Im Vergleich zu der (physio-)therapeutischen Professionalisierungsdebatte haben vor allen Dingen in der Pflege und den Erziehungswissenschaften bereits erhebliche, z. T. sehr kontrovers geführte Diskussionen dieser Thematik stattgefunden, in der Pflege u. a. begründet durch die enge Bindung an die Medizin bzw. Legitimationszwänge. Erkennbar ist diese Auseinandersetzung an der Vielzahl der Veröffentlichungen, fokussiert werden insbesondere die Auseinandersetzungen mit der theoretischen Betrachtungsweise der Professionalisierung und der Verortung der Profession im Wissenschaftssystem. Beide Disziplinen bilden für die vorliegende Arbeit Referenzgrößen im Hinblick auf die theoretische Auseinandersetzung.

Der Kenntnisstand der physiotherapeutischen Forschung aus dem angloamerikanischen Ausland wird dann in die Diskussion der Ergebnisse einfließen (hier primär Australien, USA und England) obwohl die deutsche Physiotherapie ca.10-20 Jahre hinter der Entwicklung dieser Länder „hinterherhinkt" (vgl. hierzu Schämann 2002). Die Diskrepanz wird beispielsweise deutlich, vergleicht man die jüngsten theoretischen Diskussionen um das ungeklärte Spannungsverhältnis zwischen Autonomie und Professionalisierung in den USA (Rothstein 2003), mit der in Deutschland erst zögerlich beginnenden Annäherung an den Begriff der Professionalisierung. Eine weitere bemerkenswerte Differenz soll an dieser Stelle ebenfalls nicht unerwähnt bleiben, da sie mit der Einführung erster Studiengänge im Zusammenhang steht. Während in Deutschland die Ausbildung grundsätzlich auf Fachschulniveau, also keine akademische Ausbildung, zur Legitimation therapeutischer Leistungen im Gesundheitssystem Voraussetzung ist, so werden in den USA und auch in Kanada zukünftig Master-Abschlüsse Voraussetzung zur Berufsausübung sein und nicht wie bislang, der Bachelor-Abschluss.

Da – wie bereits erwähnt – in Deutschland bislang keine Untersuchungen zum Professionalisierungsprozess der Physiotherapie vorliegen, weder im Kontext der Akademisierung noch im Kontext bildungspolitischer Rahmenbedingungen, dient die vorliegende Untersuchung der Erhebung des status quo dazu, eine Forschungslücke zu schließen. Die so gewonnenen Erkenntnisse über die Professionalisierung der Physiotherapie können dann möglicherweise als Ausgangsbasis für weitere Forschungsvorhaben dienen.

1.2 Gesamtaufbau der Arbeit

Die vorliegende Arbeit gliedert sich in fünf Teile:

Teil I beginnt mit einem kurzen historischen Abriss über die Entwicklung der Physiotherapie in Deutschland gefolgt von der Erörterung des Phänomens Physiotherapie, seinen Einflussfaktoren und Bezugswissenschaften. Die theoretische Auseinandersetzung mit Modellvorstellungen zur Physiotherapie wird an dieser Stelle bewusst außen vor gelassen, da bis zum heutigen Tag dieser Diskurs in Deutschland mit Ausnahme einer Modellvorstellung (vgl. Hüter-Becker 1997) noch nicht bzw. nur in Ansätzen geführt wird. Es wird ein kurzer Exkurs zur Definition „Physiotherapie", so wie es die World Confederation of Physical Therapy vorsieht, dargestellt. In Deutschland wird die Frage nach einer eigenen Definition der Physiotherapie immer dringender, löst die so einfach anmutende Frage bei Berufsangehörigen doch immer wieder Verunsicherung und Identifikationsschwierigkeiten aus.

Weiterhin sind Gegenstand dieses Parts die Einbettung der Akademisierung der Physiotherapie in die Bildungslandschaft des tertiären Bildungssektors vor dem Hintergrund des Bolognaprozesses sowie die Verknüpfung mit lifelong learning-Aspekten und deren Einflussnahme auf die Studiengänge für Physiotherapie.

Die Struktur der sich bisher etablierten Studiengänge wird dargestellt und der Prozess einer Koordination (Synopse) der Studiengänge inhaltlicher Art wird kurz angerissen. Insbesondere wird die Frage aufgeworfen, was eigentlich ein Bachelor-Abschluss für die FachhochschulabsolventInnen bedeutet, wenn er doch als erster berufsqualifizierender Abschluss im angelsächsischen Raum gesehen wird, während in Deutschland in weiten Teilen der erste berufsqualifizierende Abschluss noch über die Ausbildung erworben wird.

Teil II bildet dann den theoretischen Bezugsrahmen. Er greift die theoretische Differenzierung von Arbeit, Beruf, Profession, Professionalisierung und Professionalität auf. Auch wird dem Phänomen Semi-Professionalisierung nachgegangen und die theoretischen Einflussgrößen von Identität und Habitus in ihrer Bedeutung für Professionalität erörtert.

Die unterschiedlichen theoretischen Professionalisierungsansätze bieten Erklärungsmuster, warum Berufe bestrebt sind, sich hin zur Profession entwickeln zu wollen. Es erfolgt eine Differenzierung der Betrachtung der Theorie auf der Makro- und Mikroebene der Professionalisierung. Es werden einzelne, für die vorliegende Arbeit relevante und der Makroebene zuzuordnende Ansätze erörtert, wie beispielsweise der merkmalsorientierte, der machttheoretische und feministische sowie diejenigen der Mikroebene, wie die der Kompetenz- und Subjektorientierung. Gerade letztere Ansätze sind zentral in dieser Arbeit und rücken zunehmend in den Vordergrund, da besonders im Kontext von Lernprozessen wie u. a. Fort-/Weiterbildung bzw. lifelong learning und Studium das Individuum in den Mittelpunkt der Betrachtung gestellt wird. Im Vergleich zu den vorgenannten theoretischen Ansätzen wird der momentane Status quo im Professionalisierungsprozess der Physiotherapie aufgearbeitet, wobei sich eine Verortung der Physiotherapie als Semiprofession herauskristallisiert. Ergänzend wird die Darstellung der momentanen Desiderate der deutschen Physiotherapie (vgl. Schämann 2002) vorgenommen.

Teil III, als empirischer Hauptteil der Arbeit präsentiert die Methodologie sowie das methodische Vorgehen im Forschungsprozess.

Teil IV präsentiert zunächst auf deskriptiver Ebene die Ergebnisse und Darstellungen der mit insgesamt 33 Studierenden durchgeführten, leitfadengestützten ExpertInneninterviews – um sozusagen die Binnenperspektive auf die Profession darzustellen.

Teil V umfasst sowohl die Interpretation und die Diskussion der Ergebnisse, in die die Aussagen zweier weiterer „ExpertInnen" der Physiotherapie mit der sog. Außenperspektive auf die Profession sowie Forschungsergebnisse zu diesem Thema aus dem Ausland mit einbezogen werden. Abschließend wird der Ertrag und ein Ausblick für weitere Forschungsmöglichkeiten in diesem Bereich sowie das Prozedere des gesamten Forschungsvorhabens reflektiert

Schaubild zur Untersuchung

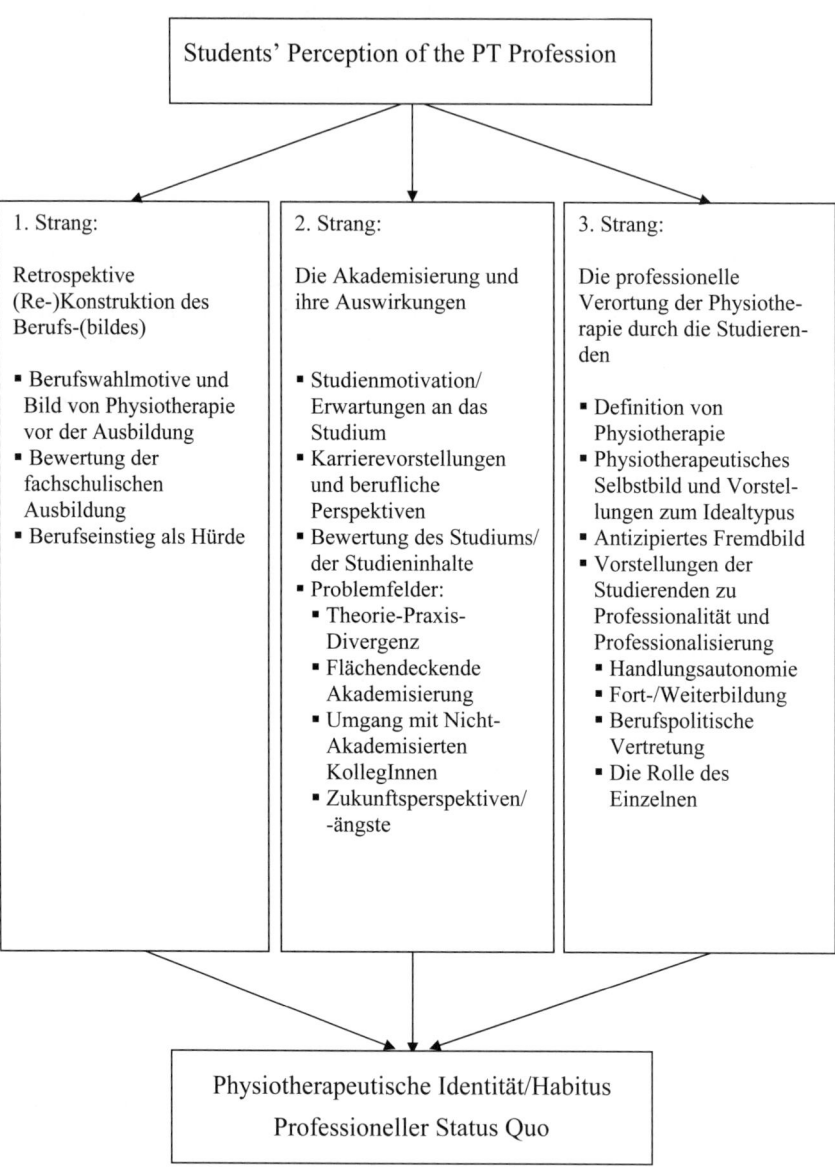

Abbildung 1

1.3 Entwicklung der Physiotherapie in Deutschland

Zurückführen lässt sich die Entstehung der Physiotherapie auf die Initiative des Schweden Ling, der in Stockholm das „Königliche Gymnastische Zentralinstitut" initiierte und seit 1813 leitete. Ling bemühte sich nicht nur um eine medizinische Gymnastik, die es dem Menschen ermöglicht „entweder mittels seiner selbst, in passender Lage oder mittels anderer Hilfe und einwirkenden Bewegungen die Leiden zu lindern oder zu überwinden" (Harff 1978) sondern hierbei insbesondere Wert auf Muskelaktivität legte. Der Berliner Orthopäde A.C. Neumann (1803-1876) interessierte sich für die neue Behandlungsmethode des Schweden, reiste nach Schweden und etablierte nach seiner Rückkehr in Berlin einen Kurssaal für schwedische Heilgymnastik. Der heute als Physiotherapie bezeichnete Berufsstand fand seine eigentliche Grundsteinlegung dann mit der Ausbildung der ersten Gymnastinnen im Jahre 1853. Naumann hat nicht nur die Heilgymnastik für Frauen zugänglich gemacht, sondern darüber hinaus auch eine erste Definition der Heilgymnastik geliefert: „der Gymnast steht zum Heilgymnastischen Arzt oder Kinesitherapeuten wie der Apotheker zum medikamentösen Arzte. Der Gymnast soll die Bewegungen [...] für den Patienten bereiten" (vgl. Grosch 1984, 231).

Seinen Bestrebungen, einen staatlichen Auftrag für die Ausbildung zur Gymnastin zu erhalten, wurde nicht entsprochen, da die offensichtliche Notwendigkeit, einen eigenen Ausbildungsgang ins Leben zu rufen, von staatlicher Seite nicht gesehen wurde.

Ausgelöst durch den deutsch-französischen Krieg 1870/1871, der das Nachdenken über die schnelle Rehabilitation der Kriegsverletzten nötig machte, erhielt die Heilgymnastik zusätzlichen Auftrieb.

Den großen Bedarf an ausgebildeten Gymnastinnen erkennend, eröffnete im Jahr 1900 der Kieler Arzt J. H. Lubinus nach schwedischem Vorbild die erste staatlich genehmigte Lehranstalt für Heilgymnastik. Die auf zwei Jahre ausgelegte Ausbildung war so gegliedert, dass das erste halbe Jahr mit der Ausbildung zur Turnlehrerin gefüllt war, die anschließenden anderthalb Jahre bestanden aus theoretischem und praktischem Unterricht in orthopädischer und medizinischer Gymnastik und Massage. Trotz des steigenden Bedarfs blieb die Kieler Schule bis 1919 die einzige in Deutschland. Und obwohl die Ärzteschaft den steigenden Bedarf an Heilgymnasten erkannte, wurde 1912 auf dem Jahreskongress der Gesellschaft für orthopädische Chirurgie die folgende Resolution erlassen:

„Im Hinblick auf die bedenklich um sich greifende Laientätigkeit auf dem Gebiet der Massage und Heilgymnastik gibt die Gesellschaft für orthopädische Chirurgie ihrer Ansicht darin Ausdruck, dass in der Massage gegen die Ausbildung von Laien als Hilfskräfte der Ärzte seitens ärztlich geleiteter Institute nichts einzuwenden ist, weil derartige Hilfskräfte nicht zu entbehren sind. Dagegen hält die Gesellschaft für orthopädische Chirurgie die schematische Ausbildung von Laien in der allgemeinen orthopädischen Heilgymnastik durch ärztliche Institute für sehr bedenklich, weil dieses Gebiet nach dem heutigen Stand der Wissenschaft immer mehr Gegenstand spezialärztlicher Tätigkeit geworden ist. Besonders unangebracht aber erscheint die Ausbildung solcher Laienelemente durch ärztliche Institute mit der Inaussichtnahme späterer selbständiger Tätigkeit der Betreffenden, die gerade auf diesem Gebiet als durchaus unzulässig bezeichnet werden muß der schweren Schädigungen wegen, die daraus für den Patienten entstehen können" (Bade 1939 zitiert nach Grosch 1984).

Der erste Weltkrieg wiederum ließ den Bedarf an der Rehabilitation Kriegsversehrter sprunghaft in die Höhe schnellen mit der Folge, dass „nur" angelernte Kräfte wie beispielsweise Turnlehrer die Aufgaben der Gymnastinnen mit übernahmen. Trotz des steigenden Bedarfs kam es erst 1919 zur Gründung einer weiteren Schule, der „Sächsischen Staatsanstalt für Krankengymnastik" in Dresden. Mit dieser Schulneugründung war auch erstmalig der Begriff „Krankengymnastik" verwendet worden. In den 20er und 30er Jahren kam es dann zu weiteren Schulneubildungen und zeitgleich zur Ausweitung des Einsatzbereiches der Krankengymnastik über die Fachbereiche der Orthopädie und Chirurgie hinaus. Die Krankengymnastik entwickelte sich von der schwedischen Gymnastik mit den Primärelementen von Widerstands-, Spannungs- und Halteübungen weg, hin zu einer dynamischeren und auch entspannenderen Form der Gymnastik. In diese Zeit fallen die Etablierung neuer Behandlungsmethoden wie z. B. Atemgymnastik, Entspannungstherapie, Klappsches Kriechen, etc. Der zweite Weltkrieg löste erneut einen immensen Bedarf an KrankengymnastInnen aus. Wiederum wurden in Kurzlehrgängen beispielsweise Sportlehrer angelernt, krankengymnastische Behandlungen durchzuführen. Hierdurch erlitt die Krankengymnastik deutliche qualitative Einbußen und ein Schutz der Berufsbezeichnung wurde immer dringender. Die Gründungen erster Landesverbände lassen sich auf das Jahr 1946 datieren, die Gründung des Zentralverbandes der Krankengymnasten (ZVK) auf das Jahr 1949, und 1951 schließt sich der Zentralverband mit den Verbänden anderer Länder zum WCPT (World Cofederation of Physiotherapy) zusammen. Ebenfalls 1949 wurde die Zeitschrift für Krankengymnastik ins Leben gerufen, die den fachlichen überregionalen Austausch und die Information der Mitglieder möglich machte. Die Gründung des Berufsverbandes war die wesentliche Voraussetzung, dass 1958 das erste bundeseinheitliche Berufsgesetz – und somit auch der Schutz der Berufsbezeichnung gewährleistet – und 1960 die Ausbildungs – und Prüfungsverordnung verabschiedet werden konnten. Bereits 1950 beginnend, differenziert sich die deutsche Krankengymnastik weiter aus, nimmt u. a. Kontakte ins Ausland auf und importiert neue Behandlungsmöglichkeiten, wie beispielsweise 1952 die PNF[1]-Behandlung, 1960 die Behandlung nach Bobath[2] u.v.m. Innerhalb Deutschlands entwickeln sich ebenfalls neue Behandlungsansätze bzw. werden den Krankengym-

---

[1] Unter PNF versteht man die propiozeptive neuromuskuläre Faszilitation - eine krankengymnastische Behandlungsmethode.

[2] Bobath ist eine neurologische Behandlungsmethode.

nasten zugänglich gemacht (vgl. Hüter-Becker 1998). Darüber hinaus werden weitere Bereiche wie Sportmedizin und Psychiatrie erschlossen. Die Ausdifferenzierung der Krankengymnastik in immer neue Aufgabengebiete dauert bis heute an. Diese inhaltliche Erweiterung macht sich auch deutlich durch die explosionsartige Zunahme der Schulen und ihrer AbsolventInnen. Von 1971 auf 1981 verdoppelte sich die Anzahl der Krankengymnastikschulen von 22 auf 44 (vgl. Schewior-Popp 1999, 1994), von 1981 bis 1998 erhöhte sich die Anzahl auf 225 (vgl. Schämann 2001).

Einhergehend mit der quantitativen Erweiterung wird ein weiterer Meilenstein gesetzt, das Heidelberger Lehrerseminar, das auf die Initiative von Frau Hüter-Becker 1977 vom ZVK ins Leben gerufen wird, um die Qualität der Lehre an den Schulen für Krankengymnastik zu verbessern (welches jedoch mit ihrem Ausscheiden aus der Verbandstätigkeit nicht weitergeführt wurde). Die klassische Ausrichtung der Krankengymnastik im Sinne kurativer Therapie erweitert sich dann in den 80er Jahren um den wichtigen Sektor Prävention.

Im Zuge der Wiedervereinigung der beiden deutschen Staaten musste die Ausbildungs- und Prüfungsverordnung neu überdacht und überarbeitet werden. Nicht nur wechselte die Berufsbezeichnung von Krankengymnastik zu Physiotherapie (diese internationale Bezeichnung brachten die KollegInnen aus den neuen Bundesländern mit; sie entspricht der internationalen Berufsbezeichnung). Darüber hinaus wurde die Ausbildung dergestalt umstrukturiert, dass das sog. „Anerkennungsjahr" wegfiel (bis 1994 war im ehemaligen „Westen" das dritte Jahr der Ausbildung als ein (gering) bezahltes Praktikum in einer Einrichtung organisiert) zugunsten der Integrierung des dritten Jahres in die Ausbildung.

1.4 Bildungspolitische Besonderheiten der Schulen im Gesundheitswesen

Die im Zuge der Zusammenführung der beiden deutschen Staaten erforderliche Revidierung und Neuregelung der Ausbildungs- und Prüfungsordnung ist im Jahre 1994 in Kraft getreten. Die nun dreijährige Ausbildung (ohne zusätzliches Anerkennungsjahr) untergliedert sich in 2900 Stunden theoretischen und fachpraktischen Unterricht sowie 1600 Stunden praktische Ausbildung (am Patienten). Die Festlegung der Inhalte für diese Ausbildungsveränderung liegt weit über 10 Jahre zurück und entspricht nach heutigen Maßstäben weder der fortschreitenden Entwicklung im Bereich der Medizin noch in weiten Bereichen den Erkenntnissen der neueren Bildungsforschung im Hinblick auf Lehr-Lernformen. Darüber hinaus wird und kann sie dem eigentlichen Wesen der Physiotherapie nicht gerecht werden, suggeriert sie durch die stringente theorieabstinente Haltung und mangelnde Loslösung von der klassischen Fächeraufteilung noch immer, dass sich die physiotherapeutischen Interventionen in den verschiedenen Fachgebieten grundsätzlich unterscheiden, bzw. die Physiotherapie in der Gynäkologie etwas anderes sei als die Physiotherapie in der Orthopädie. Das Denkmodell von Hüter-Becker widerspricht dieser Annahme eindrücklich und macht deutlich, dass die Wirkorte physiotherapeutischer Behandlungen jeweils die gleichen sind. Wie bereits angedeutet entsprechen die Lehr-Lernformen in weiten Zügen nicht den Ansprüchen heutiger Bildungsforschung, bzw. Lehr-Lernforschung (vgl. Achtenhagen 2000). Dies liegt darin begründet, dass das Ausbildungssystem in den Gesundheitsfachberufen abgekoppelt ist vom beruflichen Bildungswesen und es somit keine Einbindung in berufsspezifische Forschungseinrichtungen gibt, die sich mit Curriculumforschung, Lehr-Lernforschung, Kompetenzentwicklung oder theoretischen Auseinandersetzungen mit der Bildungsforschung selbst beschäftigen. Erschwerend kommt hinzu, dass die ministeriellen Zuständigkeiten für die Ausbildung von PhysiotherapieschülerInnen von Bundesland zu Bundesland variieren, sich hinsichtlich der Lehre und Inhalte keine Standards vorweisen lassen und sich bislang kein verbindliches Qualitätssicherungssystem etabliert hat. Eine weitere Besonderheit lässt sich festhalten, wenn man die unterschiedlichen Trägerschaften der physiotherapeutischen Ausbildungseinrichtungen sowie die gesetzlich verankerten Voraussetzungen für Lehrtätigkeit an den Fachschulen beleuchtet. Bekanntermaßen existieren Schulen von der Bandbreite staatlicher Einrichtungen, die angegliedert sind an große Krankenhäuser oder Universitätskliniken bis hin zu Schulen, die sich in ausschließlich privater Trägerschaft befinden. Einige der Schulen verlangen sehr hohe Ausbildungsgebühren, andere wiederum sind nahezu schulgeldfrei. Ein weiterer gravierender Unterschied zwischen einzelnen Schulen kann in der Anzahl der vollamtlich beschäftigten Lehrkräfte gesehen werden. Viele Schulen organisieren ihren Unterricht aus finanziellen Gründen mit der Besetzung durch Honorarkräfte, die dann nach dem Unterricht bzw. zwischen den Unterrichtseinsätzen der Schule bzw. den Schülern entsprechend nicht mehr zur Verfügung stehen. Die fachliche Qualifikation der Lehrkräfte sieht immer noch vor, dass es ausreichend ist, eine abgeschlossene Berufsausbildung als PhysiotherapeutIn zu haben, um unterrichten zu können – ganz im Gegensatz zur Ausbildung eines Berufschullehrers. Einige Bundesländer gehen dazu über, eine ergänzende pädagogische Weiterqualifikation im Sinne einer Weiterbildung zu fordern, in den Bundesländern im Osten ist die Besetzung der Leitungsposition sowie die der vollamtlichen Lehrkräfte an ein abgeschlossenes Hochschulstudium gekoppelt (Diplom-Medizinpädagogik); der an der Bielefelder Fachhochschule etablierte Studiengang „Berufspädagogik" für therapeutische Berufe ist ein weiterer Schritt in diese Richtung.

1.5 Was ist Physiotherapie?

Diese zunächst so profan anmutende Frage bewegt zurzeit einige PhysiotherapeutInnen in Deutschland. Dieses wird beispielsweise deutlich durch die Organisation eines „Sokratischen Gespräches" zu diesem Thema, welches die Zukunftsinitiative Physiotherapie (ZIPT – einem Zusammenschluss der an der Professionalisierung des eigenen Berufsstandes interessierten PhysiotherapeutInnen) im November 2004 in Hamburg initiierte. Die Ergebnisse lagen jedoch bei Fertigstellung dieser Arbeit noch nicht vor. Orientiert man sich an der vom Weltverband herausgegebenen Definition von Physiotherapie, so kann Physiotherapie als ein Beruf begriffen werden, der sich mit der Wiederherstellung und Erhaltung der Gesundheit und dem „Wohlbefinden/Wohlfühlen", sowie der Behandlung von Beeinträchtigungen und Dysfunktionen der menschlichen Bewegung befasst. Diese Beeinträchtigungen können resultieren aus angeborenen Fehlhaltungen oder Deformitäten, Traumata, Fehlbelastungen aber ebenso aus psychischen und emotionalen Dysbalancen. Da die Bewegungseinschränkungen zumeist einhergehen mit Schwierigkeiten in der Ausführung funktioneller Aktivitäten ist das primäre Ziel, die KlientIn bei der Erlangung des größtmöglichen Bewegungspotentials oder der „normalen" Funktion zu begleiten und damit ihre Teilhabe am gesellschaftlichen Leben, also ihre Partizipation zu fördern bzw. unterstützen. Um dieses Ziel zu erreichen, sind PhysiotherapeutInnen in der Lage, Schmerzen zu lindern, das Gelenkspiel zu erweitern, Atemfunktionen zu schulen, die Balance und die motorische Kontrolle sowie die Muskelkraft zu vergrößern. Damit beinhaltet die Rolle der PhysiotherapeutIn aber auch, KlientInnen und ggf. ihre Familien anzulernen und über die Bedingungen und das Management aufzuklären, wie die maximale Lebensqualität wiederzuerlangen ist.

Ganz allgemein beinhaltet also die Rolle der PhysiotherapeutIn (vgl. hierzu auch WCPT 1999; Higgs 2001), dass sie:

- Leistungen anbietet, die es den Menschen und Bevölkerungsgruppen ermöglicht, über die Lebensspanne maximale Bewegungsmöglichkeit und Funktionsfähigkeit zu entwickeln, aufrechtzuerhalten und/oder wieder herzustellen.
- präventiv arbeitet, um Behinderungen, Beeinträchtigungen und Funktionseinschränkungen, die im Zusammenhang mit soziokulturellen, sozioökonomischen und lebensstilabhängigen Faktoren auftreten können, zu minimieren.
- aufgrund der unverwechselbaren und charakteristischen Betrachtungsweise des Körpers und der damit einhergehenden Untersuchung der KlientIn bei der Erstellung der Behandlungsziele und -strategien mit einbezieht, bzw. die Zielsetzungen der Patienten als ausschlaggebend betrachtet oder gemeinsame Ziele mit den Patienten aushandelt.
- die ihr zur Verfügung stehende Behandlungsvielfalt einsetzt, um diese Ziele zu erreichen. Diese beinhalten unter anderem: Mobilisationen, Manipulationen, Massagen, hydro- und elektrotherapeutische Interventionen, Entspannung, Trainieren von motorischen Fähigkeiten etc.

Als physiotherapeutische Bezugswissenschaften können Anatomie, Physiologie, Pathologie, Biomechanik (also medizinisches Wissen), Psychologie, Pädagogik und Sozialwissenschaften/Gesundheitswissenschaften gesehen werden. Die physiotherapeutische Behandlung basiert jedoch darüber hinaus auf der Kenntnis der Behandlungsmethoden und Konzepte, die die Physiotherapie eigenständig hervorgebracht hat. Hierbei wird deutlich, dass sich die Physiotherapie in vielen Bereichen mit anderen angrenzenden Berufen wie z. B. den ErgotherapeutInnen, den ÄrztInnen, dem Pflegebereich überschneidet, und dieses möglicherweise zu Konflikten zwischen den Berufsgruppen führen kann.

Die Physiotherapie wird in Zukunft, um im medizinischen System präsent bleiben zu können, unter anderem dem Anspruch der Wissenschaftlichkeit genüge tragen müssen, das Verständnis von Managementaufgaben integrieren, die Auseinandersetzung mit physiotherapeutisch relevanten Modell- und Theorieansätzen beginnen bzw. vertiefen, sowie die sich aus dem sozialen Handeln ergebenden Verhältnismäßigkeiten der Beziehung zwischen KlientIn und TherapeutIn neu reflektieren müssen. Die ersten Ansätze, dieses zu realisieren existieren bereits und werden durch die Studiengänge an den Fachhochschulen unterstützt. Eine weitere Forderung, der sich die Berufsangehörigen in der Physiotherapie stellen müssen, ist die der akademisch pädagogischen Ausbildung der Lehrenden, um die immer wieder eingeforderte Prämisse der Erlangung von Schlüsselkompetenzen, die die SchülerInnen in der Ausbildung erwerben (sollen), zu garantieren bzw. zu untermauern und um auf der anderen Seite das vorhandene Theorie-Praxis-Problem angehen zu können bzw. aufzugreifen.

1.6 Der Bolognaprozess

Auf politischer Ebene wurde im Jahr 1998 mit der sog. Sorbonne-Erklärung ein Prozess eingeleitet, der u. a. die mittelfristigen Akademisierungsbemühungen in Deutschland unterstützt. Die Bildungsminister Frankreichs, Italiens, Großbritanniens und Deutschlands unterzeichneten ein Dokument, in welchem ein gemeinsamer Rahmen für die europäischen Bildungssysteme geschaffen wurde. Der Beschluss sah vor, dass es eine zunehmende Annäherung der allgemeinen Rahmenbedingungen für Studiengänge und –abschlüsse innerhalb Europas geben, ein gemeinsames System für Studienabschlüsse geschaffen werden im Sinne der Abschlüsse des Bachelor, Master und PhD) sowie die Mobilität der Studierenden und Lehrenden gefördert werden sollte, in dem u. a. die Verbesserung der wechselseitigen Anerkennung von Abschlüssen als auch die Reduzierung der Mobilitätshemmnisse angestrebt wurden. Mit der Unterzeichnung des sog. Bolognaabkommens (vgl. auch http://www.hrk.de/ 140.htm) im Jahr 1999 bestätigten bereits 29 Bildungsminister die Schaffung eines gemeinsamen europäischen Hochschulraumes bis zum Jahre 2010, um Europa als Wettbewerbsstandort für Bildung attraktiv zu gestalten und vor allen Dingen zu sichern. So wurden die folgenden Punkte festgelegt:

- Schaffung eines Systems leicht verständlicher und vergleichbarer Abschlüsse;
- Schaffung eines zweistufigen Systems (undergraduate/postgraduate) von Studienabschlüssen;
- Einführung eines Leistungspunktesystems (ECTS);
- Mobilitätsförderung durch die Beseitigung von Mobilitätshemmnissen;
- Förderung der europäischen Zusammenarbeit durch Qualitätssicherung;
- Förderung der Europäischen Dimension in der Hochschulausbildung;

Das Prager Communiqué im Jahre 2001 bestätigte das Bolognaabkommen mit mittlerweile 33 Unterzeichnerstaaten und legte darüber hinaus die wichtigsten Schritte im Procedere zur Etablierung des gemeinsamen Europäischen Hochschulraumes fest. Besonders unterstrichen wurden die Punkte des lebenslangen Lernens, der Einbindung der Studierenden sowie der Steigerung der Attraktivität und Wettbewerbsfähigkeit des neuen Hochschulraumes.

Die letzte Konferenz der europäischen Bildungsminister fand dann im Herbst 2003 in Berlin mit 40 Teilnehmerstaaten statt. (nähere Informationen vgl. auch unter http://bologna-berlin2003.de/de/communique_minister/index.htm). Vorrangige Ergebnisse dieses Treffens sind die Verpflichtung zur Qualitätssicherung mittels sog. Akkreditierungsagenturen, die ein mehr oder weniger einheitliches System haben sollen, sowie die Schaffung rechtlicher Grundlagen (auf nationaler Ebene) für die gegenseitige Anerkennung von Lernleistungen und somit die Mobilitätsförderung der Studierenden. Das zweistufige System soll bis zum Jahre 2005 für alle neuen Studiengänge eingeführt werden und Transparenz hinsichtlich der sog. workloads, der outcomes, der Kompetenzen und Lerninhalte gewährleisten, so dass der Vergleich von Abschlüssen möglich wird bzw. ein Rahmen für die Vergleichbarkeit geschaffen wird.

Der Abschluss bis zum Bachelor wird in der Regel drei oder vier Jahre dauern, der sich anschließende Masterabschluss dann in Abhängigkeit von der Dauer des Bachelorabschlußes entweder zwei oder ein Jahr, so dass eine maximale Studiendauer von insgesamt fünf Jahren nicht überschritten wird.

Grundsätzlich qualifiziert der Bachelorabschluß, also der erste akademische Abschluss, für die berufliche Praxis, indem er die Absolvierenden mit den entsprechenden Kompetenzen ausstattet, also als reflektierten Praktiker in das Berufsleben entlässt. Erst mit dem Abschluss des Masterstudiums werden Forschungskompetenz, Lehr- und Leitungskompetenz erworben, so sieht es jedenfalls das zweistufige System vor.

Vor diesem Hintergrund haben bereits einige Bundesländer aber auch private Anbieter Studiengänge für Physiotherapie implementiert. Die meisten Studiengänge schließen entweder mit einem Bachelor of Science oder mit einem Bachelor of Arts ab, wobei es jedoch auch Bundesländer gibt, die weiterhin (neue) Studiengänge zulassen, die mit einem Diplom abschließen. Dieses scheint vor dem Hintergrund der europäischen Entwicklung auch insofern interessant bzw. unverständlich, da sich Diplomstudiengänge einer direkten Qualitätskontrolle über die Akkreditierung entziehen.

1.7 Akademisierung der Physiotherapieausbildung

Die im Jahr 1991 gegründete AGMTG – (ein Zusammenschluss des Bundes Deutscher Hebammen, dem Berufsverband der OrthoptistInnen Deutschlands, dem Deutschen Verband für Physiotherapie, dem Bundesverband selbständiger Physiotherapeuten, dem Deutschen Verband der Ergotherapeuten sowie dem Deutschen Bundesverband für Logopädie) forderte seit längerem die Ausbildung der Gesundheitsfachberufe auf Hochschulniveau – im Kontext des Professionalisierungsprozesses und der immer komplexer werdenden Anforderungen im Gesundheitssystem.

In Anlehnung an den Bolognaprozss sieht die Forderung dergestalt aus, dass die gesamte Ausbildung novelliert und auf Hochschulniveau angepasst werden soll, Bachelorstudiengänge zur ersten berufsqualifizierenden Ausbildung an den Hochschulen eingerichtet werden, sowie Masterstudiengänge zur Befähigung zu Lehre, Forschung, Management und zur fachlichen Spezialisierung etabliert werden sollten (vgl. Positionspapier der AGMTG 2003).

Die Begründungen liegen auf der Hand, „hinkt" die deutsche Ausbildung im Vergleich zum europäischen und außereuropäischen Ausland formal um ca. 15-20 Jahre hinterher (vgl. auch Schämann 2002), da dort die Gesundheitsfachberufe zumeist auf Hochschulebene angesiedelt sind. Dieses führt vor dem Hintergrund der europäischen Arbeitsmöglichkeiten im Bereich der wechselseitigen Anerkennung von Abschlüssen[3] zu einer deutlichen Benachteiligung der deutschen PhysiotherapeutInnen. Weiterhin stellen die Veränderungen im Gesundheitssystem mit immer knapper werdenden Ressourcen wachsende Anforderungen an die BerufsinhaberInnen im Sinne ökonomischer und insbesondere qualitativer Arbeit. Gerade letzteres muss auch vor dem Hintergrund der Evidenzbasierung und der Legitimation therapeutischen Handelns betrachtet werden. Da jedoch das wissenschaftliche Potential innerhalb der Berufsgruppe aufgrund der (mittlerweile veralteten) Fachschulausbildung auf der gesetzlichen Grundlage von 1994[4] nicht gewährleistet ist, fanden bisher deutsche PhysiotherapeutInnen nur in Einzelfällen Ein-/Zugang zu internationalen Forschungsvorhaben. Dieses bedeutet, dass erst eine grundständige Fachhochschulausbildung die TherapeutInnen mit den entsprechenden Kompetenzen ausstatten kann.

Der Erwerb der folgenden Kompetenzen erscheint vor der europäischen Entwicklung mit der Implementierung der Bachelorstudiengänge (vgl. Tuning educational structures for Europe und Kaufman 2002) zwingend notwendig:

1. **Soziale Kompetenz.** Dieser Kompetenzbereich umgreift die sog. Softskills und Schlüsselkompetenzen. Hier lässt sich der große Komplex der psychologischen und der pädagogischen Kompetenzen wie die Fähigkeit zum Erwerb grundlegenden Wissens incl. des selbständigen Arbeitens in den relevanten Fachgebieten inklusive Wissensmanagement (also auch die Fähigkeit, das Lernen zu lernen) anführen. Hinzu kommen interpersonelle und kommunikative Fähigkeiten, Zeit, Ressourcen- und Stressmanagement; adäquater Umgang mit konstruktivem feedback, und Verantwortungsübernahme gegenüber Gesellschaft und Individuum, wobei insbesondere das Meistern von Arbeitssituationen, die Teamfähigkeit und Interdisziplinarität verlangen für die therapeutischen Berufe wichtig sind. Hinzu kommt die durch immer wiederkehrende Selbsthinterfragung und Reflexion her-

---

[3] Trotz der Richtlinie 92/51/EWG zur Anerkennung beruflicher Befähigungsnachweise, in Ergänzung der Richtlinie 89/48 EWG.

[4] Masseur- und Physiotherapeutengesetz vom 26.5.1994

anreifende Ausbildung eines Berufsverständnisses und einer beruflichen Identität auf der Basis ethischer und moralischer Grundsätze, die zu reflektierter, verantwortungsvoller Handlungsfähigkeit führt.

2. **Clinical-reasoning Kompetenz.** Unter clinical reasoning ist zunächst der Prozess der Reflexion zu verstehen, den PhysiotherapeutInnen hinsichtlich ihres therapeutischen Überlegens und Handelns sowohl bei der Planung und Durchführung der Therapie als auch bei der Beratung der KlientIn etc. durchführen. Dieses erfordert u. a. die Kompetenzen der Selbstreflexion/-evaluation und der Entscheidungsfähigkeit als auch fachliche und methodische Kompetenz. Diese beinhaltet u. a. auch die Fähigkeit zu Analyse, Synthese und Beurteilung von Sachverhalten sowie die Fähigkeit, mittels Problemlösestrategien zur Lösung von Problemen zu gelangen und setzt kritisches Denken voraus.
3. **Gesundheitswissenschaftliche Kompetenz.** Die Kenntnis verschiedener Modelle von Gesundheit und Krankheit, die Fähigkeit, internationale Klassifikationssysteme als Relevanzsysteme für die Therapie zu begreifen, die Veränderung im Rollenverhältnis TherapeutIn/KlientIn umzusetzen u.v.m. können hier subsummiert werden.
4. **Sozialpolitische Kompetenz.** Hier steht der Erwerb des Verständnisses vom Aufbau, Funktionieren des Gesundheitssystems und der Gesundheitspolitik im Vordergrund.
5. **Wissenschaftliche (Methoden-) Kompetenz.** Diese bezieht sich zunächst auf den Erwerb von adäquaten Instrumentarien des wissenschaftlichen Arbeitens sowie die Kenntnis der unterschiedlichen Forschungsmethoden.
6. **Managementkompetenz.** Diese umgreift sowohl die Bereiche des betriebswirtschaftlichen, ökonomischen Verständnisses als auch das Erlernen von Leitungs- und Führungskompetenzen.
7. Hinzukommen die **Fähigkeit zur Anwendung des erworbenen Wissens in der Praxis**; es muss also ein Bezug zwischen Theorie und Praxis hergestellt werden (Transferleistung).
8. Darüber hinaus gilt es, sich schnell neuen Situationen adäquat anzupassen und in diesen für das **größtmögliche Maß an Qualität** zu sorgen.

Trotz der Forderungen nicht nur der AGMTG, die sich auf die Empfehlungen des Wissenschaftsrates stützt, ist von Seiten der Bundesregierung bislang kein Zeichen in Richtung der Öffnung einer grundständigen fachhochschulischen physiotherapeutischen Ausbildung im Sinne der Higher Education ersichtlich. Die Anfragen nach der notwendigen Angleichung der deutschen Ausbildung an internationale Standards (und damit der Einführung grundständiger Studiengänge für die Gesundheitsfachberufe) im Hinblick auf die Unterzeichnung der Bolognaerklärung von 1999 lehnt die Bundesregierung mit der folgenden Argumentation ab:

1. Die Reformierung sei 1994 nach den neuesten medizinischen Erkenntnissen erfolgt

2. Die deutsche Physiotherapieausbildung sei aufgrund ihres hohen Praxisanteils auch in Europa gut angesehen. Die Ausbildungsanerkennung ist aufgrund der allgemeinen Anerkennungsrichtlinien 92/51/EWG und 89/48EWG, die innerhalb der Europäischen Union die Grundlage für die gegenseitige Anerkennung der Diplome bilden, sichergestellt.
3. Solange sich die akademische Zusatzqualifikation auf den Fort- und Weiterbildungssektor bezieht, sei sie zu begrüßen, es entsteht jedoch aus der Bolognaerklärung keinerlei Verpflichtung, grundständige Studiengänge in der Physiotherapie zu etablieren. Das Bolognaabkommen sieht die Mobilität und den Austausch von Wissenschaftlern und Studierenden vor, und Physiotherapie fällt aufgrund des Vorgenannten nicht unter diese Rubrik.
4. Tendenzielle Auswirkungen auf die Mobilität von deutschen PhysiotherapeutInnen werden unter den genannten Bedingungen in Kauf genommen. (vgl. ibv, Nr. 17, 8/2003).

Auch die Frage nach der Einführung einer Öffnungsklausel im Berufsgesetz, die neben der grundständigen Fachschulausbildung eine grundständige Fachhochschulausbildung ermöglichen würde, ist mit einer zunächst ablehnenden Stellungnahme bedacht worden. Begründet wurde dieses mit zu klärenden Fragen nach der Zuständigkeit des Bundes, der finanziellen Ressourcen der Länder für die Einrichtung der Studiengänge sowie der bildungspolitischen Überlegung, den Zugang zur Ausbildung für den mittleren Bildungsabschluss weiterhin zu ermöglichen. Die Bundesregierung kommt abschließend zu dem Fazit, dass „zum jetzigen Zeitpunkt weder eine grundständige Akademisierung noch die Einführung einer Öffnungs- oder Modellklausel ins Auge zu fassen" ist (ebd.).

Trotz dieser ablehnenden Haltung von Bundesregierung und Bundesrat haben sich in einigen Bundesländern bereits seit 1999 unterschiedliche Studiengänge etabliert. Diese Studiengänge werden im Folgenden kurz vorgestellt, da sie aufgrund ihrer unterschiedlichen Gestaltung möglicherweise einen Kontextfaktor in der Auswertung der ExpertInneninterviews darstellen.

1.8 Studiengänge für die Physiotherapie in Deutschland

Wie bereits erwähnt, unterscheiden sich die Studiengänge hinsichtlich der Struktur, der Inhalte, der Dauer, der Kooperationspartner, der (inter-)nationalen Anbindung, der Studiengebühren, der Trägerschaften, der Abschlüsse sowie der Kapazitäten (vgl. Anhang E).

Die bis zur Erhebung der Interviews im Zeitraum 06/03-12/03 etablierten Studiengänge waren Osnabrück, Hildesheim, Kiel, Idstein, Hamburg, Schwandorf, Emden, Fulda/Marburg, Nordhessen, Berlin (und einige weitere waren in der Planungsphase). Da sich Studierende der Fachhochschulen in Idstein, Hildesheim, Osnabrück, Marburg/Fulda und Kiel an den Interviews beteiligten, werden diese Studiengänge – so wie sich zum damaligen Zeitpunkt dargestellt haben – kurz skizziert.

1.8.1 Fresenius Fachhochschule in Idstein

Der Studiengang für Physiotherapie ist ein achtsemestriger Vollzeitstudiengang, der in der Kooperation mit der Hogeschool van Utrecht durchgeführt wird. Auf der Grundlage des holländischen Curriculums (Stand 7/03) werden die Studierenden mit dem Studienstandort Idstein in deutscher Sprache sowohl von niederländischen als auch deutschen Lehrern unterrichtet. Nach erfolgreicher Beendigung des Studiums erlangen die Studierenden den holländischen Abschluss baccalaureus NL. Lehrinhalte des Studiums sind Anatomie, Physiologie, Kinesiologie, Biomechanik, Bewegungstherapie und -erziehung, Physiotechnik, Orthopädie, Neurologie, Pathologie, Massage, Psychologie, Pädagogik, Trainingslehre und wissenschaftliches Arbeiten. Vom sechsten bis achten Semester werden Fachpraktika absolviert. Ebenfalls mit dem sechsten Semester beginnt die Diplomarbeit, für deren endgültige Fertigstellung am Ende insgesamt vier Monate vorgesehen sind. Die Fachhochschule ist in privater Trägerschaft und damit ist der Studiengang gebührenpflichtig.

1.8.2 Fachhochschule Holzminden/ Göttingen/ Hildesheim

Die Fachhochschule startete mit ihren Studiengängen für Physiotherapie, Ergotherapie und Logopädie im Jahr 2001 als ein vom Bund mitgeförderter Modellversuch der Bund-Länder-Kommission für Bildungsplanung und Forschungsförderung. Diese Studiengänge, die zum damaligen Zeitpunkt noch nicht modularisiert waren, befinden sich zurzeit (Stand Frühjahr/Sommer 2004) in der Evaluation und werden dann in das, für einen Bachelorstudiengang typische, modularisierte System überführt. Das Studium ist mit der Ausbildung wie folgt verzahnt: Der Studiengang beginnt mit einer Aufnahmekapazität von 35 StudentInnen jeweils zum Sommer- und Wintersemester. Er rekrutiert zunächst 80% seiner Studierenden aus kooperierenden Fachschulen für Physiotherapie. Diese SchülerInnen nehmen bereits während ihrer fachschulischen Ausbildung (freiwillig) an Veranstaltungen der Fachhochschule teil. Diese (bisher) 300 zusätzlichen Stunden gelten zusammen mit dem erfolgreichem Abschluss der Ausbildung zur PhysiotherapeutIn gemäß Berufsgesetz sowie der Fachhochschulreife als Voraussetzung zur Zulassung zu dem sich dann anschließenden dreisemestrigen Vollzeitstudiengang. Anders ausgedrückt bedeutet es, dass die sechssemestrige Fachschulausbildung als ein Äquivalent für ein dreisemestriges Fachhochschulstudium gesetzt wird, so dass die Studierenden „nur" noch drei Semester tatsächlich die Fachhochschule besuchen müssen. Somit werden insgesamt viereinhalb Jahre bis zur Erlangung des Abschlusses Bachelor of Science benötigt. BewerberInnen, die ihre Ausbildung nicht an einer der kooperierenden Fachschulen absolviert haben, erhalten die Möglichkeit, über ein gesondertes Aufnahmeverfahren zugelassen zu werden.

Diese Verzahnung von Fachschule und Fachhochschule ist auch vor dem Hintergrund der Diskussion um die Anerkennung außer(fach)hochschulisch erworbener Lernleistungen im Kontext des life-long-learning von Bedeutung (vgl. hierzu auch Stamm-Riemer 2004). Inhaltliche Schwerpunkte des Studiums in Hildesheim sind berufspezifische Inhalte (u. a. Theorie der Physiotherapie und therapeutische Verfahren), Qualitätsmanagement, Personal- und Betriebswirtschaftslehre, Gesundheitsökonomie und –politik, Schlüsselqualifikationen und wissenschaftliches Arbeiten. Das Anfertigen der Bachelorarbeit findet im sechsten Semester statt. Außer den üblichen Semestergebühren entstehen hier keine monatlichen Studiengebühren.

1.8.3 Fachhochschule Osnabrück

Nach dem Prinzip der 3+1,5 Variante (Berufsfachschule + Fachhochschule) ist auch das Studium in Osnabrück seit dem Wintersemester 2001 organisiert. Zulassungsvoraussetzungen und Abschluss entsprechen denen des Studienganges in Hildesheim. Der Aufbau des Studienganges ist bereits modularisiert. Inhalte sind Basisqualifikationen, gesellschaftliche und ökonomische Rahmenbedingungen, Bezugssysteme, wissenschaftliche Methodenlehre, Leitlinien therapeutischen Denkens und Handelns, berufliche Perspektiven. Für das Schreiben der Bachelorarbeit steht neben Begleitseminaren und einer weiteren Veranstaltung das sechste Semester zur Verfügung. Der erst dreijährige Studiengang sollte bereits wieder zum Wintersemester 2003/2004 aufgrund des Hochschuloptimierungsgesetzes der Landesregierung geschlossen werden (Neue Osnabruecker Zeitung vom 25.10.2003). In einer einmaligen Aktion der Unterstützung zum Zwecke des Erhaltes des Studienganges unterzeichneten Verantwortliche der Fachhochschulen Kiel, Emden, Berlin, Bielefeld, Fulda, Lüneburg sowie Hildesheim, den entsprechenden kooperierenden Fachschulen sowie der privaten Fachhochschule in Schwandorf einen offenen Brief (Offener Brief des Koordinierungskreises vom 21.11.2003) an das niedersächsische Ministerium für Wissenschaft und Kultur sowie das Kultusministerium. In diesem Brief wenden sie sich entschieden gegen die Schließung des Studienganges. Dieser Brief, zahlreiche weitere Protestaktionen und weiterführende Verhandlungen haben den Erhalt des Studienganges gesichert.

1.8.4 Fachhochschule Kiel

Der Studiengang ist dual. Die Voraussetzungen zur Teilnahme sind: SchülerInnen der kooperierenden Fachschule zu sein sowie die Fachhochschulreife. Die SchülerInnen absolvieren gemäß der Ausbildungs- und Prüfungsverordnung ihre Ausbildung zur PhysiotherapeutIn an der Berufsfachschule und besuchen jeweils an einem Nachmittag in der Woche Lehrveranstaltungen an der Fachhochschule, die modularisiert ausgerichtet sind. Nach sechs Semestern erlangen sie nach erfolgreich bestandener Prüfung die Erlaubnis zur Führung der Berufsbezeichnung PhysiotherapeutIn. Das sich anschließende siebte und achte Semester findet ausschließlich an der Fachhochschule statt, wobei jedoch die Studierenden gleichzeitig schon Erfahrungen als „arbeitende" PhysiotherapeutInnen sammeln sollen. Lehrinhalte sind u. a. Gesundheitswissenschaften/Public Health, Pädagogik, Psychologie, Bewegungswissenschaften, Methoden wissenschaftlichen Arbeitens sowie betriebswirtschaftliche Inhalte, die Erlangung von Managementkompetenz und professioneller Handlungskompetenz. Hierunter sind die Geschichte und Entwicklung der Physiotherapie, die Exploration neuer Arbeitsfelder, clinical reasoning als auch problemorientiertes interdisziplinäres Arbeiten subsummiert. Hinzukommen während dieser beiden Semester Supervisionen bzgl. der geforderten praktischen Tätigkeit. Im Gegensatz zu den vorstehend beschriebenen Studiengängen schließen die Studierenden mit dem Bachelor of Arts ab.

1.8.5 Fachhochschule Fulda/ Marburg

Der Aufbau dieses Studienganges differiert von den vorgenannten. Die Zulassungsvoraussetzungen umfassen eine abgeschlossene Ausbildung zur PhysiotherapeutIn, zweijährige Berufserfahrung und zusätzlich mindestens eine abgeschlossene Weiterbildung im Bereich der Physiotherapie. Der Studiengang ist so konzipiert, dass die Studierenden jeweils drei mal drei Wochen pro Semester anwesend sind, entweder in Fulda oder in Marburg. Gleichzeitig wird vorausgesetzt, dass die Studierenden mindestens einer Teilzeitarbeit als PhysiotherapeutIn nachgehen, somit ist der Studiengang also als ein berufsbegleitender gedacht. Die Fachhochschule in Fulda sowie die Universität in Marburg kooperieren in diesem Fall, wobei die sozialwissenschaftlichen Fächer an der FH in Fulda gelehrt werden und die medizinischen Fächer an der Universität in Marburg. Insgesamt ist dieser Studiengang sehr medizinisch ausgerichtet. Er umfasst die Themenbereiche der funktionellen und zentralen Bewegungsstörungen, des akuten und chronischen Schmerzes, der Fehlhaltung, der degenerativen Erkrankungen, des Komas und Querschnittverletzungen, der Herz-Kreislauf-Erkrankungen, der endokrinen Erkrankungen inklusive Inkontinenz, sowie Management, Gesundheitswissenschaften und psychosoziale Grundlagen. Die Studierenden schließen mit dem Bachelor of Science ab.

Die Besonderheiten der weiteren Studiengänge sind dem Anhang E zu entnehmen. An dieser Stelle seien nur einige Besonderheiten kurz ergänzt: sowohl die private Schmidt-Döpfer-Schule in Schwandorf als auch die mfg in Hamburg sind gebührenpflichtig. Sie inkludieren in das Studium, welches sie in Kooperation mit niederländischen Fachhochschulen organisieren, zumindest eine anerkannte Weiterbildung. Interessant ist außerdem, dass an der Diploma Fachhochschule in Nordhessen, einer ebenfalls gebührenpflichtigen privaten Fachhochschule vor dem Hintergrund der Bolognaerklärung noch der Abschluss Diplom-Physiotherapeut (FH) vergeben wird.

Über diese Studiengänge hinaus, sind weitere etabliert worden, die zwar ebenfalls mit dem Bachelor abschließen und eine bereits abgeschlossene Ausbildung zur PhysiotherapeutIn voraussetzen, aber explizit auf Management oder Lehre ausgerichtet sind. Hier deutet sich bereits die Verwirrung und der Wildwuchs auf dem deutschen Bildungssektor der Physiotherapie an. Vor allen Dingen stimmen solche Studiengänge insofern nachdenklich, als dass hier nicht der Intention Folge geleistet wird, die grundständige fachschulische Ausbildung qualitativ über ein Studium aufzuwerten, sondern bereits die Bereiche aufgegriffen werden, auf die explizit das anschließende Masterstudium in Physiotherapie vorbereiten soll.

Vor dem Hintergrund dieser Vielfalt hat sich seit dem Jahr 2002, beginnend mit der Initiative der FH Bielefeld, ein Koordinierungskreis der Fachhochschulen konstituiert. (vgl. zu den folgenden Ausführungen auch der Vortrag von U. Walkenhorst beim vierten Koordinationstreffen in Berlin, Juni 2004). Diesem Koordinierungskreis gehören u. a. FachhochschulvertreterInnen, VertreterInnen von Kooperationsschulen und weitere Personen und Angehörige der Gesundheitsfachberufe an, deren Interesse der fortschreitenden Akademisierung geschuldet ist. Sinn und Zweck dieser Vernetzung ist der intensive Austausch der Fachhochschulen in Bereichen wie Lehre, Erarbeitung von Modulen und Curricula an den Fachhochschulen unter Zugrundelegung von Kernkompetenzen, der Erarbeitung möglicher Standards für die Lehre sowie einer möglichen Anbindung an deutsche Forschungsinstitutionen. Darüber hinaus ist dieses Gremium auch bestrebt, politisch aktiv und wirksam zu werden im Sinne der Stärkung der Interessen der Berufsgruppen. Auf welche Art und Weise, mit welchem beteiligten professionellen Personenkreis und in welchem Rahmen stand allerdings bei Fertigstellung dieser Arbeit noch nicht endgültig fest.

2 Teil II
Theoretischer Bezugsrahmen

An dieser Stelle soll nicht der Eindruck erweckt werden, dass sich die Physiotherapie in Deutschland bereits inmitten eines professionstheoretisch oder berufssoziologisch zuzuordnenden Diskurses befände. Da der zugrundeliegende Fokus dieser Arbeit auch nicht in einer professionstheoretischen oder berufssoziologischen Auseinandersetzung zu sehen ist, sondern vor einem langsam beginnenden Professionalisierungsprozess, der mit der Etablierung der ersten Studiengänge für Physiotherapie im Zusammenhang steht, wird hier nur eine grobe Einführung in „professionalisierungsrelevante" Kriterien und Ansätze vorgenommen, die als die Basis der zu analysierenden vorliegenden empirischen Daten dienen. Die sich langsam entwickelnde Debatte um „professionals" oder Professionalisierung in der deutschen Physiotherapie soll zunächst mit einer begrifflichen Klärung von Arbeit, Beruf, Profession, Professionalisierung und Professionalität (letztere drei Phänomene in Anlehnung an Nittel (2002, 2000) der diese Begrifflichkeiten einer differenztheoretischen Betrachtungsweise zugeführt hat) beginnen, bevor nachfolgend kurz einige der unterschiedlichen Ansätze auf der Mikro- und Makroebene aufgegriffen und die Bedeutungskontexte in der Professionalisierungsdebatte eingehender beleuchtet werden. Vor dem Hintergrund der empirischen Untersuchung haben besonders die auf der Mikroebene angesiedelten Ansätze eine Relevanz, da diese das Subjekt als Professionszugehörigen in den Mittelpunkt der Betrachtung stellt. Relevante theoretische Auseinandersetzungen aus der deutschen erziehungswissenschaftlichen, erwachsenenpädagogischen, sozial- und gesundheitswissenschaftlichen Auseinandersetzung mit dem Thema werden aufgrund der Nähe pädagogischer und therapeutischer Tätigkeiten herangezogen.

2.1 Arbeit und Beruf

In vorindustrieller Zeit diente Arbeit der Sicherung existenzieller Grundbedürfnisse. Im Laufe der Entwicklung hin zu einer ausdifferenzierten und dynamischen Gesellschaft, die durch technischen und ökonomischen Wandel eine Spezialisierung der Tätigkeitsfelder bedingte, gewann Arbeit als Tauschwert zunehmend an Bedeutung und diente nun mehr als nur der ausschließlichen Sicherung der Existenz. Die Entwicklung von der Arbeit zum Beruf bezeichnet Hartmann (1972, 42) als „Verberuflichung", wobei Beruf als eine besondere Art von Arbeit gesehen wird. Zugrunde liegende Dimensionen für die Beurteilung/Einstufung sind zum einen die Systematisierung von Wissen und Fertigkeiten sowie zum anderen die Ausrichtung an gesellschaftlicher Orientierung bzw. Relevanz für die Gesellschaft.. Von Beruf wird spätestens dann gesprochen, wenn die Systematisierung des Wissens dazu geführt hat, Ausbildungsgänge zur Vermittlung des neuen Wissens zu etablieren. Während

Arbeit dem reinen Gelderwerb dient und ihr eine egoistische soziale Ausrichtung zugesprochen werden kann, so wird der Beruf als eine gesellschaftliche Bedürfnisse befriedigende Weiterentwicklung von Arbeit verstanden, die folgenreiche Einflussnahmen auf die unmittelbare Umgebung hat. Verberuflichung ist jedoch als ein aussengesteuerter Prozess zu verstehen, der sich zurückführen lässt auf staatliche und wirtschaftliche Zweckmässigkeitserwägungen (vgl. Nittel 2000, 54), während demgegenüber die Weiterentwicklung im Sinne der Professionalisierung als ein selbstgesteuerter und selbstbestimmter Entfaltungsprozess zu sehen ist.

2.2 Profession

Professionen werden generell in der soziologischen Theoriebildung als Weiterentwicklung von Berufen verstanden bzw. als besondere Berufe ausgewiesen, die zumeist eine akademische Ausbildung genießen. Die Diskussion um Professionen in den Sozialwissenschaften begannen bereits in der 30-iger Jahren in Großbritannien durch Carr-Saunders/Wilson (1933) und mit Parsons in den USA (1939). Auf die bekannten Schwierigkeiten der Übertragbarkeit der angloamerikanischen Professionalisierungsdebatte und auch der Begrifflichkeiten von „professionals" und „professionalization" auf die deutsche Debatte wird an dieser Stelle nur verwiesen.

Hesse (1972) hat sich mit der sprachgeschichtlichen Entwicklung und Bedeutung von „Profession" auseinandergesetzt und herausgearbeitet, dass im deutschen Sprachgebrauch das Wort „Profession" bereits über mehrere Jahrhunderte bestand hatte und einerseits dazu diente, den Beruf als eine planvoll geordnete gesellschaftliche Institution zu kennzeichnen, andererseits entwickelte sich der Begriff jedoch zunehmend als Oberbegriff für die handwerklichen Berufe. Welche Berufe nun definitiv als Professionen bezeichnet werden können, lässt sich nicht eindeutig erkennen, wobei grundsätzlich die Ärzte, die Juristen und auch die Theologen aufgrund ihrer lang tradierten wissenschaftlichen und universitären Struktur und Ausrichtung am Gemeinwohl mehr oder weniger eindeutig zugeordnet werden können. Aufgrund der uneinheitlichen Übersetzung des englischen Begriffs „profession" in den deutschen Sprachgebrauch gestaltet sich diese Zuordnung nochmals diffiziler, kursieren in der Übersetzung die Begriffe „akademische Berufe", „freie Berufe", „Akademiker" (vgl. Hartmann 1972, Hesse 1972, Keirat 1969). Aufgrund der uneindeutigen Zuordnung sprechen Daheim und Schönbauer (1993) nicht von „Profession", sondern von Spezialisten und Experten. Die so oft als nach außen hin starr erscheinende Art von Professionen als unwandelbaren, starren Konstrukten wird von Everett C. Hughes, einem Vertreter der Chicagoer School of Sociology, abgewandelt betrachtet. Er rekurriert auf die Phänomene, die Professionen als solche legitimieren und hebt die für ihn wesentlichen „Typics" wie den gesellschaftlichen Auftrag (Mandat) und die gesellschaftliche Erlaubnis (Lizenz) einer Profession hervor. Diese beiden Phänomene sind in ihrer Art nie deckungsgleich und führen daher zu Spannungen, die der Weiterentwicklung von Professionen dienen. Aufgrund dieser Zweiteilung können „Berufe" durchaus mehr einer Profession als einem eigentlichen Beruf zugesprochen werden. Die Lizenz, die die Gesellschaft ausspricht, entscheidet letztlich darüber, wie die professionelle Verortung eines Berufes anzusiedeln ist, d. h. zu verdeutlichen, warum ein Beruf eine höhere Position oder Wertschätzung erreicht als andere. Die Divergenz zwischen beruflichem Mandat und beruflicher Lizenz (siehe hierzu auch Nittel 2000) führt dazu, auch die Berufe einer professionssoziologischen Überlegung zuzuführen, die nicht den klassischen Professionen zuzuordnen sind. Nittel (ebd. 29) spricht davon, dass letztlich die Gesellschaft über das vollständige Mandat und die vollständige Lizenz und damit auch über den Zentralwertbezug eines Berufes und somit auch über seine Legitimierung als Profession entscheidet, obwohl in den meisten europäischen Staaten eine staatliche Instanz die Entscheidungshoheit zur Einstufung eines Berufes hat. Eliot Freidson hat Profession beschrieben als eine besondere Art von Beruf, die eine besondere Art von Versprechen gegenüber der Gesellschaft gegeben hat (Freidson 1979, 1).

Die vorstehend bereits erwähnte Gemeinwohlorientierung ist neben dem Merkmal der Wissenschaftlichkeit ein herausragendes, da ein besonderer Berufsethos zur Verrichtung der Tätigkeit unabdingbar ist. Gildemeister (1992, 207) sieht in einer Profession einen Beruf, der „sinnerfüllt" ist. Schorr (1987, 277) arbeitet insgesamt drei Merkmale für Professionen heraus:

1. Professionen orientieren sich an wichtigen gesellschaftlichen Themenkomplexen.
2. Professionen zeichnen sich durch ein Sonderwissen aus, welches durch eine Sonderausbildung erworben wurde, die einen deutlich höheren Standard aufweist als andere Berufe.
3. Professionen zielen in ihrer Arbeit darauf ab, Personen zu ändern.

Für das von Hartmann erarbeitete Kontinuum Arbeit – Beruf – Profession bedeutet Profession der Endpunkt in einem langen Entwicklungsprozess, dessen Absolventen als sog. Professionals „mit der Behauptung auftreten, eine berufliche Leistung auf der Basis systematischen Wissens und von besonderem Wert für die Gesellschaft anzubieten" (Hartmann und Hartmann 1982, 194).

Die in den folgenden Unterkapiteln ausgeführten, wesentlichen Merkmale von Professionen sind das Erbringen von **zentralwertbezogener Dienstleistung** (Instanz der Wertrealisierung/Kollektivitätsorientierung), die der Aufrechterhaltung von relevanten Wertuniversalien wie Gesundheit, Konsens, Moral, Wahrheit und Recht in der Gesellschaft dienen. Weiterhin verfügen sie über ein **universelles Wissen**, welches zur Analyse und Lösung gesellschaftlicher Probleme beiträgt und dient. Dieses universelle Wissen lässt sich in die Bereiche des wissenschaftlichen Wissens, des Berufswissens und des sinnverstehenden Wissens aufgliedern. Unter Berufswissen werden Kenntnisse der kognitiven, normativen und interaktiven Grundlagen der Berufsausübung verstanden, das sinnverstehende Wissen erfährt seine doppelte Verankerung in Wissenschaft und Alltagspraxis. Dementsprechend hoch sind auch der gesellschaftliche Status sowie die den klassischen Professionen wie Arzt, Rechtsanwalt und Theologe zugesprochene **Handlungsautonomie**. Ihr Handeln basiert auf einer ethisch-moralischen Haltung, die sich an den gegebenen gesellschaftlichen Wertuniversalien orientieren.

2.2.1 Zentralwertbezogene Dienstleistung

Das Handeln der Professionsmitglieder folgt gewöhnlicher Weise nicht einer gewinnorientierten Maxime, gleichwohl es auch der Aufgabe der Sicherung der Einkommensverhältnisse dient. Sie haben sich der Aufrechterhaltung der gesellschaftlich relevanten Wertuniversalien verpflichtet, und fungieren als Instanz der Wertrealisierung, indem sie kollektivitätsorientiert handeln. Hinsichtlich der Wertuniversalien beziehen sie sich auf die gesellschaftsrelevanten Rechte des Rechts, der Wahrheit, der Gesundheit, des Konsenses und der Moral. Hinsichtlich der rechtlichen Relevanz bedeutet dies die Regulation der gesellschaftlichen und damit individuellen Interaktionen, Wahrheit rekurriert auf die wissenschaftliche Erkenntnis als Basis des individuellen Handelns. Die Verpflichtung zur Aufrechterhaltung von Gesundheit und damit der biopsychosozialen Identität ist ebenfalls als ein gesellschaftlicher Wert zu verstehen, ebenso wie die ethisch-moralische Einstellung der Professionsmitglieder. Den Professionsmitgliedern ist es gelungen, innerhalb ihrer Berufsgruppe ein Kollektivitätsbewusstsein zu entwickeln. Dieses Kollektivitätsbewusstsein wurde und wird als Garant für die relativ stabile Konstruktion von Professionen gesehen (strukturfunktionalistische Sichtweise), da die Mitglieder über eine gemeinsame berufliche Identität und Wertorientierung verfügen. Dieses suggeriert das Vorhandensein einer homogenen Masse innerhalb einer Berufsgruppe, die jedoch in den seltensten Fällen in der Realität angetroffen wird. Bucher und Strauss (1972) haben anhand des Berufstandes der Ärzte nachweisen können, dass die angenommene Homogenität innerhalb der Berufs- bzw. Professionsgruppe nicht vorhanden ist. Sie sehen Professionen nicht als statische Konstrukte, sondern eher als Segmentzusammenschlüsse, „die verschiedene Ziele auf unterschiedliche Weise verfolgen und die mehr oder weniger lose unter einer gemeinsamen Berufsbezeichnung zu einem bestimmten Zeitabschnitt zusammengefasst werden" (Bucher/Strauss 1972, 183) können. Innerhalb der Berufsgruppe existieren sowohl unterschiedliche berufliche Identitäten als auch Vorgehensweisen und Einstellungen. Das Interessante an ihrer Arbeit ist die „Entmystifizierung" (Nittel 2000, 25) der „Einheitlichkeitsvorstellungen" des als klassischer Profession betrachteten Berufes des Mediziners, wobei sich die Austragung der Konflikte innerhalb der Profession vollzieht und sich dem Blick oder Zugang der Laien entzieht. Dass auch die den klassischen Professionen zugesprochene Einheitlichkeit ein fiktives Faktum ist, kann eine durchaus beruhigende Wirkung für andere, sich in Professionalisierungsentwicklungen befindliche Berufe haben.

2.2.2 Universelles Wissen

Universelles Wissen zielt auf die Lösung gesellschaftlicher Probleme ab und setzt sich im Wesentlichen aus zwei Wissenskomponenten zusammen. Wesentlicher Wissensbestandteil von Professionen ist zunächst das wissenschaftliche Wissen, welches als systematisches Theorie- und (technisches) Problemlösungswissen existiert (vgl. Wilensky 1972). Dieses wird um das entsprechende Berufswissen, welches als das Erfahrungswissen der Berufsangehörigen zu verstehen ist sowie allgemeines Alltagswissen ergänzt. Zum Berufswissen gehören insbesondere auch die Kenntnisse der kognitiven, normativen und interaktiven Grundlagen, die für die Ausübung eines Berufes wichtig sind. Wissenschaftliches Wissen, als wesentlicher Bestandteil der allein den Professionen zugesprochenen Expertise (siehe unten), wird in spezialisierten und komplexen Forschungsprozessen konstituiert und mit dem entsprechenden Berufswissen in die curriculare Struktur der Ausbildungsgänge implementiert, die dann bei den Studierenden bereits eine Expertenorientierung festigen. Diese tun hiermit einen ersten Schritt in der Entwicklung einer Berufsidentität. Die Ausprägung und Entwicklung des professionellen Habitus gelingt dann durch die eigentliche berufliche Praxis. (Handlungstheoretisch ist dies die Professionalisierung des Einzelnen und feststellbar durch berufsbiographische Entwicklung im Arbeitsprozess.) Die Weiterentwicklung in der professionssoziologischen Diskussion hat aufgezeigt, dass Professionen eine doppelte Verankerung ihrer Wissensbasis haben und einer bestimmten Logik folgen. Doppelte Verankerung meint, dass die Professionsmitglieder sowohl wissenschaftliches Wissen wie auch alltagspraktisches Wissen in ihrem Handeln verknüpfen, denn ihnen kommt als Vermittlerinstanz die Verknüpfung von Theorie und Praxis zu (vgl. Dewe et al. 1992). Oevermann (1990) hebt hervor, dass professionelles Handeln nicht nur auf der Anwendung (allgemeingültigen) wissenschaftlichen Wissen beruht, sondern auch auf individuellem Fall- und Sinnverstehen, welches die Professionsmitglieder in die Lage versetzt, sich entsprechend in die Klientel hineinzuversetzen, um dem jeweiligen Einzellfall gerecht zu werden (siehe hierzu auch die weiteren Ausführungen unter Kapitel 2.4 „Professionalität"). Im Kontakt zu ihren Klienten wird also nicht nur ihr wissenschaftliches, technokratisches (Sach-)Wissen zur Anwendung gebracht, sondern auch Deutungswissen, welches zur Lösung des individuellen Einzelproblems herangezogen wird. Schaeffer (1994, 106f) hebt hervor, dass die „beide(n) durchaus divergenten Typen von Wissen im Handeln der Professionen zur Einheit gebracht werden und zu einer der Struktur nach widersprüchlichen Gestalt der Expertise verschmelzen." Diese Besonderheit ist das wesentliche Unterscheidungsmerkmal im Vergleich zu anderen Berufen. Weiterhin führt sie aus, dass eine Vereinseitigung der jeweiligen Wissenskomponenten dazu führt, dass die ausschliessliche Verwendung wissenschaftlichen Wissens zur rezepthaften bzw. technokratischen Betrachtung individueller Problemlagen führt. Läge auf der anderen Seite der Schwerpunkt vermehrt auf dem Einsatz deutenden bzw. sinnverstehenden Wissens, so wäre die Gefahr gegeben, „dass der Professional in die Intimität unspezifischer Sozialbeziehungen abrutscht und sein Handeln vom Alltagshandeln nicht mehr unterscheidbar ist" (ebd. 107).

2.2.3 Handlungsautonomie

Eine dritte, den Professionen zugesprochene Besonderheit ist die der sog. Handlungsautonomie. Diese impliziert eine Kontrolle der eigenen Tätigkeit bzw. die Kontrolle der eigenen Profession. Professionen entziehen sich somit der Kontrolle durch Laien, Externe oder Organisationen bzw. der Berufsgruppe wird die Autonomie zugesprochen. Laut Daheim (1992) ist das Problem der Handlungsautonomie in Anlehnung an Forsyth/Danisiewitsch (1985) zweigeteilt zu betrachten: Autonomie von der Organisation und Autonomie vom Klienten/Laien, wobei ersterer Gegenstand „der Untersuchungen über den „professional in complex organisations" ist und zweiterer Gegenstand der „Professionssoziologie auf der Mikroebene des professionellen Handelns" (Daheim 1992, 31).

2.2.3.1 Organisationsautonomie

Mit der zunehmenden Verlagerung von Dienstleistungen in große Organisationen und somit der Reduktion des klassischen Freiberuflerstatus, wird die Frage nach Organisationsautonomie aufgeworfen. Nach Hughes (1971) erbringen die Professionellen in Organisationen Leistungen für den Klienten unter einer bürokratischen Kontrolle durch ein System, welches strukturlogisch keine Befugnis zur Kontrolle über die Arbeit des Professionellen hat, da sie professionsfremden Prämissen folgt. Es wird unklar, wer eigentlich der Klient ist. Ist es die Einzelperson als Klient, die die Dienstleistung des Professionellen in Anspruch nimmt oder ist es möglicherweise die Institution, für die der Professionelle arbeitet. Schaeffer (vgl. 1994) gibt hier als Beispiel den Betriebsarzt an, der mit seinen Entscheidungen zwischen den Interessen des Betriebes und/oder der Klienten/Angestellten zu differenzieren hat, wodurch entsprechende Interessenskonflikte vorprogrammiert sind.

2.2.3.2 Klientenautonomie

Hierunter wird verstanden, dass sich das Handeln der Professionellen der Kontrolle durch den Klienten entzieht. Diesem wird als Laien bereits seit Parsons die Kompetenz zur Beurteilung der professionellen Handlung durch eine asymmetrische, auf unterschiedlichen Wissenshintergründen basierende Beziehung, abgesprochen. Der Klient ist der Laie, für den in seiner besonderen, auch sozial zugeschriebenen Rolle der Professionelle die Verantwortung für die Lösung seines Problems bereithält bzw. durch entsprechende Interventionen zur Lösung des Problems beiträgt. Legitimiert wird dieses durch das gesellschaftliche Mandat, welches der Professionelle durch die Gesellschaft zugesprochen bekommen hat und aus der Situation, in der sich die Klienten befinden (Oevermann 1990). Klienten nehmen dann die Leistung von Professionellen in Anspruch, wenn ihr alltagsweltliches Verständnis zur Lösung des besagten Problems nicht ausreichend ist und Einschränkungen in ihrer eigenen alltagspraktischen Autonomie entstehen. Aufgrund des Wissensgefälles übernimmt aber der Professionelle auch Verantwortung in dieser speziellen Situation, da die Klienten aufgrund des Wissensgefälles als schutzbedürftig in eben dieser Situation anzusehen sind. Aufgrund der in seiner Expertise verankerten wissenschaftlichen und alltagspraktischen Handlungskompetenz kann er stellvertretend für den Klienten zur Lösung des individuellen Problems beitragen, um dessen entsprechende Handlungsautonomie in der Alltagssituation wieder herzustellen. Die umstrittene Zuschreibung der expertokratischen Betrachtung des Professionellen hat in der Weiterentwicklung der professionssoziologischen Debatte seit den 80iger Jahren dazu geführt, dass der Laienstatus der Klienten (Baer 1986) zunehmend abgelehnt wird. Zwar hat er nach wie vor Probleme bei der Beurteilung der Leistung, aber eine gewisse Kontrolle über Standards durch die Klienten wird von Baer theoretisch begründet und hergeleitet. Laut Baer, erläutert von Daheim (1992, 32) werden solche Standards von Professionellen geschaffen, „um die Ungewissheiten zu beseitigen, die den einzelnen Professionellen wie den Klienten und die Öffentlichkeit plagen." Mit Ungewissheit ist die nicht transparente Zuverlässigkeit des Wissens, ihre Anwendungsbedingungen sowie insgesamt die Kompetenz der Profession wie die der einzelnen Professionellen gemeint. Als Rezeptwissen geben die professionellen Standards dem Praktiker Verhaltenssicherheit gegenüber dem Klienten und der Öffentlichkeit, indem sie den Eindruck rationaler Problembearbeitung erwecken. Sie stellen eine komplexe Mischung aus kognitiven und evaluativen Elementen dar, die aber den esoterischen (ausseralltäglichen) Charakter des professionellen Wissens abgelegt haben. Sie demokratisieren somit die Expertise und eröffnen damit auch dem Laien Kontrollchancen, zumal bei gestiegenem Bildungsstand und der Bereitschaft, sich gegenüber dem Angebot für professionelle Dienstleistungen marktkonform zu verhalten. Der nicht unumstrittene Ansatz Baers deutet bereits auf das Problem der Deprofessionalisierung hin, denn automatisch bedeutet die Zunahme der Klietentenmacht auch die Machtreduktion der Professionellen. Die Entwicklung der Klientenautonomie im Fokus der neueren medizinischen Entwicklungen beispielsweise im Sinne der ICF (International Classification of Functioning, vgl. WHO 2001) und der Klientenzentrierung zeigt deutlich auf, welche Entwicklung die Etablierung der Klientenautonomie genommen hat.

Die vorstehend ausgeführten Merkmale sind als Eckpunkte laut Nittel (vgl. ebd.) zwar relativer Konsens in der Professionsdebatte (obwohl die merkmalsbezogene Betrachtung der Professionen sehr umstritten ist), aber das Erreichen dieser Merkmale sagt wenig darüber aus, wie die eigentliche Verortung, die professionelle Identität, der professionelle Habitus und das individuelle, professionelle Handlungsgeschehen aussehen.

Transformationsprozesse innerhalb der Professionen, Aufweichungstendenzen und Erosionen sind aufgrund einer sich fortentwickelnden Gesellschaft als eine logische Konsequenz zu verstehen, die die den Professionen zugeschriebenen Abgrenzungstendenzen gegenüber den normalen Berufen aufweichen.

2.2.4 Exkurs: Berufsverbände

Gerade in der Verknüpfung mit der Handlungsautonomie kommt der Standesvertretung, also dem Berufsverband/den Berufsverbänden eine zentrale Rolle zu. Er ist nach Hesse (1972, 71) die „wichtigste Voraussetzung dafür, dass die Berufsangehörigen die „professionalization", die Veränderung ihres Berufes mit dem Ziel der Sicherung bzw. Steigerung der Arbeitsentschädigungen, selbständig durchführen können: dass die Gestaltung des Berufes als Selbstgestaltung der Berufsangehörigen betrieben werden kann." Die berufliche kollektive Selbstgestaltung und die Freiheit der Inhalte und Formen der beruflichen Ausübung sind entscheidend vom Organisationsgrad der Mitglieder abhängig. Zersplitterung in verschiedene Verbände führt zur Schwächung der Geschlossenheit der Berufsgruppe und damit zur Durchsetzung avisierter Ziele. Schulze-Krüdener (1996) sieht in dem Organisationsgrad der Mitglieder einen eindeutigen Index für den momentanen Status einer Profession. Die Existenz mehrerer Verbände verweist auf unterschiedliche Interessen innerhalb einer Berufsgruppe, was jedoch nicht zwangsläufig zur „Entwicklung eines speziellen Verbandsegoismus führen" muss (ebd, 43). Schulze-Krüdener (ebd. 45) greift die von Millerson (1964) analysierten Ziele und Funktionen von Berufsverbänden auf. Es ergeben sich primäre und sekundäre Aufgaben. Als primäre Aufgaben sieht er die:

- organisatorische Zusammenfassung der Mitglieder (to organize),
- Qualifizierung der Mitglieder, beispielsweise durch Fortbildungen (to qualify),
- Förderung der Forschung und des Informationsaustausches (to further study of a subject and communicate information obtained),
- Registrierung der kompetenten Professionellen in einer öffentlich zugänglichen Liste (to register competent professionals) und
- Formulierung und Aufrechterhaltung einer Berufsethik (to promote and preserve a high standard of professional conduct).

Als sekundäre Ziele/Funktionen werden die folgenden gesehen:

- die Anhebung des professionellen Status (to raise professional status),
- die Kontrolle der Zulassung zum Beruf (to control entry to the profession),
- Schutz der Profession und ihrer Klientel (to protect the profession and the public) und
- die Förderung beruflicher Kooperationen und ausserberuflicher Kontakte (to encourage social activity and cooperation between professionals)

Schulze-Krüdeners Ausführungen zeigen auf, dass ein Verband nicht die Interessen aller Mitglieder vertreten kann, sondern nur die Segmente (wie beispielsweise eine Studienrichtung) oder Segmentverbindungen, die am stärksten vertreten sind. Weiterhin kommt dem Verband die Aufgabe der Erfassung des professionellen Status Quo eines Berufes/einer Profession sowie die Festlegung der Kompetenzen der einzelnen Berufsmitglieder zu. Im Idealfall obliegt dem Berufsverband die berufliche Selbstkontrolle, d. h. die Zulassung zum Beruf sowie die Festlegung und Kontrolle der Standards und Normen der beruflichen Ausbildung. Ebenso werden neue Tätigkeitsbereiche exploriert und für eine adäquate Entlohnung der Mitglieder eingestanden. Weiterhin obliegt die Erstellung eines ethischen Codes dem Berufsverband. Dieser code of ethics wird durch Ehren- und Berufsgerichte überwacht und beinhaltet die Möglichkeit der Einleitung disziplinarischer Verfahren bei Verstössen der Mitglieder gegen diesen code of ethics.

Ein weiterer wesentlicher Aufgabenkomplex des Verbandes kann in der Etablierung einer beruflichen Handlungsautonomie gesehen werden. Dieses Streben tangiert alle bisher erwähnten sozialen und qualifikatorischen Merkmale und ist eng verwoben mit dem Phänomen der beruflichen Selbstkontrolle, der Reduzierung der Einflussnahme von unqualifizierten Externen und der Anerkennung als Professionelle/ExpertIn. In Anlehnung an Schwänke (1988, 135ff) hebt Schulze-Krüdener (ebd. 50) die vier konstituierenden Faktoren der Autonomie beruflicher Professionalität hervor:

1. die Stellung der Mitglieder einer Profession auf dem Arbeitsmarkt,
2. die Anerkennung der ExpertInnenrolle/bzw. Professionellenrolle,
3. die Selbstverwaltung und
4. die Weisungsunabhängigkeit.

Ein starker und einflussreicher Berufsverband lässt den erklärten Willen der Mitglieder, ihre berufliche Position und die damit verbundenen Vergütungen erkennen, erhalten und ausbauen. Erst einmal erfolgreich als Mittlerinstanz zwischen Wissenschaft, Ausbildung und Tätigkeitsfeldern konstituiert, garantieren der andauernde Austausch der Mitglieder und die laufenden Kontakte mit den Abnehmern der professionell angebotenen Leistungen eine permanente Bilanzierung der Entwicklungschancen und Hemmnisse einer sich professionalisierenden Disziplin. Die berufliche Reglementierung der Ausbildungen, so wie sie vorstehend im Angloamerikanischen Ausland im Kontext von Professioalisierungsdiskursen beschrieben, lässt sich jedoch nicht ohne weiteres auf Deutschland übertragen, da hier in einem viel stärkeren Maß der Staat die Ausbildungen reglementiert, die Berufszulassung und -ausübung überwacht (vgl. Beck/Brater/Daheim 1980, vgl. Hesse 1968). Trotzdem können die erwähnten Aufgaben für die deutschen physiotherapeutischen Berufsverbände als Orientierungsmaßstab gelten.

2.2.5 Exkurs: Semiprofession

Legt man die vorstehend genannten Kriterien der Profession für Berufe generell an, so wird vor dem Hintergrund auch von Deprofessionalisierungstendenzen deutlich, dass nur wenige Berufe diese Kriterien erfüllen (können). Das Problem der sog. Semiprofessionen hat bereits Etzioni 1969 aufgegriffen und auch Hesse (1972) sowie Dewe rekurrieren darauf. Dewe (1986, 195) zufolge können „soziale Gebilde" wie Semiprofessionen vornehmlich in dem Handlungsfeld „Pflege – Erziehen – Helfen" ausgemacht werden, da sie „nur teilweise oder unvollkommen qua sozialer Mechanismen eine eigenen Fachkompetenz gegenüber dem Laienpublikum wie auch gegenüber der Gesellschaft als ganzer für sich beanspruchen und/oder durchsetzen können." Etzioni (1969, 5) hat Semiprofessionen so charakterisiert: „Their training is shorter, their status is less established, there is less of especialized body knowledge and they have less autonomy from supervision or societal control than the professions." Semiprofessionen sind um die sogenannten Voll-Professionen herum angesiedelt, wie beispielsweise die Arzt-PhysiotherapeutIn-Relation zeigt. Semi-Professionen verfügen über keine festen Zugangsregeln, um Berufzugehörigkeit festzulegen, besitzen keinen klar umrissenen Geltungsbereich der Berufsautonomie, verfügen über kein Standesgericht, welches über die notwendigen Sanktionen bei Missachtung der Berufsmoral verfügt. Weiterhin besitzen sie keine oder nur geringe soziale Immunität, kein Monopol an Kompetenz für die Interpretation bestimmter gesellschaftlicher Werte und sie weisen keine internalisierte Wertloyalität aus. Sie verfügen über kein Interpretationsmonopol gegenüber konkurrierenden Professionen wie auch gegenüber dem Laienpublikum, welches sie durchsetzen könnten. Zwar wird Semiprofessionen zugestanden, dass sich ihre Arbeit ansatzweise auf die zentralen Werte wie Gesundheit und Erziehung bezieht, aber aufgrund ihrer verkürzten und zum Teil ausschließlich technokratischen Ausbildung, die sie auch zum Teil fallspezifisch einsetzen können, wird ihnen die Vollprofessionalisierung abgesprochen. Sie verfügen über ein Berufswissen, scheitern aber in mehrfacher Hinsicht, das Ziel der Vollprofession zu erreichen. In der Regel sind Semiprofessionen bestrebt, früher oder später als Vollprofessionen anerkannt zu werden. Eine Ursache im Scheitern dieses Ziels wird in dem hohen Frauenanteil des Berufes gesehen. Professionalisierungsbestrebungen von zumeist sozial ausgerichteten Berufen werden aufgrund der generellen Abwertung weiblicher Berufsarbeit stark eingedämmt bzw. gebremst. Hinzukommend wird als Begründung auch angegeben, dass das Wissen dieser Berufe einerseits zu unpräzise oder vage jedoch andererseits zu spezifisch für die Erlangung der Exklusivität einer Profession ist. Ein weiteres Problem von Semiprofessionen zeichnet sich durch die mangelnde Handlungsautonomie aus. Nicht nur die fehlende Klienten- und Organisationsautonomie ist kennzeichnend (Forsyth/Danisisiecz 1985), sondern auch die fehlende autonome Kontrolle über den eigenen Berufsstand, d.h. u.a. auch die mangelnde Kontrolle über die Ausbildung und deren Inhalte und Ausgestaltung.

2.3 Professionalisierung

Unter Professionalisierung wird zunächst der Entwicklungsprozess verstanden, den Berufe durchlaufen können, um sich dem Phänomen Profession anzunähern, wobei aber nicht zwingend ein Zusammenhang zwischen Professionalisierung und Profession gegeben sein muss. „Eine Profession ist ein soziales Aggregat und Professionalisierung stellt einen sozialen Prozess dar, dessen Ausgang unbestimmt ist" (Nittel 2000, 49). Professionalisierungsprozesse sind nicht notwendigerweise an einen akademischen Beruf geknüpft, sondern können ebenso in dienstleistungsorientierten oder gewerblichen Berufen stattfinden (vgl. hierzu auch Goode 1972, Hesse 1972). Nittel (ebd.) verdeutlicht den Unterschied zwischen Professionalisierung und Profession, in dem er das Handlungssubjekt in den Mittelpunkt der Betrachtung stellt. „Das Subjekt einer Profession ist mit der Summe all jener beruflichen Rollenträger identisch, die im Besitz einer bestimmten beruflichen Lizenz und des damit korrespondierenden Berufswissens sind und somit von der personalen Seite her die Bedingung für die Möglichkeit des professionellen Handlungssystems sichern. Außerhalb der Profession bzw. der Berufskultur stehen die Laien, die Klienten, aber auch die Berufsnovizen. Das Subjekt der Professionalisierung ist im Vergleich dazu viel schwerer zu bestimmen, denn der Träger der diesbezüglichen Prozesse besteht aus einer Vielzahl von Akteuren und Instanzen: Neben den Berufsvertretern selbst und deren Organisationen spielen vor allem juristische, politische, wissenschaftliche und staatliche Entscheidungsträger sowie mit Definitionsmacht ausgestattete Teile der Öffentlichkeit eine große Rolle, die an der Konstitution eines bereits existierenden Berufes etwas ändern oder einen neuen Beruf zu formieren suchen" (ebd. 50).

Professionalisierung kann sowohl als ein Weg als auch als das Ziel betrachtet werden. Häufig wird Professionalisierung vor dem Hintergrund berufs- und machtpolitischer Auseinandersetzungen diskutiert, die dazu dienen, einem existierenden Beruf zu mehr Einflussnahme, Macht und Prestige zu verhelfen, die nach Hesse darin gipfelt, „eine staatlich oder gesellschaftlich sanktionierte Autonomie als Voraussetzung zur Verbesserung einzelner Arbeitsentschädigungschancen" (Hesse 1972, 69) zu erlangen. Motive für Professionalisierungsdiskussionen lassen sich vermehrt in der niedrigen Vergütung der eigenen Arbeit, geringer Einflussnahme in politischen Kontexten und der mangelnden Definitionsmacht für die eigene Berufsausübung verzeichnen. Professionalisierung lässt sich nach Nittel (2000, 61) in verschiedenen Formen begreifen: Zum einen als individueller Prozess der beruflichen Reifung, als kollektives Projekt der Bündelung von Berufsrollen sowie als Prozess der Verwissenschaftlichung. Der Prozess kann sowohl selbst- als auch fremdgesteuert sein. Darüber hinaus spricht er das Phänomen sekundärer Professionalisierung an und meint damit „einen bestimmten Modus der Neukonstitution eines wissenschaftlichen Faches, einer wissenschaftlichen Disziplin. Diese wissenschaftliche Disziplinbildung führt – sobald sie in den Modus der sekundären Professionalisierung übergeht – zu einer Art berufspolitischem Zugzwang, [...] dass die ausgebildeten Praktiker neue Stellen schaffen, die ohne sie vielleicht gar nicht da gewesen wären" (ebd. 59). Mittels dieses Mechanismus wird der „wissenschaftliche" Professionelle kreiert. Dieser „wissenschaftliche Professionelle" bewegt sich im Gegensatz zum klassischen Professionellen „auf offenen Beschäftigungsmärkten mit breiten Grenzzonen, in welchen Personen mit ganz verschiedenen Qualifikationsvoraussetzungen Beschäftigungschancen haben. Hinzu kommt die Abwesenheit von professioneller Autonomie im klassischen Sinne des Begriffes: wissenschaftliche „Professionelle" haben es oft mit Klienten und Vorgesetzten zu tun, die sowohl über Ziel und Ausführung der Tätigkeit des Professionellen bestimmen als auch seine Leistung kontrollieren" (Stichweh 1987, 258 zitiert in Nittel 2000, 58).

Laut Nittel (ebd) können Professionalisierungsprozesse grundsätzlich durch zwei mögliche Auslöser in Gang gesetzt werden: Zum einen muss eine hohe intrinsische

Motivation zur Leistungserbringung vorhanden sein. Diese gesteigerte Leistungserbringung muss dann durch die potentiellen Abnehmer der Leistung honoriert werden (gesteigerte Vergütung, Ansehen) und auf einem stabilen Vertrauensverhältnis zwischen Klient und Professionellem fußen. Eine andere Möglichkeit der Erhöhung des sozialen Anspruchsniveaus besteht darin, dass die Erbringer von hoher Leistung trotz geringer Honorierung durch die Abnehmer, ihre Leistung weiterhin auf hohem Niveau erbringen – quasi im Sinne der Überzeugungsarbeit.

Professionalisierungsansätze lassen sich in unterschiedlichen Denkrichtungen und theoretischen Bezugsrahmen wiederfinden. So liegt den meisten Betrachtungen eine makrostrukturelle Analyseperspektive zugrunde. Diese makrostrukturellen Ansätze werden bis auf den merkmalsbezogenen, den machttheoretischen und den feministischen Ansatz (begründet mit der Auswertung der Interviews) hier nur erwähnt werden, was jedoch nicht suggerieren soll, dass sie eine untergeordnete Rolle in der Betrachtung von Professionalisierung spielen. Der Makroebene können insgesamt die prozessualen (z.B. Hesse 1972), systemischen (z.B. Bucher und Strauss 1972), feministischen (z.B. Rabe-Kleberg 1996; Gildemeister 1992; Roloff 1992; Wetterer 1992; Feinman-Nemser/Floden 1991), funktionalistischen (z.B. Dewe et al. 1986; Daheim 1992, 1973, 1970), die machttheoretischen Ansätze (vgl. Olk 1986; Rüschemeyer 1973; Freidson 1986; Sarfatty-Larson 1977) sowie der bereits erwähnte merkmalsorientierte Ansatz zugeordnet werden (Hartmann 1972; Carr-Saunders 1933, u.v.m.).

2.3.1 Merkmalsbezogener Ansatz

Bereits 1933 untersuchten Carr-Saunders und Wilson unter der Prämisse spezialisierten/speziellen Wissens und intellektueller Techniken Berufe und kamen zu der Erkenntnis, dass die folgenden Merkmale typisch für Professionen seien (einige dieser Merkmale sind bereits ausführlich im Kapitel 2.2 „Profession" erörtert worden):

- Eine lange, theoretisch fundierte Spezialausbildung ist die Grundlage professioneller Tätigkeit, sie weist ein hohes systematisch-technisches Wissensniveau auf.
- Die Angehörigen erbringen eine Leistung, die einen hohen gesellschaftlichen Nutzen hat, anders ausgedrückt erbringen sie zentralwertbezogenen Dienstleistungen, die der Aufrechterhaltung von relevanten Wertuniversalien wie Gesundheit, Konsens, Moral, Recht, etc. dienen. Die von ihnen erbrachte Leistung hat ein sehr hohes Niveau, wobei die Tätigkeit altruistisch und nicht profitorientiert anzusehen ist.
- Institutionalisierung, d. h. die Professionsmitglieder sind in einem Berufsverband organisiert. Der Berufsverband verwaltet sich in der Regel selber und vertritt die Interessen seiner Mitglieder gegenüber Gesellschaft und Staat.
- Existenz eines originären und geregelten Ausbildungssystems mit normativen und einheitlichen (Prüfungs-)Anforderungen, d. h. es werden Standards für Ausbildung und Prüfung implementiert.

- Autonomie im beruflichen Handeln, basierend auf Fachkompetenz bzw. – Autorität im Hinblick auf die Profession.
- Code of Ethics bzw. berufsethische Standards mit kollektiver Orientierung ist die Grundlage des Handelns der Professionsmitglieder
- Die von den Professionsmitgliedern erbrachten Leistungen werden in der Form eines festgelegten Honorars bezahlt.

Erst ca. 20 Jahre später gelingt eine Einteilung in die sog. old established professions (z. B. Mediziner), new professions (Ingenieure, Psychologen, etc.) und semiprofessions (Krankenschwester, Sozialarbeiter). Millerson (1964, 4) arbeitete in einer sozialhistorischen Studie im englischsprachigen Raum anhand der Häufigkeit genannter Merkmale die folgenden fünf Merkmale einer Profession heraus:

- a profession involves a skill based on theoretical knowledge,
- the skill requires training and education,
- the professional must demonstrate competence by passing a test,
- integrity is maintained by adherence to a code of ethics,
- the service is for public good and
- the profession is organised.

Weiterhin spricht Millerson davon, dass der Professionelle sich durch eine berufliche Unabhängigkeit auszeichnet, einen öffentlichen Dienst verrichtet und sein höherer Bildungsgrad einen höheren Status legitimiert. „It is a type of higher-grade, non manual occupation, with both subjectively and objectively recognized occupational status, processing a well defined area of study or concern and providing a definite service, after advanced training and education (ebd, 10).

Die vorgenannten Merkmale wurden häufig als ausschlaggebende Kriterien für die Einordnung bzw. den Status einer Profession oder eines Berufes gewählt, sind jedoch hochgradig umstritten.

Dewe et al. (2001) ergänzen in ihrem Beitrag „Zur Neubestimmung von Professionalität im sozialberuflichen Handeln", dass die nicht enden wollende Flut der meisten Merkmalskataloge zur Differenzierung von Beruf und Profession als „theorieabstinent und konzeptionsarm" bezeichnet werden können. Letztlich sagt die Erfüllung der vorgenannten Kriterien nichts über den Professionalisierungsgrad einer Person aus. Zudem mag es suggerieren, dass im bildungspolitischen Kontext Akademisierung als Voraussetzung für Verwissenschaftlichung mit Professionalisierung gleichgesetzt werden kann, welches jedoch nicht der Realität entspricht.

2.3.2 Feministischer Ansatz

Die Diskussion um die Geschlechterspezifik von Professionalisierungsprozessen wird zumeist nur dann aufgegriffen, wenn die Beleuchtung der sog. Semi-Professionen ins Blickfeld rückt, bzw. wenn eruiert werden soll, warum sich Berufe nicht zu Professionen entwickeln, (vgl. hierzu auch Etzioni in diesem Kapitel). Wie eingangs bereits erwähnt, zeichnen sich Semi-Professionen durch einen erheblichen Anteil weiblicher Berufsangehöriger aus. Bereits 1976 hat Winkel (115ff) für den Lehrerberuf, der über weite Strecken ähnliche bzw. vergleichbare Grundzüge und Gemeinsamkeiten mit den therapeutischen Berufen aufweist, festgehalten, dass Feminisierung eine der Hauptursachen für die Semi-Professionalität sei, da mit ihr eine hohe Fluktuation und ein angepasstes Sozialverhalten einhergehe, welches einer Professionalisierung im Wege stünde.

In den darauf folgenden Jahren wurden Professionalisierungsprozesse vermehrt unter geschlechtsspezifischen Aspekten analysiert und entsprechend kritisiert (vgl. Gildemeister 1992, 207ff; Wetterer 1992, 13ff; Feinman-Nemser/Floden 1991, 67ff;). Die Unterrepräsentanz von Frauen in männerdominierten Professions- und Wissenschaftsbereichen führte dazu, dass geschlechtsspezifische Aspekte zu Professionalisierung selten zum Tragen kamen. Wetterer plädiert 1992 dafür, dass „... die Analyse von Professionalisierungsprozessen im Rahmen feministischer Sozialwissenschaft die strukturelle Funktion des Geschlechterverhältnisses an zentraler Stelle und in kritischer Absicht mitreflektiert, statt sie in androzentrischen Abstraktionen zum Verschwinden zu bringen, dass sie die Ausgrenzung von Frauen als konstitutiven Teil der Etablierung von Professionen begreift und deren immer noch konstatierende Marginalität (auch) als Folge von Professionalisierungsprozessen, kurz: dass sie das Verhältnis von Profession und Geschlecht in den Mittelpunkt des Erkenntnisinteresses rückt" (Wetterer 1992, 7). Die Marginalität von Frauen in höherqualifizierten Berufen wird erst durch die feministische Analyse von Professionalisierungsprozessen möglich und zeigt die ökonomischen und gesellschaftlichen Benachteiligungen von Frauen auf (vgl. ebd. 14).

Frauen sind aufgrund der geschlechtsspezifischen Arbeitsteilung und Doppelbelastung von Familie und Beruf einer Interferenz von Berufs- und Reproduktionsbereich unterworfen, die zur strukturellen Benachteiligung führt.

Die Diskrimination von Frauen im Wirtschafts- und Berufsbereich geschieht durch hierarchische Strukturen sowie die Aufteilung in Männer- und Frauenberufe.

Asymmetrien und Widersprüche „... zwischen weiblicher Identität oder weiblichem Arbeitsvermögen auf der einen und männlich geprägter Berufskultur auf der anderen Seite" (ebd. 14) führen zu symbolisch ausgedrückter Geschlechterdifferenz.

Auch kann die Differenz, die von ambitionierten Frauen zwischen ihrer weiblichen und ihrer beruflichen Identität im Kontext der Erfolgsorientierung im beruflichen Alltagshandeln ausgeglichen werden muss, allgemein zu Einschränkungen im Berufsverhalten führen, welches sich auf die Professionalisierung auswirkt. „Im Beharren auf Differenzen zwischen uns als Individuen und dem gesellschaftlichen Konstrukt von weiblicher Identität stoßen wir immer wieder auf die Macht männlicher Maßstäbe – auch bei Frauen" (Becker-Schmidt/Knapp 1987, 150).

Das System der macht- und marktökonomischen Prinzipien erklärt die Unterrepräsentanz von Frauen in höher- bzw. hochqualifizierten Berufen. Die männliche Definitionsmacht innerhalb des Systems definiert die für das männliche Geschlecht in Frage kommenden Berufe und weist den Frauen – wenn auch nicht vordergründig leicht zu durchschauen – die mit weniger Sozialstatus einhergehenden Tätigkeiten zu. In diesem Kontext spielt insbesondere Bildung eine wesentliche Schlüsselrolle im Prozess der Professionalisierung.

Die bis heute wichtigste Form der Unterscheidung zwischen Beruf und Profession ist die den Professionen uneingeschränkt zugesprochene Form der akademisch formalisierten und zertifizierten Bildung. Rabe-Kleberg rekurriert in ihren Aussagen, dass:

- Bildung als zentrales Instrument zur Gewinnung und Monopolisierung eben dieser Macht- und Marktpositionen gesehen werden kann auf Collins 1991 und Freidson 1988,
- Bildung als Voraussetzung zur professionellen Rekrutierung und Organisierung gesehen werden kann auf Daheim 1967 sowie
- Bildung als Ritual zur Präsentation der die Position stützenden kulturellen Standards begriffen werden kann auf Bourdieu et al. 1981.

Historische Verdrängungs- und Ausgrenzungsprozesse von Frauen aus universitären, langen Ausbildungen und somit der sozialen Exklusivität haben sich bis in das Jahr 1899 (Zulassung der ersten Frau zum Medizinstudium) gehalten und unterstreichen die männerdominierten „alten Professionen" noch heute. Selbst die Zulassung zu Bildungsprozessen der gleichen „Professionen" hat nicht zwangsläufig zur Folge gehabt, dass die den Männern zugesprochene Exklusivität auch automatisch für die Frauen gegolten hat. In Abhängigkeit von der Arbeitsmarktlage wurden und werden Frauen sowohl in horizontaler als auch vertikaler Ebene im Sinne der „Re-Formierung der Geschlechterhierarchie" (Wetterer 1992, 26) wieder ausgeschlossen. „Die Entstehung und Entwicklung von Professionen, die sie begleitenden Prozesse der Schließung, die von der generellen Ausgrenzung bis hin zu subtileren Formen der Marginalisierung von Frauen geführt haben und noch führen, sind dafür ein ebenso prägnantes Beispiel wie die Prozesse der sozialen Differenzierung, die in der Abspaltung und Unterordnung bestimmter Tätigkeitsabschnitte bestehen, die dann der Arzt der Krankenschwester oder der Anwalt seiner Anwaltsgehilfin überlässt" (ebd. 26).

In der traditionellen Entwicklung von Berufen und Professionen wurden Frauen zumeist nur jene Berufe zugedacht, die sich den Semi-Professionen zuordnen ließen, so auch die Physiotherapie, die sich als ärztlicher Heil-/Hilfsberuf entwickelte. Im Zuge der Professionalisierungsansätze in der Physiotherapie sind diese Prozesse auch unter der Vergeschlechtlichung zu beleuchten. Es gilt geschlechtsspezifische Einflussgrößen zu identifizieren, die sich auf den Prozess und seine Richtungsweisung auswirken. Erst in der Rekapitulation dieser Einflussgrößen werden die entsprechenden Leistungen von Frauen sichtbar: „Die Untersuchung der historischen Herausbildung von Professionen aber lehrt, soziale Prozesse als mit den daran Teilnehmenden veränderbar zu begreifen. Ein Professionalisierungsprozess, an dem Frauen sich aktiv und mitgestaltend beteiligen, könnte ganz andere Aspekte der Berufs- und Habitusentwicklung zum Tragen bringen, und es würde ein ganz anderer Begriff davon geprägt" (Roloff 1992, 142).

Nicht nur spielen die makrospezifischen Betrachtungsweisen von Geschlecht eine wesentliche Rolle im Professionalisierungsprozess, sondern gerade die Auswirkungen von Geschlecht auf die mikrospezifische Betrachtungsweise von Professionalisierung (die das Individuum im Zentrum sieht) sind von großem Interesse, da hier die Einflussnahme von Geschlecht auf die Ausprägung einer beruflichen Identität und eines beruflichen Habitus sowie Selbstverständnis deutlich werden.

2.3.3   Macht- bzw. herrschaftstheoretischer Ansatz

Professionalisierung unter dieser Betrachtungsweise wird verstanden als eine Strategie von Berufen, sich als „Experten" Kompetenzen und Monopole zu sichern bzw. die Legitimation von Herrschaft zu verdeutlichen. Machtheoretische Betrachtungen kritisieren die Ansätze der „funktionalen" Betrachtungsweise von Professionen, die als zentralen Punkt die Selbstkontrolle als elementaren Bestandteil zwischen Gesellschaft und Profession haben. Die hieraus ableitbaren Vorteile für die Professionen werden aus machttheoretischer Sicht jedoch scharf kritisiert: „Im Negativbild dieser Kritik dienen Gemeinwohlorientierung, Dienstideal und der Anspruch auf Selbstkontrolle hauptsächlich der Rechtfertigung eines lukrativen Berufsmonopols, das außerdem noch gegen unangenehme Aufsicht von außen schützt, sowie Prestige und Respekt von Seiten der Laienwelt sichert" (Rüschemeyer 1972). Freidson hat in diesem Kontext darauf hingewiesen, dass Angehörige von Professionen nicht aufgrund von Dienstgesinnung und beruflichen Fertigkeiten charakterisiert werden können.

Der Vorwurf also lautet, dass es Professionen nicht so sehr um die Lösung gesellschaftlicher Probleme, sondern um einen spezifischen Machtaufbau und die Bündelung der Interessen der Professionsmitglieder geht (in diesem Zusammenhang sei auf die Bedeutung von Berufsverbänden verwiesen, die eben diese Bündelung der Machtpotentiale vornimmt), und dem Zweck der berufspolitischen Einflussnahme und der Sicherung ökonomischer Marktanteile dient. Daheim und Schönbauer (1993) haben Professionalisierung als ein Mittelschichtprojekt bezeichnet, welches als ein in der Mittelschicht angesiedeltes, zumeist auf eine hohe, universitäre Ausbildung setzendes und damit Privilegien garantierendes System baut, indem die Professionsmitglieder staatlich garantierte Dienstleistungen zu relativ hohen Preisen anbieten können. Diese Dienstleistung wird dann zumeist von einem entsprechend finanzkräftigen Klientel in Anspruch genommen. Die Werte der Mittelschicht, wie beispielsweise die Autonomie der Berufsausübung, hohes Ansehen und hohes Einkommen sind auch die betonten Merkmale der Professionen. Machtheoretische Auseinandersetzungen beschreiben die Existenz eines beruflichen Ethos als ein Verschleierungsphänomen, welches von den eigentlichen Zielen der Professionalisierung, nämlich Macht zu erlangen, ablenkt (vgl. hierzu auch Sarfatti-Larsson 1977). „Die Vorteile, die mit dem Status einer anerkannten Profession verbunden sind, scheinen attraktiv genug, um alle Macht, alles Prestige und alle Mittel ideologischer Propaganda zu mobilisieren, um eine solche Position zu erhalten oder zu erwerben, sei es nun legitim oder nicht" (Rüschemeyer 1972). In der Regel verfügen Professionen über wissenschaftlich-theoretisch untermauerte und etablierte Wissenschaftsdisziplinen und sind in der Lage, das eigene Wissen zu definieren und weiterzuentwickeln, wobei die Definition der Maxime der ökonomischen Gewinnmaximierung unterliegt. Da die Gesellschaft bzw. die Laien auf die Tätigkeit der „Professionellen" bzw. der „Experten" angewiesen sind und sich eine relative Abhängigkeitssituation einstellt, sichern sie sich gleichzeitig Privilegien und ein Kompetenzmonopol, welches ihre Macht deutlich unterstreicht.

Die massive Kritik Illichs (1979) an einer Expertokratie bzw. Expertenherrschaft, greift die Punkte der selbsternannten Definitionsmacht neuer Bedürfnisse und der alleinigen Befriedigung durch die Professionsmitglieder auf. Weiterhin kritisiert er ein unkommunizierbares Spezialwissen, welches unterstreicht, dass genau dieses Wissen benötigt wird. Der Besitz von Wissen und Zertifikaten wird dominant, wobei die Experten mittels einer eigenen erfundenen Fachsprache dem Laien den Zugang zu diesem Wissen unverständlich machen.

Hohes Einkommen, eine lange Spezialausbildung sowie hohes Ansehen der Professionen und ihrer Mitglieder sichern ihre Macht, aber diese wird erweitert um „...die Vollmacht des Experten, einen Menschen als Klienten oder Patienten zu definieren, die Bedürfnisse des Menschen zu bestimmen und ihm ein Rezept auszuhändigen, dass seine neue gesellschaftliche Rolle definiert" (ebd.).

Nun existieren neben den genannten Ansätzen von Professionalisierung auf der Makroebene diejenigen der Mikroebene. Diese beziehen sich auf Kompetenz- und Subjektorientierung und nehmen somit einen Perspektivwechsel vor und deuten die Unzulänglichkeit der makrostrukturellen Betrachtungsweise an. Diese handlungsorientierten Ansätze unterschiedlicher theoretischer Ausprägungen (vgl. Schütze 2000; Glagow 1985; u.v.m.) lenken den Fokus von der Betrachtung strategisch-politischer Entwicklungen eines gesamten Berufsstandes vor dem Hintergrund makrostruktureller Betrachtungsweisen um auf die individuenbezogene Ebene. Diese Debatte erweiterte die makrostrukturellen Professionalisierungsansätze um die Binnenperspektive und Handlungsvollzüge der einzelnen Berufe. Professionalisierung wird mehrdimensional durch den Einbezug des Individuums bzw. des Subjektes, wobei ebenfalls lebens- und berufslaufbahngeschichtlich erworbene und (berufs-) identitätsmäßig verankerte, individuelle Handlungsprogramme, Deutungsmuster und Berufskulturen zum Tragen kommen. Diese Betrachtungsweise wird im Folgenden unter dem Phänomen „Professionalität" mit der Zentralfigur des Individuums beleuchtet.

2.4 Professionalität

Wie bereits eingangs erwähnt, besteht das vorrangige Ziel dieser Arbeit nicht darin, die auf der makrostrukturellen Ebene erreichten Meilensteine zu untersuchen, die sozusagen die eine Seite einer Medaille darstellen. Sie versucht hingegen zu ergründen, wie sich unter dem Einfluss der akademischen Ausbildung die individualbiographische Entwicklung der einzelnen Physiotherapeutin/des einzelnen Physiotherapeuten hin zu einer/m Professionellen vollzieht – was als die mikrostrukturelle Seite der Medaille aufgefasst werden kann und sich im Sinne der Professionalität ausdrücken lässt. Der individuelle Prozess formt die Berufskultur, die nach Terhart (1997) „die für einen bestimmten Beruf bzw. für ein Berufsfeld typischen Wahrnehmungsweisen, Kommunikationsformen und langfristigen Persönlichkeitsprägungen derjenigen Personen, die in einem Beruf arbeiten" transparent macht. Hier differenziert Terhart (ebd.) in die „äußere" und die „innere" Reflexion oder Sicht auf den Beruf. Die äußere Sicht verbindet er mit dem Image, welches der Beruf in der Öffentlichkeit besitzt und die innere Sicht greift die Einstellungen der einzelnen betroffenen Berufsangehörigen auf, die mit dem kollektiven beruflichen Selbstverständnis, den eigenen Deutungsmuster sowie der Selbstinterpretation als Bestandteile die berufliche Kultur formen. Das kollektive Selbstverständnis der BerufsinhaberInnen oder die „innere Berufskultur" also lässt sich empirisch u. a. an Interaktionsnormen, Gratifikationsstrukturen, Berufsmotiven, Einstellungen, berufstypischem Wissen, Begründungsmustern für ihr Handeln sowie ihrer beruflichen Zufriedenheit und u.v.m. verdeutlichen (vgl. hierzu auch Ziegler 2004; Feinman-Nemser/Floden 1991) und an objektiven Kriterien festmachen und beeinflusst hierüber die berufliche Sozialisation der NovizInnen.

Während sich Professionalisierung auf der makrostrukturellen Ebene als Steigerungsprozess einer gesamten Berufsgruppe begreifen lässt, so ist der Begriff der Professionalität eng verwoben mit dem Individuum und seiner professionellen Handlungskompetenz im beruflichen Alltagsbezug. Insbesondere kann hier unterschieden werden in instrumentelle und soziale Kompetenz: Unter instrumenteller Kompetenz kann, „die Gesamtheit der Kenntnisse und Fähigkeiten (die) dazu dienen, naturwissenschaftliche bzw. technologisch verwendbare Erkenntnisse und Gesetzmäßigkeiten praktisch nutzbar zu machen" (Arnold 1983) begriffen werden. In der Regel handelt es sich hier um technokratisches und technologisch anwendbares Wissen, welches messbar und evaluierbar ist. Dem gegenüber stehen jedoch Berufe, die sich vermehrt durch soziale Kompetenzen auszeichnen und sich auf Bereiche des symbolisch vermittelten Handelns in den Prozessen der menschlichen Entwicklung und Beziehung konzentrieren. Insbesondere Berufe, die den menschlich orientierten Professionen zugeordnet werden können, müssen diese doppelte Kompetenz der instrumentellen und menschlichen, sozial-moralischen Kompetenz aufweisen. Bereits Arnold (1983) weist im Bezug auf pädagogische Kontexte darauf hin, dass es zwei verschiedene Begründungen für professionelles Handeln gibt: „Auf der einen Seite ist eine professionelle Distanz im Sinne affektiver Neutralität und objektiv-distanzierter Verhaltenserklärung Voraussetzung für theoriebegründete und bedingungskontrollierende Interventionen mit kalkulierbaren Wirkungschancen, auf der anderen Seite ist eine professionelle Empathie erforderlich, um eine Reduzierung des Teilnehmers (pädagogischer) Interaktionen auf den Objektstatus zu vermeiden."

Der theoretische Bezugsrahmen für professionelles, individuelles Handeln ist hier in der Handlungstheorie zu sehen. Vordergründig kann die Frage nach der Qualität beruflichen Handelns sowie der Qualität interaktionaler Gestaltung erbrachter Dienstleistung gestellt werden. Die zugesprochene und die definitiv vorhandene Kompetenz des Rollenträgers sind hier von wesentlichem Einfluss. Insbesondere tragen die Forschungszweige der biographietheoretischen Forschung und der Wissensverwendungsforschung zum Phänomen der „Professionalität" bei, indem sie mittels empirischer Ergebnisse Aussagen liefern, die beispielsweise die Differenzierung von Wissensformen und den Nutzen wissenschaftlicher Erkenntnisse für den Berufspraktiker entscheidend untersuchen (wie beispielsweise für das Feld der sozialen Arbeit durch Keupp/Straus/Gmür 1989; Schütze 2000; Dewe 2000).

Nittel spricht davon (2000), dass in der professionstheoretischen Literatur soziologischer Prägung der Betrachtung von „Professionalität" eher sekundäre Bedeutung zukommt. Es wird angenommen, dass sich Professionalität in der Logik des Berufshandelns automatisch und zumeist als logische Konsequenz einer gelungen Professionalisierung ergibt.

Professionalität umschließt grundsätzlich immer die Begrifflichkeiten Wissen, Können und Reflexion (Nittel ebd., Nittel 2002 in Kraul et al. 256; Dewe et al. 2001, 11). „Wissen und Können bilden die beiden Quellen von Professionalität, allerdings beschränkt sie sich weder auf das Fachwissen einer akademischen Disziplin noch auf die bloße Intuition oder die reine Erfahrung des virtuosen Praktikers" (Nittel ebd. 71), sondern sie wird als eine Art Schnittmenge zu betrachten sein. Die Schwerpunkte variieren je nach Disziplin und Fokus mit der Konsequenz, dass einmal mehr die Komponente des beruflichen Handelns und auf der anderen Seite des Wissens herausgestrichen werden. Die Gegenüberstellung zweier Zitate aus dem Bereich der Erwachsenenbildung, die aber auch ohne weiteres auf den Beruf der Physiotherapie als einer Handlungsdisziplin übertragen werden können, verdeutlicht dies:

„Professionalität ist gewissermaßen der ideologisch überhöhte Beruf, die Philosophie, die in der Arbeit steckt. Professionalität ist auch immer ein Begriff, der suggeriert, das jeweilige Handeln sei sowohl effektiv (ich tue das Richtige) wie auch effizient (ich weiss, was ich tue)" (Nuissl 1997, 13 zitiert nach Nittel 2000, 71).

Professionalität ist „auf eine Kurzformel gebracht, die Fähigkeit nutzen zu können, breit gelagerte, wissenschaftlich vertiefte und damit vielfältig abstrahierte Kenntnisse in konkreten Situationen angemessen anwenden zu können. Oder umgekehrt betrachtet: in eben diesen Situationen zu erkennen, welche Bestandteile aus dem Wissensfundus relevant sein können, es geht also darum, im einzelnen Fall das allgemeine Problem zu entdecken. Es wollen auch immer wieder Relationen hergestellt sein zwischen gelernten Generalisierungen und eintretenden Situationen, zwischen einem umfangreichen Interpretationsrepertoire und dem unmittelbar Erfahrenen" (Tietgens 1988, 37 zitiert nach Nittel 2000, 71).

Während das erste Zitat vermehrt auf die Handlungsseite, also den Vollzug der Handlung in der konkreten Situation abzielt, so unterstreicht das zweite die Bedeutung des wissenschaftlichen Wissens für die Professionalität. Hier ist es wichtig eine Verhältnisbestimmung vorzunehmen bzw. einen ausgewogenen Bezug beider Bereiche herzustellen, da ein Ungleichgewicht auf der einen Seite zu einem routinierten Berufshandeln ohne Reflexion und auf der anderen Seite zu ausschließlicher Theoretisierung führen würde. Das ließe die Theorie-Praxis-Schere weiter klaffen. Die Transformierbarkeit von Wissen in die Berufspraxis lässt sich durch fachspezifische Forschung unter Abnabelung von Bezugswissenschaften bewerkstelligen (vgl. Gieseke 1997). Für sie besteht das Fundament, auf welchem sich Professionalität entwickeln kann, in der Forschung, die mit jeweiligen Kooperationspartnern und vor dem Hintergrund von Methodendiskussionen durchgeführt werden sollte. Im Professionswissen sollten sich dann das wissenschaftliche Wissen, das Erfahrungswissen, die Intuition, erweitert um andere Wissensformen wie beispielsweise das Wissen um moralisch-ethische Begebenheiten wiederfinden lassen, wobei sich Professionswissen gegenüber dem sog. Alltagswissen als auch dem wissenschaftlichen Wissen abgrenzen muss. Alltagswissen ist gekennzeichnet durch die Parameter der Gleichzeitigkeit von Präzision und Vagheit, Indexikalität und Situationsbezug sowie Suspendierung des Zweifels. Demgegenüber stehen die Merkmale des wissenschaftlichen Wissen: Abstraktheit, Loslösung von Kontexten und der Institutionalisierung des Zweifels (vgl. Nittel 2000, 82).

Dewe et al. (2001, 16) bezeichnen Professionalität als „Strukturort der Relationierung von Theorie und Praxis im Kontext dialogischer Prozesse." Für den Bereich der Sozialarbeit haben sie Professionalität beschrieben als die spezifische Qualität der Handlungspraxis, „die eine Erhöhung von Handlungsoptionen, Chancenvervielfältigung und die Steigerung von Partizipations- und Zugangsmöglichkeiten auf Seiten der Klienten zum Ziel hat. Reflexive [...] Praxis findet ihren Ausdruck sowohl in analytischen als auch in prozesssteuernden Kapazitäten des Handelnden, dessen faktische Bedeutsamkeit situativ in der Bearbeitung des „Falles" realisiert wird – oder nicht" (ebd. 16). Reflexionskompetenzen können in unterschiedlicher Ausprägung verstanden und differenziert werden (vgl. hierzu auch Schwendenwein 1990, 369ff), die auch insbesondere im nachfolgend kompetenztheoretischen Kontext relevant erscheinen. Hierzu können Reflexionskompetenzen in folgenden Bereichen gezählt werden:

- Wissenschaft: Hier verfügt der professionell Handelnde über entsprechendes wissenschaftliches Hintergrundwissen.
- praktisch-wissenschaftliche Kompetenz: Hier steht dem professionell Handelnden ein standardisiertes, regelgeleitetes, auf eben wissenschaftlichem Erkenntnisgewinn basierendes Wissen zur Verfügung, welches als Grundlage eines Methodenrepertoires Fähigkeiten und Fertigkeiten zur Bewältigung des Handlungsgeschehens bereit stellt.
- Berufsethik: Der professionell Handelnde verfügt über entsprechende professionsspezifische Leitziele, die im entsprechenden Handlungsvollzug zum Einsatz kommen.

- Subjektivitätsbezug: Der professionell Handelnde ist in der Lage, eigene und die Handlungsvollzüge anderer angemessen zu beurteilen.
- Kritik: Der professionell Handelnde reflektiert das eigene Handeln kritisch und ist zu jeder Zeit in der Lage, dieses – wenn erforderlich – zu ändern.
- Autobiographie: Der professionell Handelnde greift vor und während seiner Handlung auf eigene Erfahrungen zurück.

Nittel (ebd.) unterscheidet im theoretischen Zugang zu Professionalität in den kompetenztheoretischen und den differenztheoretischen. Wie bereits vorstehend angeklungen, lässt sich vor eben diesem kompetenztheoretischen Hintergrund die Frage danach stellen, über welche Fähigkeiten und Fertigkeiten der Berufsinhaber verfügen muss, um seinen Aufgaben „professionell" gerecht zu werden. Hier gilt es ganz klar, die aus physiotherapeutischer Sichtweise wesentlichen Kompetenzbereiche herauszufiltern (wie sie bereits im Kapitel 1.7 umrissen wurden), die situativ zu einer in der Performanz wieder zu erkennenden Regelmäßigkeit und Qualität in der Klientenarbeit führen. Wesentliche Bestandteile sind sicherlich die der programmplanerischen Gestaltung der Klient-Therapeut-Interaktion auf der Grundlage wissenschaftlicher Erkenntnisgewinne, der Antizipierung der Klientenkontakte, der Zielorientierung, der Klientenzentrierung, der Selbstreflexion zu jedem Moment der therapeutischen Intervention (oder der Umgang mit sich selbst) und Selbstkontrolle, einer ethischen Haltung aufgrund eines ganzheitlichen Menschenbildes sowie die professionelle Beratung und Intervention/Anleitung. Ergänzt werden kann dieses durch methodische Kompetenz sowie politisch-strategische Kompetenz (vgl. ebd.). Allerdings ist die Festlegung von Kompetenzbereichen in der Theorie als nicht sinnvoll zu betrachten, wenn sie keine Möglichkeit der Festhaltung oder Nachvollziehbarkeit in der beruflichen Alltagspraxis erfährt. Die als programmatisch festgelegten Ziele kompetenten Handelns müssen überprüfbar sein und dürfen nicht als fiktive Rahmenparameter ohne Realitätsbezug im Raum stehen. Der Vorwurf an die kompetenztheoretische Ausformulierung von Professionalität liegt Nittel zufolge in einem zugrundegelegten harmonistischen wie auch rationalistischen Wirklichkeitsverständnis, „dass heute immer mehr obsolet zu werden scheint" und „das Widersprüchliche, Fehlerhafte, Unreine und Konfliktträchtige am beruflichen Handeln [...] vom kompetenzbezogenen Verständnis von Professionalität tendenziell als Problem oder gar als Defizit schematisiert (wird), ohne zu erkennen, dass damit eine Perfektabilität konstruiert wird, der kaum jemand gerecht zu werden vermag (ebd. 79)."

Als zentraler Ort von Professionalität ist das direkt auf den Menschen bezogene, interaktionelle Handeln zu betrachten, welches nach Oevermann (vgl. 1997) die Integration von Theorie und Praxis verstehen lässt. Oevermanns strukturfunktionale Analyse professionellen Handelns und Nittels Ausführungen (vgl. 2000) zur differenztheoretischen Betrachtung der Professionalität sind für die weiteren Ausführungen und das Verständnis als theoretische Ausgangsbasis zu verstehen. Oevermann zufolge ist der Ort professionellen Handelns die immerwährende und systematische Erneuerung durch Krisenbewältigung, wobei Krisen für die (weitere) personale und gesellschaftliche Entwicklung als existentiell gesehen werden; auch im Rahmen von sozialisationstheoretischer Forschung gelten Diskontinuitäten im Lebenslauf und nicht konsistente Lebensverläufe und -welten als förderlich für die persönliche Weiterentwicklung (vgl. Lempert 1998, 33). Krisen entstehen immer dort, wo routiniertes Handeln nicht mehr zur zufriedenstellenden Lösung von Problemen ausreicht; durch Krisen wird Neues generiert (vgl. Oevermann 1997, 71ff). Professionelle Krisenbewältigung bedeutet, mit unerwarteten Situationen auf der Grundlage von methodisch begründbarem Vorgehen und nicht auf Grund von personaler Charismatisierung zu agieren. Professionelles Handeln kann nie vollständig durch die Gesellschaft kontrolliert werden; somit setzt professionelles Handeln, welches sich gleichwohl der individuellen wie auch der gesellschaftlichen Autonomie verpflichtet, die Verinnerlichung eines idealtypischen Habitus, einer ethischen Grundhaltung sowie die Verknüpfung von Theorie und Praxis voraus. Hierbei spielt gerade systematisches, wissenschaftliches Wissen, welches auf den speziellen Krisenfall angewendet und transformiert werden kann, eine übergeordnete Rolle, da Krisen nicht mit alltagsroutiniertem Wissen bewältigt werden können und die Bewältigungsstrategie darüber hinaus transparent und nachvollziehbar gestaltet werden muss. Insbesondere in der eigenständigen, schnellen und wirksamen Bearbeitung von Krisen ist nach Oevermann (vgl. ebd. 85) die Strukturlogik professionalisierten Handelns zu sehen. Das Individuum befindet sich permanent in einem Spannungsfeld von „Entscheidungszwang und Begründungsverpflichtung" (vgl. ebd., 77); professionelles Handeln vereint also immer „die Handlungsstruktur der Wissenschaft und (den) Handlungsmodus der Lebenspraxis" (Nittel 2000, 82). Professionswissen grenzt sich gegenüber Alltagswissen und wissenschaftlichem Wissen ab bzw. kann begriffen werden als ein wechselseitiges Betrachten von Handlungswissen auf der einen und wissenschaftlichem Wissen auf der anderen Seite, welches sowohl zu Verwirrungen als auch zu produktiven Lernprozessen führen kann (vgl. ebd.). Der Umgang mit dem sog. Professionswissen in der jeweiligen zu bewältigenden Krisensituation wird durch die Gesellschaft durch die dem handelnden Subjekt zugesprochene Handlungsautonomie legitimiert.

Funktionale, professionelle Zuständigkeitsbereiche für die Krisenbewältigung differenzieren sich in jeder Gesellschaft heraus. So sieht Oevermann (1997) diese Bereiche insbesondere in Rechtsfragen bzw. der Wahrheitsbeschaffung sowie in Fragen der Gesundheit und Therapie; letztere gerade im Kontext der „Aufrechterhaltung und Gewährleistung von leiblicher und psychosozialer Integrität des einzelnen" (ebd. 88). Darüber hinaus rechnet er jedoch auch die Wissenschaften und die Kunst zu professionellen Tätigkeiten hinzu. Diese Bereiche haben im Laufe der Ausdifferenzierung einer modernen Gesellschaft aufgrund ihrer Spezialisierung auf „methodisch explizite bzw. sinnliche Erkenntniskritik" (Ziegler 2004) die Basis für rationale Begründungen und Geltungsfragen geliefert (vgl. ebd.). Insbesondere haben die Erfahrungswissenschaften einen Vorläuferstatus im Hinblick auf die Entwicklung der Wissenschaften als Ausbildungs- und Reproduktionsort der klassischen Professionen (Oevermann 1997). Professionelle – auf Krisenbewältigung abzielende Handlungskompetenz – zeichnet sich dadurch aus, dass sie einen in zwei Schritten ablaufenden Professionalisierungsprozess nötig macht: der erste Schritt besteht in der kombinierten/verknüpften Aneignung eines erfahrungswissenschaftlichen Habitus mit dem erforderlichen Begründungswissen, der zweite Schritt in der durch einen Mentor angeleiteten Erlangung professioneller Handlungskompetenz (vgl. ebd.). Insbesondere beinhaltet die Beziehung zwischen Klient und Professionellem eine spannungsvolle und nicht widerspruchsfreie Relation zwischen funktional diffuser und funktional spezifischer Anteile. Professionelle, gesteigerte Praxis nach Oevermann bedeutet eine hohe Verantwortungsübernahme des Professionellen im Hinblick der Stärkung des Autonomiepotentials des "Klienten" im Sinne der stellvertretenden Deutung. Mit Klienten sind Personen gemeint, die vorübergehend, situationsbedingt oder unwiederbringbar diese lebenspraktische Autonomie verloren haben bzw. sie noch nicht im Besitz dieser sind. Anhand einer individualtypischen Rekonstruktion des therapeutischen Settings entwirft er das sog. Arbeitsbündnis, das Vorkehrungen enthält, „um die hochgradige Riskanz und Anfälligkeit dieser Beziehung für Abhängigkeit erzeugende Dynamiken kontrollieren und reflektiert handhaben zu können" (vgl. hierzu auch Helsper/Krüger/Rabe-Kleberg 2000). Die professionelle Praxis, die gekennzeichnet ist durch konstitutive Spannungen und situativ zu lösende Probleme, lässt sich nicht mit ausschließlicher Verwissenschaftlichung von Disziplinen beheben.

Obwohl im Folgenden die unterschiedlichen Ansätze nicht weiter theoretisch beleuchtet werden, so lassen sich trotzdem grundlegende Gemeinsamkeiten in Oevermanns strukturtheoretischem Zugang, Luhmanns (1997) und Stichwehs (1996) systemtheoretischer Ausdifferenzierung sowie Schützes (1992) in der Tradition der interaktionistischer Betrachtung stehenden Ausdifferenzierung von Profession/Professionalisierung im „Strukturkern professionellen Handelns", also der interaktionalen Gestaltung der Professionellen-Klienten-Beziehung, identifizieren: nämlich die „Riskanz, Ungewissheit, paradoxe und antinomische Anforderungen, Fehleranfälligkeit und eine spezifische Strukturlogik" (Helsper/Krüger/Rabe-Kleberg 2000) des professionellen Handelns, welches „weder als wissenschaftlich steuerbares, noch bürokratisch lenkbares bzw. expertokratisch aus allgemeinen Regelsätzen ableitbares" (ebd.) gesehen werden kann.

2.4.1 Subjektbezogene Ansätze

Subjektbezogene Ansätze konzentrieren die Betrachtung auf das einzelne Individuum im Kontext von Identität, Persönlichkeit und (beruflicher) Sozialisation als wesentliche Bausteine eines gelingendes Professionalisierungsprozess, bzw. der Entwicklung von Professionalität. Hierbei wird nicht die strukturelle Ebene des situativ-beruflichen Handelns in den Vordergrund gestellt, sondern die individuelle, berufsbiographische prozeßhafte Entwicklung. Subjektnahe Betrachtungen stellen ebenfalls nicht die Untersuchung bestimmter Merkmale der Professionen wie z. B. berufliche Ethik oder Autonomie beruflichen Handelns in den Vordergrund, sondern wie Bollinger und Hohl (1981) ausführen: „Wir wollen uns statt dessen mehr an die Person des Professionellen halten, an seine Lebensführung und sein Selbstverständnis, an sein Wollen und seine Interessen [...] und an seine Deformation" (ebd. 443). Indem sie sich an der Vollprofession des Arztes orientieren, arbeiten sie Punkte heraus, die den Professionellen von einem Berufsrolleninhaber unterscheiden. So sind dieses vorrangig:

- Die enge Verbundenheit zwischen Professionellem und seiner Profession ist deutlich über der eines Berufstätigen mit seinem Beruf zu sehen. Das setzt im Falle des Professionellen eine hohe Identifikation mit der verrichteten professionellen Tätigkeit sowie eine „tendenzielle Identität" (ebd. 445) im Verhältnis von Person und Profession voraus.

- Professionelle Tätigkeit basiert auf dem Phänomen der „Berufung", wobei das professionelle Individuum mit seiner ganzen Person involviert ist und es keine strikte Trennung von Arbeit und Freizeit gibt, bzw. geben kann. Diese strikte Trennung liegt jedoch bei Berufen vor. Auch sind die Berufswahlmotive von entscheidender Bedeutung für die Durchführung der professionellen Tätigkeit, die dazu führt, dass Privat- und Arbeitsleben beim Professionellen eng miteinander verwoben sind und nicht losgelöst voneinander zu sehen sind. Im Gegensatz dazu betrachtet der Berufstätige den Freizeitbereich für die Befriedigung seiner eigenen Freizeitbedürfnisse strikt von seinem Arbeitsbereich abgekoppelt.

- Beziehungsstrukturen der Professionellen weisen sowohl im Arbeits- als auch im Privatbereich Ähnlichkeiten hinsichtlich der Machtverhältnisse auf, wohingegen der Berufstätige in seinem familiären Umfeld eher den Ausgleich für das hierarchisch strukturierte Berufsleben sucht.

- Im Laufe der Ausbildung zum Professionellen kommt es zu einer starken Identifikation des Schülers mit seinem Lehrer/Mentor, wobei nach Oevermann (1997, 110f) die Lehrer-Schüler-Beziehung nur bis zur Adoleszenz von besonderer sozialisatorischer, bzw. biographischer Relevanz zu sein scheint, da sich idealtypischerweise das autonome Rollenhandeln bis zu diesem Zeitpunkt ausgeprägt haben sollte/hat.

- Wie bereits vorstehend erwähnt verfügt der Professionelle sowohl über Erfahrungswissen, wissenschaftliches Wissen und Alltagswissen, welches in der eigentlichen professionellen Handlung in Einklang gebracht wird und dieses Handeln sich an ganzheitlichen Maximen orientiert.

Wie die vorstehenden „Merkmale" implizieren, spielen sowohl die berufliche Identität sowie die beruflich-biographische Sozialisation eine entscheidende Rolle in der Entwicklung von Professionalität. Gerade die Berufswahlmotive der altruistisch ausgerichteten Berufe, wie beispielsweise der therapeutischen, helfenden oder pädagogischen Berufe, scheinen zwar eine enge Verknüpfung von privater und beruflicher Lebensaufgaben zur Folge zu haben, jedoch haftet ihnen nach wie vor der Stempel der Semi-Professionalität an.

2.4.2 Exkurs: Berufliche Sozialisation

Um berufliche Sozialisation, und insbesondere die durch ein Studium erworbene, wissenschaftliche Sozialisation eingehender zu beleuchten bzw. um zu eruieren, inwiefern ein Studium der Physiotherapie sich auf den Professionalisierungsprozess auswirken kann, soll an dieser Stelle mit zwei Ausflügen auf zwei weitere, unterschiedliche Bezugsrahmen verwiesen werden: zum einen auf Lemperts Bedingungen, Prozesse und Auswirkungen beruflicher Sozialisation (vgl. Lempert 1998), sowie auf Bourdieus Habituskonzept (vgl. Bourdieu 1989; 1987; Friebertshäuser 1992).

2.4.2.1 Berufliche Identität und berufliche Sozialisation

Identität als solche kann auch, obwohl umstritten, als „self" begriffen werden (vgl. Straub 2000) und ihre Herausbildung wird als Prozess anstelle von Produkt in der sozialwissenschaftlichen Forschung begriffen. Gemäß Straub ist Identität ein Phänomen, welches mit menschlichen Wesen, ihren Fähigkeiten und Leistungen im Zusammenhang stehend, zu betrachten ist. Er sieht Identität als sozial konstruiert und vermittelt (vgl. Straub 2000), der Einzelne ist somit ein soziales und nicht solitäres Wesen (vgl. Todorov 1996, zitiert in Straub 2000). Seiner Meinung nach muss auch strikt unterschieden werden in den Bereich, der die Identität und den, der die Individualität einer Person erforscht, da jedes dieser beiden Konstrukte für sich ohne das jeweils andere existieren kann. Ein hohes Maß an Identität muss nicht zwangsläufig mit einem hohen Maß an Individualität einhergehen und umgekehrt. Die Identität stellt die Frage nach dem „wer bin ich/wer möchte ich sein", die Individualität nach dem „wie unterscheide ich mich von den anderen, wo bin ich einzigartig und unverwechselbar." Obwohl Identitätsbildung immer auch mit der „Leiblichkeit des Menschen, auf vorsprachlichen und präreflexiven Momenten des Selbst- und Weltverhältnisses" (Straub 2000) im Zusammenhang zu sehen ist, so ist personale Identität „in den entscheidenden Hinsichten als stets nur vorläufiges, zerbrechliches Resultat der kommunikativen Verständigung eines Menschen mit sich und anderen angesehen, als Ergebnis einer in den Vollzug der sozialen Praxis eingelassenen Verständigung, zumal die Sprache eine herausragende Rolle spielt" (ebd.). Die personale Identität einer Person kann vor unterschiedlichen Hintergründen betrachtet werden. Straub (ebd.) untersucht die struktur- bzw. formaltheoretische Seite von Identität, indem er die strukturfunktionalen Begrifflichkeiten Kontinuität, Konsistenz und Kohärenz in ihrer Bedeutung für die Identität des Subjektes herausdifferenziert und gleichzeitig auf die elementare Bedeutung der zumeist in der Retrospektion narrativistisch erhobenen Komponenten/Daten empirischer Forschung hinweist. Er grenzt die strukturfunktionale von der qualitativen Identität ab, die beispielsweise entwicklungspsychologische, sozial- oder persönlichkeitspsychologische, sozio-kulturelle oder andere Perspektiven beleuchtet. Da es nicht das Ziel der vorliegenden Arbeit ist, eine theoretische Auseinandersetzung mit dem Konstrukt „Identität" vorzunehmen, sondern lediglich einige Aspekte des Selbstkonzeptes beruflicher Identität der PhysiotherapeutInnen vor dem Hintergrund ihrer beruflichen Sozialisation darzustellen und aufzugreifen, kann an dieser Stelle übergeleitet werden auf die Entwicklung beruflicher Identität als prozessualem Geschehen. Diese wird im Kindes- und Jugendalter begonnen, durch familiäre Prägung beeinflusst und setzt sich im Erwachsenenalter fort. Der Beruf gilt als eine Teilmenge des allgemeinen Identitätskonstruktes (vgl.

Arnold 1983), und ist nicht von der privaten Lebenswelt des Individuums abgekoppelt zu verstehen. Es wird hier von einer gegenseitigen Wechselwirkung bzw. Beeinflussung beider Bereiche ausgegangen, wobei die berufliche Tätigkeit für das Individuum die Herstellung von sozialer Interaktion ermöglicht: „Diese strukturierte und überschaubare Interaktion im alltäglichen Arbeitsbereich mit ihren festgelegten Abläufen und der Existenz einer Berufskultur verleiht dem Individuum ein erhebliches Maß an Verhaltenssicherheit. Gleichzeitig stellt der Beruf das zentrale Medium für eine gesellschaftliche Integration dar. Der Beruf ist somit mehr als ein Lebensbereich neben anderen; er erfüllt eine hervorragende Funktion für die Identität und die Identitätsentwicklung des Einzelnen" (ebd.). Laut Arnold werden sowohl die identitätsstiftende Bedeutung des Berufes wie auch die gesellschaftliche Integrationsleistung auf mehreren Ebenen verdeutlicht. Auf der Ebene der Verhaltensstandardisierungen innerhalb einer Berufsgruppe hat das Individuum die Möglichkeit, immerwährend das eigene Verhalten im Vergleich zu den Gruppenmitgliedern anzupassen bzw. zu kontrollieren und ggf. zu modifizieren. Auf der Ebene der Entwicklung eines strukturellen Prestiges hat der gesamtgesellschaftliche Status eines Berufes Auswirkungen auf die Arbeitszufriedenheit sowie die Ausprägung eines Selbst- und Weltkonzeptes zur Folge. Die internalisierten hierarchischen Strukturen führen zur Ausprägung der beruflichen und gesellschaftlichen Selbsteinschätzung. Die Identität eines Berufsrolleninhabers erfährt auf der Ebene der beruflichen Integration Einbrüche und Instabilitäten beispielsweise durch die Berufseinmündung, Arbeitslosigkeit oder durch horizontale oder vertikale Wechsel. Lebenslaufperspektiven sind eng verwoben mit beruflicher Identität, die im Laufe beruflicher Sozialisation heranreift. Identität kann auch gesehen werden als eine gelungene Entwicklung eines Kontrollbewusstseins, worunter „die vorherrschende Vorstellung von den bewegenden Kräften im eigenen Verhalten, Handeln und Leben", sowie eine moralischen Urteilsfähigkeit im Sinne der „Fähigkeit, für soziale Konflikte allgemein akzeptable Lösungen vorzuschlagen und [...] überzeugend zu begründen" sowie eine soziale und personale Identität, auch verstanden als „individuelle Einzigartigkeit und Authentizität" (Lempert 1998) gesehen werden kann. Darüber hinaus ist Identität durch ein hohes Maß an Selbstreflexivität in unterschiedlichsten Belangen (nicht nur) des beruflichen Handelns zu begreifen. Wie bereits erwähnt, ist die vorliegende Untersuchung jedoch nicht unter dem theoretischen Konstrukt von „Identität" entstanden. Sie erhebt nur einige Aspekte von Identität bzw. des Selbstkonzeptes von PhysiotherapeutInnen. Wobei Selbstkonzept im Sinne der Identitätsforschung als psychische Generalisierung der kognitiven Komponente von Identität betrachtet werden kann, wohingegen im Selbstwertgefühl die emotionale und in den Kontrollüberzeugungen die motivationale Komponente von Identität zum Tragen kommt (vgl. Ziegler 2004 in Anlehnung an Frey/Haußer 1987).

Unter beruflicher Sozialisation kann die persönlichkeitsstrukturelle Entwicklung verstanden werden, die sich durch die Auseinandersetzung mit den Anforderungen und Bedingungen des Arbeitslebens und der Arbeitsprozesse ergeben. Unter anderem kristallisieren sich unterschiedliche Formen der Sozialisation heraus: die Sozialisation für den Beruf, die Sozialisation in den Beruf und die Sozialisation im Beruf, wobei letztere beiden für die vorliegende Arbeit von Interesse sind. Mit der **Sozialisation in den Beruf** ist die Phase der beruflichen Ausbildung gemeint, in der die für den Beruf typischen Fähigkeiten, Kenntnisse und Fertigkeiten, Einstellungen und Verhaltensmuster vermittelt werden. Diese Persönlichkeitsmerkmale sind als charakteristisch für einen bestimmten beruflichen Habitus anzusehen und als Distinktionsmerkmale im Vergleich zu anderen Berufsgruppen erkennbar. **Sozialisation im Beruf** wiederum ist von den Organisationsstrukturen, den Anforderungen durch die Arbeit, den Zielen sowie den individuellen Möglichkeiten der einzelnen BerufsrolleninhaberInnen beeinflusst. Wendepunkte und Brüche (oder auch Diskontinuitäten nach Lempert 1998, 33) im beruflichen Leben verdeutlichen die enge Vernetzung von beruflicher Identität und Sozialisation. Diese Brüche oder auch Dissonanzen müssen durch das Individuum im Sinne einer Anpassungsleistung ausgeglichen werden, um der neuen Rolle gerecht werden zu können, bzw. sich mit ihr identifizieren zu können. Hierzu gehören die Adaptation und/oder Integration an/in die neue Situation, ohne dass es zu Rollenkonflikten oder zur Unglaubwürdigkeit in der neuen „Rollenidentität" führt. Für die Studierenden der Physiotherapie werden sicherlich Diskontinuitäten zu erwarten sein, da einige von ihnen erst in einem zweiten Schritt das Studium aufnehmen (konnten), da bis zum Jahr 2001 in Deutschland keine Möglichkeit zur akademischen Ausbildung gegeben war.

Bedingungen beruflicher Sozialisation im Sinne sozialer Umweltstrukturen sind nach Lempert (1998) auf drei unterschiedlichen Ebenen, der **Makro-, Meso- und Mikroebene**, zu sehen, wobei bereits vorweg erwähnt sein soll, dass sich diese Ebenen gegenseitig beeinflussen bzw. Wechselwirkungen aufweisen.

Der **Makroebene** ordnet er die Profession (den Beruf) selbst, den regionalen und branchenspezifischen Arbeitsmarkt zu. Für die vorliegende Untersuchung kann dies im Gesundheitssystem und den gesellschaftlichen Rahmenbedingungen gesehen werden, denn neben lebenslauftheoretischen Betrachtungen spielen gesellschaftliche Rahmensetzungen gerade für die berufliche Entscheidungsfindung eine wesentliche Rolle. Hier kann zurückgegangen werden auf die vorberufliche Sozialisation, d. h. die Einflussnahme über Elternhaus, berufliche Stellung der Eltern und die damit verbundene Teilhabe am gesellschaftlichen Leben. Karriereplanungen und –strategien zeigen sich in der Studienwahl im Zusammenhang mit der Entwicklung von Berufszielen.

Zur **Mesoebene** gehören nach Lempert die konkreten Institutionen, die einen Einfluss auf die berufliche Sozialisation ausüben. Dieses sind im Falle der Physiotherapie sowohl die neu entstandenen/entstehenden Fachhochschulen, die bestehenden Fachschulen sowie die praktischen Einsatzorte für die in der Ausbildung/Studium befindlichen PhysiotherapeutInnen. Dieser Ebene werden aber auch die konkreten Ablaufstrukturen zugeordnet. Hierunter versteht Lempert (ebd.) die institutionell oder inhaltlichen geregelten Bedingungen, die einen zeitlichen Ablauf in der beruflichen Sozialisation vorgeben. Dieses können im Hinblick auf die Physiotherapie die unterschiedlichen Voraussetzungen zur Aufnahme des Studiums wie beispielsweise im Fall des Fachhochschulstudienganges in Fulda/Marburg sein, die eine Ausbildung zur PhysiotherapeutIn, eine sich anschließende mindestens zweijährige Berufserfahrung sowie

Teilnahme an mindestens einer großen Weiterbildung nötig macht. Es wird deutlich, dass die Studierenden dieses Studienganges hier bereits über eine mindestens fünfjährige Sozialisation als PhysiotherapeutIn verfügen im Vergleich zu denjenigen, die direkt ein Studium aufnehmen (siehe hierzu auch Kapitel 1.8 und Anhang E). Zudem bestimmen Karriereerwartungen die eingeschlagenen Wege oder beruflichen Entscheidungen. Im Fall der Physiotherapie war bisher noch nicht klar, welche auslösenden Momente die Berufswahlentscheidung oder Karrierevorstellungen bestimmen. Ebenfalls unbekannt ist, inwiefern sich das „Prestige" von Physiotherapie in der Gesellschaft darstellt bzw. es überhaupt ein Prestige gibt. Der Beruf der PhysiotherapeutIn war bisher in der vertikalen Aufstiegsmöglichkeit beschränkt und abgesehen von der Möglichkeit in unterschiedlichen Einrichtungen des Gesundheitswesens zu arbeiten oder in die selbständige Tätigkeit zu wechseln als eher sehr begrenzt anzusehen. Die motivationalen Faktoren zur Aufnahme eines Studiums der Physiotherapie werden eruiert. Sicherlich ist die fachbezogene Weiterentwicklung der physiotherapeutischen Tätigkeit im Sinne einer akademischen die sicherlich logisch konsequente.

Die Bedingungen der **Mikroebene** beruflicher Sozialisation sind gemäß Lempert die jeweiligen Interaktionspartner und ihre Interaktionsbeziehungen sowie die gegenständlichen Bezüge zuzuordnen. Dieses sind im Falle der Physiotherapie die KollegInnen in der beruflichen Praxis, KomillitonInnen, LehrerInnen, ProfessorInnen, KlientInnen und KollegInnen aus anderen medizinischen Fachbereichen, Verwaltungspersonal der Fachhochschulen, Kostenträgern uvm. Die Relevanz und die Form der jeweiligen Beziehungen entscheiden über das Ausmaß an Sozialisierungsauswirkungen auf das Individuum. Dabei wird eine strukturell-rollenförmige Beziehung (vgl. Oevermann 1997) wie sie z. B. zwischen PhysiotherapeutIn und Kostenträger oder Studiensekretariat und StudentIn besteht, weniger Auswirkungen auf den Sozialisationsprozess haben. Denn die rollenspezifische Gebundenheit der Interaktionspartner kann jederzeit gelöst werden bzw. die jeweiligen Interaktionspartner können ausgetauscht werden, da ihre rollenförmig strukturierte Beziehung auch mit anderen Interaktionspartnern Bestand hat (vgl. Ziegler 2004, 33). Strukturell-diffuse Beziehungen (vgl. Oevermann 1997) zeichnen sich dadurch aus, dass sich die Individuen als Ganzes begegnen, wie beispielsweise bei der Entwicklung von Freundschaften während des Studiums. Strukturell-diffuse Beziehungen sind dadurch charakterisiert, dass ihre Interaktion und Kommunikation keine Normierung erfährt und die Beziehung beendet ist, wenn einer der beiden Interaktionspartner aus dem Blickfeld entschwindet. Strukturell diffuse Beziehungen werden als hochgradig sozialisationsrelevant eingestuft (vgl. Ziegler 2004, Oevermann 1997, Schütze 1981). In der Situation als Studierende an der Fachhochschule entwickeln die PhysiotherapeutInnen sowohl strukturell-rollenförmige als auch strukturell-diffuse Beziehungen. Oevermann (vgl. 1997), der die strukturell-diffusen Beziehungen für die therapeutische Interaktion analysiert hat, deren Übertragbarkeit auf die pädagogische Situation an der Fachhochschule durchaus gegeben ist, sieht in den strukturell-diffusen Beziehungen durchaus etwas Positives für Arbeitssituationen/-bezüge. Dieses jedoch nur unter der Voraussetzung, dass die Lehrperson/der Mentor in der Lage ist, die Rolle eines Professionellen einzunehmen, der die diffusen Anteile der Beziehung in der

Lage ist zu begreifen. Er muss Verantwortung übernehmen und diese im Hinblick auf die eigene Rolle hochgradig reflektieren sowie die Grenzen des anderen nicht überschreiten. Studierende PhysiotherapeutInnen sind in doppelter Weise in diese strukturell-diffusen Beziehungen eingebunden: einerseits befinden sie sich in der StudentIn-DozentIn-Beziehung an der Fachhochschule und andererseits in der TherapeutIn-KlientIn-Beziehung. Dieses bedeutet, je nach Situation einen Rollentausch vorzunehmen und ist mit einer relativen hohen Anspruchssituation gleichzusetzen.

Unter den bereits erwähnten **gegenständlichen Bezügen** versteht Lempert materielle und symbolische Bedingungskontexte. Für die Studierenden der Physiotherapie sind hier vornehmlich die neuen Inhalte des Studiums zu betrachten, die die fachschulische Ausbildung ergänzen bzw. sie ersetzen sowie ihre eigene berufliche Kulturalität. Eine fachhochschulische oder akademische Kulturalität entwickeln sie zukünftig, nachdem sie zu der ersten akademisch ausgebildeten Generation der PhysiotherapeutInnen gehören und die Fachdisziplin dieses erst noch wird entwickeln müssen bzw. es sich einstellen wird.

2.4.2.2 Berufliche Identität und berufskulturelle Sozialisation

Die durch ein Hochschulstudium erworbenen neuen Kenntnisse und die Aneignung einer akademischen Fachkultur formen nicht unwesentlich das Erscheinungsbild einer „neuen" Fachdisziplin. Im Falle der Physiotherapie kann zunächst auf keine akademische Fachkultur zurückgegriffen werden. „Die akademische Fachkultur umfasst die historischen Traditionen eines Faches, seine aktuelle gesellschaftliche Lage, die sächliche und räumliche und personelle Ausstattung, die Formen der Vermittlung von Lehrstoff, wissenschaftliche Traditionen und Selbstdefinitionen, die wissenschaftliche Reputation und ähnliches mehr. All diese Faktoren konstituieren eine Fachkultur und definieren zugleich ihren Status innerhalb der Hierarchie der Fächer. Die akademische Fachkultur repräsentieren maßgeblich die Hochschullehrenden und Dozentinnen" (Friebertshäuser 1992). Die entsprechende Berufskultur hat bereits während des Studiums einen Einfluss auf die zu sozialisierenden Studierenden. Hier wird im Folgenden zu differenzieren sein zwischen denjenigen Studierenden, die direkt die berufskulturelle Seite vor der Aufnahme ihres Studiums in Form einer Berufstätigkeit oder in Form von Berufspraktika „erfahren" haben von denjenigen, die ohne jegliche berufliche Vorerfahrung in das Studium der Physiotherapie eingemündet sind. Berufskultur als solche wirkt laut Friebertshäuser (vgl. ebd.) auf die studentische Fachkultur ein, indem die Studierenden entweder über Praktika, Zeitschriften, Fachliteratur o. ä. bereits ein Bild oder zumindest einen latenten Einfluss ihres angestrebten Berufes verzeichnen können. Hinzu kommt das gesellschaftliche Ansehen eines Berufes/einer Profession, welches bereits bei der Berufswahl eine Rolle gespielt haben dürfte. D. h. das Wahrnehmen des entweder antizipierten oder bereits vorhandenen (berufskulturellen) Bildes beeinflusst nicht nur die Berufswahl als solche, sondern auch die Fachkultur. Die Entwicklung eines durch (fach-)hochschulische Sozialisation erworbenen fachspezifischen Habitus durch die Studierenden spiegelt ihre eigene gesellschaftliche

Verortung wider. Der fachspezifische Habitus ist gemäß Liebau und Huber (1985) geprägt durch die „anerkannten Muster der Problemstellung und -bearbeitung, von der Problemdefinition bis zu den Lösungswegen und den geltenden Gütekriterien, manifest z. T. auch im Werk der „Großen" des Faches, z. T. in den Lehrbüchern, exemplarischen Lernsituationen und Prüfungsaufgaben", wobei hier auch die jeweiligen Lebensstile, Einstellungen zu berücksichtigen sind. Der entwickelte Habitus ist jedoch nicht ausschließlich als ein durch universitäre sondern gesamtgesellschaftliche Einflussfaktoren zu betrachtendes Phänomen zu sehen. Friebertshäuser (ebd.) hat die Einflussgrößen für eine zu entwickelnde studentischen Fachkultur herausgearbeitet: die Herkunftskultur, die studentische Kultur, die Fachkultur sowie die antizipierte Berufskultur. Hierbei umfasst die Herkunftskultur die sozialen Hintergründe der Studierenden, den Bildungsstand im Elternhaus, die kulturellen und ökonomischen Hintergründe und die durch individuelle Dispositionen durchlaufene biographische Entwicklung hin bis zur Berufswahl. Die Entwicklung einer studentischen Kultur wird durch die „relative Homogenität der gesellschaftlichen und lebensgeschichtlichen Situation von Studierenden im Vergleich zu anderen Gleichaltrigen-Gruppen und durch die gemeinsame Ausübung der Tätigkeit „forschenden Lernens" gefördert, wobei sich die Studierenden in einer Art „psychosozialen Moratoriums" befinden" (ebd.). D.h. einerseits entwickeln sie eine relative persönliche und soziale Unabhängigkeit bei gleichzeitiger finanzieller Abhängigkeit vom Elternhaus oder anderen Institutionen. Der hochschulsozialisatorische Prozess verläuft in studentischen Fachkulturen und formt so den fachkulturellen Habitus aus, wobei dieser durch den Einflussfaktor Geschlecht verstanden werden kann als „Synthese aus biographisch erworbenen Dispositionen der Studierenden, studentischem Lebensstil, akademischem Verständnis und zukunftsweisendem Professionsverständnis, indem gesellschaftliche Positionierungen und Zustände präsent sind" (ebd.). Die Ausprägung eines akademischen Habitus und die berufliche Sozialisation haben einen wesentlichen Einfluss auf die Entwicklung der beruflichen Identität.

2.4.3 Exkurs: Habitus

Habitus im Kontext dieser Arbeit ist deswegen zu erwähnen, weil die Entwicklung eines wissenschaftlichen Habitus innerhalb einer wissenschaftlichen Disziplin als ein elementarer Gesichtspunkt von Sozialisation begriffen werden kann. Auf phänomenologischer Ebene lässt sich Habitus begreifen als Etwas für eine bestimmte Gruppe Spezifisches bzw. Typisches, welches sich als spezifisch/typisch identifizieren lässt, und von den Einzelindividuen dieser Gruppe stark verinnerlicht ist. Auf analytischer Ebene bedeutet es eine „generative Grammatik" (Bourdieu 1989) von Wahrnehmen, Denken und Handeln, die ohne die Kenntnis der Regeln und ohne ihre mögliche Ausdrucksform funktioniert. Gemäß Bourdieu (1989) ermöglicht Habitus eine „intentionslose Intentionalität, die im Sinne eines Prinzips von Strategien ohne strategischen Plan, ohne rationales Kalkül ohne bewusste Zwecksetzung funktioniert." Hierbei geht es ihm um die komplizierte Aufdeckung des Verhältnisses, wie das nach außen Sichtbare eines sozialen Akteurs zugleich sein Inneres ist. Ohne Worte lassen sich Zugehörigkeiten zu sozialen Gruppierungen erkennen, als Beispiel wird der Arzt im Krankenhaus herangezogen, der nicht nur durch seinen weißen Kittel, sondern auch an seinem Gang von den „gewöhnlichen" Menschen zu unterscheiden ist. Der Stil des Arztes ist multifaktoriell und auf unterschiedlichen Ebenen angesiedelt. Wenn von Habitus die Rede ist, so ist immer ein gruppenspezifischer Habitus, ein „subjektives, nicht individuelles System verinnerlichter Strukturen" gemeint (ebd.), welches die Mitglieder einer sozialen Gruppe „durch ein Verhältnis der Homologie vereinheitlicht, d. h. durch ein Verhältnis der Vielfältigkeit in der charakteristischen Homogenität ihrer gesellschaftlichen Produktionsbedingungen widerspiegelt: Jedes System individueller Dispositionen ist eine strukturale Variante der anderen Systeme. [...] Der eigene Stil, d. h. das besondere Markenzeichen, das alle Hervorbringungen desselben Habitus tragen, seien es nun Praktiken oder Werke, ist im Vergleich zum Stil einer Epoche oder Klasse immer nur Abwandlung" (ebd. 1987). Bourdieu schreibt darüber hinaus dem Habitus die vermittelnde Stelle zwischen Individuum und Gesellschaft zu, als „Ort der Verinnerlichung der äußeren Ansprüche und Veräußerlichung der inneren Ansprüche (Bourdieu/Passeron 1971). „Die Homogenität der Habitusformen [...] bewirkt, dass Praktiken unmittelbar verständlich und vorhersehbar sind und daher als evident und selbstverständlich angenommen werden: Mit dem Habitus können die Praktiken und Werke nicht nur erzeugt, sondern auch entziffert werden. Da sie personengebunden, bezeichnend ohne Bezeichnungsabsicht sind, ist mit den gewöhnlichen Praktiken ein mehr oder weniger automatisches und personenungebundenes Verstehen möglich, wobei die Absicht, die sie objektiv ausdrücken, aufgegriffen wird, ohne dass dafür ein „Aufleben" der erlebten Absicht dessen erforderlich wird, der sie ausführt, und auch kein bewusstes Hineinversetzen in den andern ..." (Bourdieu 1987). Somit kann Habitus begriffen werden als der topos, an dem sich die in Form subjektiv erlebter Erwartungen darstellende Praxis (Lebensstil) mit der Struktur (Lebensbedingungen) trifft, die in Form kalkulierbarer Wahrscheinlichkeiten begriffen werden kann. Bourdieu begreift Habitus als Mittlerfunktion zwischen Struktur und Praxis. Er unternimmt den Versuch zu verdeutlichen, dass ein Zusammenhang besteht zwischen der Position, die der einzelne innerhalb eines gesellschaftlichen Raumes einnimmt und seinem Lebensstil. Gemäß Bourdieu können somit die von spezifischen Gruppen verinnerlichten Wahrnehmens-, Denk-, Beurteilungs- und Handlungsmuster als Habitus oder auch unbewusstes Klassifikationsschema verstanden werden. Obwohl Bourdieu die soziale Herkunft als einen wesentlichen Faktor für die Entwicklung eines Habitus sieht, sind Bildungsinstitutionen und ihre reproduktive Funktion immer wieder im Zentrum seiner Betrachtungen. Er schreibt der Schule (im weitesten Sinne) das Monopol der Vermittlung von Bildung zu, indem sie die Funktion übernimmt, bewusst (oder zum Teil auch unbewusst) Unbewusstes zu übermitteln und damit Individuen hervorzubringen, die mit diesem System der unbewussten (oder tief vergrabenen) Schemata ausgerüstet sind. Somit kommt der Schule oder weiteren Bildungseinrichtungen eine zentrale Bedeutung bei der Ausprägung eines beruflichen Habitus, also der Verinnerlichung der unbewussten Denk- und Handlungsmuster zu, die die soziale Herkunftsgröße des Habitus im Laufe des Lebens veränderbar gestalten und zwar: „...durch den Einfluss einer Laufbahn veränderbar" (Bourdieu 1989), d.h. durch Bildungsprozesse, die auch an Fachhochschulen/Universitäten angesiedelt sind. In der vorliegenden Arbeit geht es aber nicht nur darum, herauszufinden, ob und inwiefern sich ein physiotherapeutischer Habitus entwickelt (hat), sondern auch darum, wie es in der neuen Sozialisationsform im akademischen Umfeld gelingt, sich von den bekannten „alltagswissenschaftlichen" Gepflogenheiten zu trennen und wissenschaftliche anzunehmen, bzw. der Bruch mit dem Altbekannten und das Verinnerlichen neuer Wissensbestände gelingt. In Anlehnung an Bachelard (1980) ist der Bruch mit dem altbekannten Wissen das Hindernis, welches es zu überwinden gilt und zunächst jede neue Erfahrung die alte negiert. Vorerfahrungen werden somit immer wieder hinterfragt und Wissenschaft selbst konstituiert sich erst aus dieser Bruchstelle heraus.

Betrachtet man Habitusentwicklung auf der Ebene der studentischen Sozialisation, die nicht losgelöst von bisherigen Sozialisations- und Vergesellschaftungsprozessen betrachtet werden können, so lassen sich Fragen stellen, wie:

- Wie erwirbt man Habitus?
- Welche unterschiedlichen Parameter ihrer vorwissenschaftlichen Sozialisation bringen die Studierenden mit?
- Wie ist die Selbstbeschreibung der Disziplin, gibt es Abgrenzungserscheinungen zu anderen Disziplinen?
- Wie konstruieren und konstituieren die Studierenden Wissenschaftlichkeit, d. h. mittels welcher Theorien und Methoden geschieht diese Zuschreibung?

Natürlich ist dieses als ein unvollständiger Fragenkatalog anzusehen, dessen Ausführungen allerdings an dieser Stelle auch in keinster Weise den Anspruch auf Vollständigkeit erheben, sondern nur andeuten sollen, in welchen Dimensionen gedacht werden kann oder muss.

Hochschulsozialisationsforschung in Verbindung mit der Entdeckung habitueller Parameter setzt eine genaue Kenntnis der Disziplin voraus, um die vorgenommenen Unterscheidungen zu anderen Disziplinen, aber auch um die disziplininternen Unterscheidungen nachvollziehen und beschreiben zu können, wobei die Unterscheidung in Habitus nur in der Vergleichbarkeit zu andern (Teil-)Disziplinen vorgenommen werden kann; für die vorliegende Arbeit wird dies die Unterscheidung in NovizInnen und Berufserfahrene sein. Es lassen sich Routinen von Bewältigungsmustern, Denk- und Wahrnehmungsstrukturen von PhysiotherapeutInnen, ihre eigene gesellschaftliche Verortung vor dem Hintergrund biographischer und geschlechtlicher Parameter und Einflussgrößen eruieren. Professionalität physiotherapeutischer Handlungs- und Denkweisen lassen sich weiterhin vor dem Hintergrund der akademischen Sozialisation in einem Habitus ausdrücken, der für die Berufsgruppe als typisch bezeichnet werden kann. Die neuen Bewältigungsstrategien, mit denen sich die Studierenden konfrontiert sehen und die möglicherweise bisherige verfestigte Werte und Normen sowie Praxisrelevanzen in Frage stellen, können den bisherigen Habitus verändern oder festigen. Für die „neuen" Studierenden der Physiotherapie wird mit der erstmaligen Akademisierung eine biographische Veränderung, eine mögliche Statuspassage durchlaufen (siehe hierzu Friebertshäuser 1992), die dazu führt, bisherige Denkmuster, Selbst- und Weltbildwahrnehmungen, Statusgedanken und Routinen in Frage zu stellen und sich möglicherweise von diesen zu trennen.

2.5 Bedeutung des theoretischen Bezugsrahmens für die vorliegende Arbeit

Im Folgenden sollen nochmals in einer knappen Form die wesentlichen Untersuchungsparameter zusammengefasst werden, denn es können nicht alle der von Lempert erwähnten gesamten Umweltfaktoren untersucht werden.

Vor dem Hintergrund der akademischen Sozialisation werden die in den Interviews umrissenen Problemfelder eruiert:

Zunächst werden aus retrospektiver Analyse die Berufswahlmotive und Bilder von Physiotherapie vor der Ausbildung/dem Studium, die Bewertung der fachschulischen Ausbildung sowie der Eintritt in das Berufsleben dargestellt.

Als zweiter Strang wird die Akademisierung der Physiotherapie beleuchtet und welche Auswirkungen sie möglicherweise auf die berufliche Kultur oder einen möglichen Habitus hat. Hier werden u. a. auf metastruktureller Ebene die grundlegenden Einstellungen zu Akademisierung erhoben, die motivationalen Faktoren für die Aufnahme des Studiums incl. Karrierevorstellungen und beruflichen Perspektiven sowie die Beziehungen zwischen Studienzufriedenheit und Studieninhalten, welche als gegenständliche Bezüge auf der Mikroebene angesiedelt sind, die persönliche Entwicklung durch das Studium sowie die Ängste und Sorgen der Studierenden für die Zukunft, die mit der Absolvierung des Studiums verbunden sind.

Der dritte Strang greift dann auf, woran die PhysiotherapeutInnen Professionalität und den Prozess der Professionalisierung festmachen bzw. wie professionell sich die Berufsgruppe in ihren Augen darstellt. Es werden Ergebnisse zu folgenden Themenkomplexen dargestellt: a) Die Möglichkeit einer Definition von Physiotherapie, b) das physiotherapeutische Selbstbild sowie c) das antizipierte Fremdbild, welche sich als ein Teil des Selbstkonstruktes oder der beruflichen Identität ausmachen lassen. Darüber hinaus wird die Rolle untersucht, die der/die einzelne PhysiotherapeutIn in diesem Professionalisierungskontext spielt. Auch Diskontinuitäten oder Dissonanzen im bisherigen Arbeitsleben sowie deren Verarbeitung werden beleuchtet.

In der Diskussion der Ergebnisse wird zusammenfassend dargestellt, welche Auswirkungen das Studium auf das akademische Selbst, die berufsbezogenen Einstellungsänderungen, die Entwicklung einer Identität sowie die einer möglichen Veränderung oder Entwicklung einer professionellen Berufskultur und einem spezifischen Habitus hat.

3 Teil III
Methodologische Einordnung der Untersuchung

In der vorliegenden Untersuchung, die sich auf die Erfassung subjektiver Einstellungen, Innen- und Außensichten, Deutungen und subjektiven Sinnzuschreibungen der Studierenden der Physiotherapie richtet, bietet die qualitative Sozialforschung den adäquaten Zugang, bzw. bietet sie sich als Forschungsstrategie an. Die qualitative Sozialforschung gewährleistet trotz ihrer Heterogenität und ihren unterschiedlichsten Ansätze in den theoretischen Traditionen des Symbolischen Interaktionismus, der Phänomenologie, der Ethnomethodologie, des Konstruktivismus sowie der Psychoanalyse und des genetischen Strukturalismus (vgl. Flick/von Kardorff/Steincke 2003), die Fokussierung auf das im Alltagserfahren subjektiv Erlebte und Gedeutete. Gemeinsame Grundannahme der unterschiedlichen Ansätze des interpretativen Paradigmas ist, dass sich die soziale Wirklichkeit als Ergebnis sozialer Interaktion aller an diesem Prozess Beteiligten verstehen lässt, indem die Handelnden Bedeutungen und Zusammenhänge ihrer Interaktion interpretieren. Insbesondere durch die Hintergrundannahmen der verschiedenen Ansätze, dass die Realität interaktiv hergestellt und subjektiv bedeutsam wird und dass diese Realität über sowohl kollektive als auch individuelle Interpretationsleistungen vermittelt und handlungswirksam wird, verdeutlicht die herausragende Rolle der Kommunikation in der qualitativen Sozialforschung.

Das im Alltag Erfahrene würde sich ohne den qualitativen Forschungsprozess dem Zugang und dem Verstehen „Externer" verschließen und wird auch erst dem Individuum selbst über Reflexion und Re-Konstruktion zugänglich. Die offenen Verfahren qualitativer Sozialforschung zielen auf das Erfassen sozialer Wirklichkeiten in ihrer Komplexität ab (vgl. Flick/von Kardorff/Steinke 2003) und diese werden „über die Rekonstruktion der subjektiven Sichtweisen und Deutungsmuster der sozialen Akteure" (vgl. ebd. 20) erfasst.

Verallgemeinernd dargestellt, zeichnen sich qualitative Verfahren durch ihre ganzheitliche und mehrdimensionale Perspektive aus. Sie sind subjektbezogen und einmalig, d. h. sie erheben weder Anspruch auf universelle Gesetzmäßigkeiten oder Standardisierung noch auf Objektivität, da die Kontextgebundenheit von Personen und Situationen dieses verhindern würden.

Im Folgenden möchte ich insbesondere die methodologischen Prämissen und das methodische Prozedere detailliert darstellen, um größtmögliche Transparenz des Forschungs- und Analyseprozesses im Sinne intersubjektiver Nachvollziehbarkeit zu gewährleisten. Es kann zwar in der qualitativen Forschung kein Anspruch auf intersubjektive Überprüfbarkeit erhoben werden, jedoch der Anspruch der „intersubjektiven Nachvollziehbarkeit des Forschungsprozesses, auf deren Basis eine Bewertung der Ergebnisse erfolgen kann" (Steinke 2003, 324). Hierfür ist eine mögliche Vorgehensweise die genaue Dokumentation des Forschungsprozesses. Dieses wird als ein zunehmend wichtiges Kriterium für qualitative Forschung angesehen „Mit diesem Kriterium kann der für jede qualitative Studie einmaligen Dynamik zwischen Gegenstand, Fragestellung und methodischem Konzept Rechnung getragen" und „die Herstellung intersubjektiver Nachvollziehbarkeit kann somit als Hauptkriterium bzw. als Voraussetzung zur Prüfung anderer Kriterien betrachtet werden" (ebd. 324).

3.1 Methodisches Vorgehen der Untersuchung

Die Entscheidung zur Durchführung von ExpertInneninterviews lässt sich mit der nachstehenden theoretischen Ausführung zu „ExpertInneninterviews" als methodologischem Zugang erklären. Die Prämissen des interpretativen Paradigmas können trotz thematischer Vorstrukturierung eingehalten werden. Obwohl die nachfolgende Untersuchung nicht vor dem theoretischen Hintergrund der Biographieforschung erfolgte, weisen jedoch die durchgeführten Interviews (teilweise) hochgradig biographische Züge auf. Diese biographischen Bezüge werden in der Auswertung (rekurrierend auf den Fall) mit berücksichtigt, stehen aber zudem einer gesonderten Auswertung im Kontext von Biographie und Profession zur Verfügung.

3.2 ExpertInneninterviews

Aus wissenssoziologischer Sicht ist in der empirischen Sozialforschung das ExpertInneninterview als ein eher randständig untersuchtes Phänomen beschrieben. Die Literaturrecherche zur empirischen und qualitativen Sozialforschung verdeutlicht, dass das ExpertInneninterview zumeist keiner eigenen methodischen Reflexion unterzogen wird, sondern immer im Kontext der methodischen Auseinandersetzung von biographischem, problemzentrierendem, narrativem oder fokussierendem Interview. Obwohl explizit nicht als solche gekennzeichnet, werden ExpertInneninterviews doch recht häufig durchgeführt, sei es als eigenständige Methode oder aber in der Kombination mit anderen Methoden- zumeist in der „industriesoziologischen Forschung, der soziologischen Verwendungsforschung, der Bildungsforschung und der Implementationsforschung" (Meuser/Nagel 1997). Darüber hinaus werden sie im Rahmen von Evaluationsforschungsprozessen in der pädagogischen Forschung, der Erforschung von Sozialisationsprozessen sowie der Darstellung von Bildungs- und Berufsverläufen sowie institutionellen Karrieren eingesetzt.

Was ist nun ein Experte?

Die Diskussion um den wissenssoziologischen Begriff des Experten wird von Alfred Schütz durch seine Publikation zum „gut informierten Bürger" 1972 angeregt, der darüber hinaus auch das Verhältnis zum Professionellen und Spezialisten aufgreift sowie die unterschiedlichen Formen des Wissens (als implizites Wissen, Geheimwissen, Sonderwissen) ins Verhältnis setzt. Bei Schütz (zitiert nach Meuser/Nagel), der den „Experten" von dem „Mann auf der Straße" und dem „gut informierten Bürger" aufgrund des Auswahlkriteriums „Bereitschaft, Dinge als fraglos anzunehmen" (ebd. 89) differenziert, stellt sich der Experte wie folgt dar:

- Er bewegt sich in einem Relevanzsystem, in dem die Relevanzen aus den Problemen hervorgehen, die in seinem Gebiet entstehen.
- Er fügt sich nicht in die Relevanzen, sondern durch seine aktive Entscheidung, Experte zu werden, hat er diese ebenfalls aktiv angenommen „Er [...] hat die [...] Relevanzen als wesentliche akzeptiert, und zwar als die allein wesentlichen für sein Denken und Handeln" (ebd. 96).
- Das verfügbare Expertenwissen ist deutlich begrenzt, es ist dem Experten die Begrenzung bekannt und „seine Ansichten gründen sich auf sichere Behauptungen; seine Urteile sind keine bloße Raterei oder unverbindliche Annahmen" (ebd. 87).

Sprondel (1979) arbeitet den Expertenbegriff dann weiter in der Abgrenzung zum Laien heraus. Kennzeichnend sind auch hier das Sonderwissen, dass zumeist an eine Berufsrolle gekoppelt ist und „sozial institutionalisierte Expertise" (ebd. 141) hervorbringt; gerade dieses unterscheidet ihn vom motivierten, spezialisierten Hobbybastler. Sprondel wirft die wissenssoziologische Frage auf, „ob mit dem Besitz oder Nicht-Besitz von spezialisiertem Wissen strukturell bedeutsame soziale Beziehungen konstruiert werden oder nicht" (ebd. 149), d. h. ob durch sie Beziehungen etabliert werden, die die Konstruktion von Wirklichkeit in einer Gesellschaft beeinflussen. In Sprondels Betrachtungen zum Experten wird der Funktionskontext einer Person und weniger seine persönliche Motiviertheit vordergründig.

Sprondel und auch Schütz unterscheiden sich im Hinblick auf den Status des Expertenwissens von der Sichtweise Meusers und Nagels (1997). Ersterer unterstreicht, dass den Experten das Sonderwissen klar und präsent ist, und dieses die Unterscheidung zum Alltagswissen bedeutet. Meuser und Nagel gehen jedoch einen Schritt weiter, indem sie vorschlagen, „den Begriff des ExpertInnenwissens zu erweitern und das ExpertInneninterview im Interesse der Analyse gerade auch solcher Strategien und Relevanzen zu nutzen, die zwar im Entscheidungsverhalten zur Geltung zu gelangen, den ExpertInnen aber nicht unbedingt reflexiv zur Verfügung sind" (Meuser/Nagel 1997, 458)

„Solche kollektiv verfügbaren Muster, die zwar nicht intentional repräsentiert sind, aber als subjektiv handlungsleitend gelten müssen, lassen sich ebenfalls als auferlegte Relevanzen verstehen, die allerdings nur ex post facto entdeckt werden können. Wissenssoziologisch haben wir es hier mit implizitem Wissen zu tun, mit ungeschriebenen Gesetzen, mit einem Wissen im Sinne von funktionsbereichsspezifischen Regeln, die das beobachtbare Handeln erzeugen, ohne, dass sie von den AkteurInnen explizit gemacht werden können" (ebd. 486).

Methodologisch lässt sich der Expertenbegriff laut Meuser/Nagel also durchaus bestimmen. Der Forscher in seinem Forschungskontext entscheidet letztendlich darüber, wer in Bezug auf sein Forschungsinteresse als Experte anzusehen ist. Der Experte verfügt über ein Wissen, „dass sie (er) zwar nicht alleine besitzt, das aber doch nicht jedermann, bzw. jederfrau in dem interessierenden Handlungsfeld zugänglich ist" (Meuser/Nager 1997, 484) sowie „...durch institutionalisierte Kompetenz zur Konstruktion von Wirklichkeit" (Hitzler/Honer/Maeder 1994) maximal beiträgt.

Damit wird deutlich, das im ExpertInneninterview die Funktionsgebundenheit (in diesem Falle die Studierenden der Physiotherapie) vordergründig zu betrachten ist, aber auch Biographie und Person als Kontextfaktoren eine Rolle spielen.

3.3 Das ExpertInneninterview als Erhebungsmethode

Das leitfadengestützte, thematisch strukturierte ExpertInneninterview wird durch seine offene, erzählgenerierende Aufforderung dem interpretativen Paradigma gerecht. Es entspricht der Forderung nach Offenheit und Kommunikation sowie dem „Postulat der Prozesshaftigkeit im Forschungsprozess" (vgl. Liebold/Trinczek 2002, 40), da schrittweise Daten erhoben, reflexiv und rekurrierend auf bereits erhobenen Daten ausgewertet werden und zu neuen Einflussfaktoren führen, die für weitere Erhebungen dienen.

Das ExpertenInneninterview setzt mittels des Leitfadens bereits einen deutlichen Fokus auf einen bestimmten Abschnitt der Wirklichkeit, indem thematisch, inhaltlich vorstrukturiert wird, wobei jedoch die Offenheit des Interviews, das Erzählprinzip sowie die lockere Handhabung der Reihenfolge der Themen immer die Möglichkeit bieten, auch theoretische Vorüberlegungen zu revidieren und somit die „Theoriegenerierung durch die Befragten" (vgl. ebd. 42) ihre inhaltlichen Schwerpunktsetzungen etc. zu ermöglichen; Liebold/Trinczek (2002) bezeichnen dies als „offene Geschlossenheit".

Gerade deswegen weisen ExpertInneninterviews keine streng induktive Vorgehensweise auf, sondern lassen sowohl induktive als auch deduktive Vorgehensweisen bzw. die Kombination beider zu.

Zusammenfassend lassen sich die Vorteile wie folgt begreifen: der prozessuale Charakter, die kommunikative und flexible Handhabung des Interviews bieten Chancen, neue Erkenntnisse qualitativen Ursprungs zu erhalten, Unbekanntes zu explorieren und Theorie zu generieren. Die durch die Themenschwerpunkte fokussierten Inhalte lassen möglicherweise erste gegenstandsbezogene Hypothesen zu und darüber hinaus bietet sich die Geordnetheit des Materials an, zu jedem Zeitpunkt, sei es Erhebung oder Auswertung, eine vergleichende Interpretation durchzuführen. Gleichzeitig ist aber auch die Möglichkeit gegeben, auf den einzelnen Fall zu rekurrieren, d. h. das Besondere zu entdecken, die Kontextfaktoren herauszuarbeiten und Erklärungsmuster für die Typenbildung zu erhalten.

3.4 Studierende der Physiotherapie als ExpertInnen und Feldzugang

Mit der Entscheidung, in dieser neuen Phase im Professionalisierungsprozess der Physiotherapie die Studierenden der Physiotherapie per se als ExpertInnen für die Physiotherapie auszuwählen, wird deutlich, dass nur sie über ein Wissen oder einen neuen Zugang zu Wissensbeständen verfügen, der einen möglicherweise neuen Blick in und auf die Konstruktion physiotherapeutischer Wirklichkeit eröffnet, wobei es sich hierbei auch um die Exploration der Innensicht beruflicher Kulturalität, Sozialisation und der damit verbundenen Ausprägung einer beruflichen Identität vor dem Hintergrund der professionellen „Eigenverortung" handelt. Obwohl die heterogene Studierendengruppe die unterschiedlichsten soziodemographischen Voraussetzungen aufweist, so teilen sie das Novum, „institutionell" Studierende der Physiotherapie zu sein.

In ExpertInneninterviews, deren Durchführungsstil dem alltagsweltlichen Sprachgebrauch und den –codices der jeweiligen Berufsgruppe entspricht, ist es sinnvoll und nötig, dass die ForscherIn Einblick in die zu beforschenden Sachverhalte oder zumindest über eine kompetente Wissensbasis verfügt. Trinczek verweist zu Recht auf das Phänomen, dass die Experten dazu neigen, „…ihrer Lust am handlungsentlastenden intellektuellen Austausch, am Argumentieren und Diskutieren nachkommen (zu) können" (ebd. 64). Um dem Erkenntnisinteresse in möglichst diskursiver Natur näher zu kommen, ist es unabdinglich, dass der Forscher in der Lage ist, mögliche Gegenpositionen aufgrund der Kenntnis des Gegenstandsfeldes einzunehmen. Gleichzeitig erfordert es allerdings auch vom Forscher größtmögliche Sozialkompetenz (vgl. Liebold/Trinczek 2002).

Obwohl in der Literatur zur qualitativen Sozialforschung häufig erwähnt wird, dass die Forscher das zu erforschende Feld möglichst unvoreingenommen explorieren sollen, ist der von der Forscherin gewählte Zugang ein explizit anderer. Das Forschungsvorhaben an sich setzt bereits eine Kenntnis des Feldes voraus, um dem Forschungsansatz „aus der Praxis für die Praxis" gerecht werden zu können. Der „Feldzugang" der Forscherin ist insofern gegeben, als sie seit langer Zeit Physiotherapeutin ist, die akademische Entwicklung der Physiotherapie in unterschiedlichen Kontexten mitbegleitet hat und zurzeit in die Lehre und Mitgestaltung von Studiengängen involviert ist.

Die eigene Zugehörigkeit zum Feld bietet den Vorteil, dieses nicht erst mühevoll explorieren zu müssen (vgl. hierzu auch Girtler 1995) und somit die entsprechenden Fehler beim Zugang zum Feld vermeiden zu können (vgl. hierzu z. B. Seitter 1999). Begünstigend kommt hinzu, dass die Sachkenntnis im Sinne größtmöglicher Erkenntnisgewinnung genutzt werden und der Fokus zentriert werden kann, um sie rückführend wieder der Praxis zuzuleiten. Andererseits birgt natürlich dieser Zugang die Problematik in sich, dass die eigene Sichtweise auf die Dinge den Blick selektiv werden lässt. (vgl. hierzu Kapitel 7.1 „Reflexion zum Forschungsprozess").

3.5 Anlage der Untersuchung

Die Untersuchung besteht aus drei unterschiedlichen Teilbereichen, wobei hier allerdings nicht von einer methodischen Triangulation gesprochen werden kann:
- Die den Interviews vorgeschalteten quantitativen Kurzfragebögen dienen ausschließlich der Erhebung soziodemographischer Daten der ExpertInnen (der Studierenden), wie Alter, Geschlecht, Semester, Zugehörigkeit zur Fachhochschule, Berufserfahrung, Familienstatus (siehe Anhang D).
- Die Durchführung der ExpertInneninterviews mit den Studierenden dient der Erhebung der „Innensicht" beruflicher Kulturalität, Identität und Sozialisation sowie der professionellen Positionierung.
- Ergänzende Interviews: Im Sinne der externen Betrachtungsweisen sind zwei für die Physiotherapie wichtige Persönlichkeiten zusätzlich interviewt worden, die sich mit der Physiotherapie seit langer Zeit beschäftigen. Sie sind/waren z. T. in formale Organisationen wie Fachschule/Fachhochschule nicht nur im Kontext von Lehre eingebunden, sondern geben/gaben dem Berufsbild der Physiotherapie wichtige Konturen. Hierbei gilt es, die Sichtweise der Studierenden um die Außensicht auf den Professionalisierungsprozess, ihre Einschätzungen und richtungsweisenden Kommentare festzuhalten und ggf. wichtige Meilensteine, Entwicklungen aber möglicherweise auch Stagnation und kritische Anmerkungen darzustellen bzw. aufzugreifen. Diese ergänzenden ExpertInneninterviews werden ihren Eingang in der Diskussion um die Ergebnisse finden.

3.6 Auswahl der Befragten

Zwar erheben qualitativ ausgewertete Daten keinen Anspruch auf Repräsentativität im statistischen Sinne, dennoch haben sie das Ziel, aus möglicherweise außergewöhnlichen Fällen auf Allgemeines und Gemeinsames zu schließen.

Hier stellt sich nun die wichtige Frage, wie die Stichprobe ausgewählt worden ist und wie sich das Sample zusamengesetzt hat (vgl. Merkens 1997; Flick 1995b, 78ff).

Es ergeben sich mehrere Möglichkeiten des Vorgehens, das selektive und das theoretische sampling. Von beiden Varianten stellt sich das selektive sampling als ökonomischer dar, da bereits im Vorfeld der Forschungsdurchführung das Sample mehr oder weniger festgelegt wird, sowohl hinsichtlich seiner Merkmalsausprägung als auch der Anzahl, mit dem Ziel, eine möglichst breite Abbildung des Untersuchungsfeldes zu ermöglichen. Hierbei wird bereits theoriegeleitet gearbeitet und es folgen die Erstellung eines Planes, die Durchführung der Untersuchung und die Analyse getrennt voneinander. Die möglichen Nachteile dieser Methode sind zu sehen in der zum qualitativen Design im Kontrast stehenden Tatsache, über eine merkmalsbezogene Auswahl des Materials zu Kategorien zu gelangen. Ein anderer Nachteil könnte ggf. forschungspraktischer Natur sein, dass nicht alle relevanten Fälle in die Untersuchung Eingang finden.

Die zweite Möglichkeit der Samplezusammenstellung ist das von Glaser und Strauss entwickelte theoretical sampling (Glaser/Strauss 1979). Diese Forschungsmethode, bei der Datenerhebung und Analyse gleichzeitig ablaufen, bietet sich gerade in Forschungsbereichen an, in denen erst wenig über das Forschungsfeld bekannt ist. Die aus der Analyse gewonnenen Kategorien dienen als Grundlage zur weiteren gezielten Datenerhebung. Die theoretische Sättigung ist erst dann erreicht, wenn keine weiteren kontrastierenden Fälle hinzukommen bzw. wenn durch neu hinzukommende Fälle kein neuer Erkenntnisgewinn zu verzeichnen ist. Das Ziel dieses methodischen Vorgehens ist die Generierung neuer Theorien. Ein Nachteil kann im zeitaufwendigen Prozedere gesehen werden.

Die vorliegende Untersuchung lässt sich als eine Mischform bezeichnen. Als selektives sampling insofern, da von vornherein das einzige Merkmal „StudentIn der Physiotherapie" (andere Merkmale spielten keine Rolle) festgelegt war und die Freiwilligkeit der Beteiligten gegeben sein musste, d. h. die Studierenden konnten sich mit der Forscherin bei Interesse in Verbindung setzen. Dem Vorgehen des theoretical sampling wurde nur insofern gefolgt, als Erhebung und Analyse teilweise gleichzeitig abgelaufen sind, die größtmöglichen (minimale und maximale) Kontrastierungen in die Auswertungen mit einbezogen wurden und aufgrund von Memos (vgl. hierzu auch Glaser und Strauss 1998) und Kategorienbildung auch die Inhalte verschoben bzw. anders fokussiert wurden. Memos spielen eine wesentliche Rolle unter anderem im Prozess der Kategorienbildung, indem Interpretationsansätze ebenso wie ambivalente oder auch widersprüchliche Aussagen oder aber auch Schlüsselstellen identifiziert und festgehalten werden können, um sie vor dem Hintergrund der theoretischen Vorüberlegung in die Auswertung mit einfließen zu lassen.

In der eigentlichen Auswertung aller Interviews wurde jedoch dann der Vorgehensweise der ExpertInneninterviews gefolgt.

3.7 Methodisch begründete Grenzen der Aussagekraft der Daten

Der Beschreibung der einzelnen Schritte der empirischen Untersuchung seien noch einige Anmerkungen über die Grenzen der Reichweite der Daten vorangestellt:

Es handelt sich um eine qualitative Untersuchung, die sich auf eine beschränkte Zahl von Studierenden der Physiotherapie stützt, deren Erhebung auf freiwilliger Teilnahme basiert und somit zufällig und nicht repräsentativ ist. Es geht nicht um Häufigkeiten im statistischen Sinne, sondern um die durch den Vergleich der Aussagen der Studierenden herauszuarbeitenden Gemeinsamkeiten, Gesetzmäßigkeiten und beeinflussenden Faktoren (vgl. Hildenbrand 1995). Insofern ist die Untersuchung nicht repräsentativ angelegt.

In den Interviews berichten die Befragten u. a. von vergangenen Ereignissen, Beziehungen, Gefühlen, Entscheidungen usw. Solche retrospektiven Erhebungen bringen grundsätzliche Probleme mit sich, denn wir erfahren durch sie nicht, was wirklich war, sondern erhalten vielfältig überformte Deutungen des Vergangenen. Ereignisse und Beziehungen werden rückblickend oft anders bewertet, Erinnerungslücken phantasievoll geschlossen usw. Auch die Stimmung am Interviewtag, aktuelle Freuden und Sorgen prägen den Blick auf die Vergangenheit. Diese Schwierigkeiten können nicht gänzlich ausräumt werden, zumal bei der Komplexität der Forschungsfragen die aufwändige Nutzung erzähltheoretischer Erkenntnisse bei der Interviewdurchführung und -auswertung, die dem entgegenwirken könnte, zu zeitintensiv gewesen wäre (vgl. die zusammenfassende Darstellung dieser Problematik bei Hollstein 2002: 77ff).

3.8 Interviews mit den Studierenden

Durchgeführt wurden insgesamt 33 Interviews mit Studierenden der fünf unterschiedlichen Fachhochschulen, an denen der neue Studiengang Physiotherapie angeboten wird.

Um den Kontakt zu den Studierenden herzustellen, wurden verschiedene Wege genutzt. Zum einen wurde der Sprecher des Studentennetzwerkes OSGe (Organisation der Studierenden der Gesundheitsfachberufe) kontaktiert, welches sich im Zuge der Akademisierung etabliert hat. An ihn wurde die Bitte herangetragen, das von der Forscherin verfasste Anschreiben an die im Netzwerk organisierten Studierenden über e-mail Kontakt weiterzuleiten. Dieses Anschreiben erklärte das Forschungsvorhaben (siehe Anlage A). Auf diesem Wege wurden jedoch nicht alle potentiell interessierten Studierenden erreicht, so dass die Forscherin zum Teil direkt an die Lehrstuhlbeauftragten der jeweiligen Fachhochschulen herangetreten ist und um Weiterleitung des Schreibens über den fachhochschulinternen Verteiler gebeten hat. Darüber hinaus wurde das Schneeballsystem (vgl. Flick 1995b, 76; Patton 1990, 176f) genutzt, indem nicht nur Studierende einer Fachhochschule die Studierenden anderer Fachhochschulen angesprochen haben, sondern auch diejenigen, die bereits eine Zusage zu den Interviews getätigt hatten, weitere potentielle InterviewpartnerInnen angesprochen haben.

Es war geplant, möglichst viele Studierende unterschiedlicher Fachhochschulen aus den jeweils höchsten Semestern einzubeziehen, um ggf. auch regionale Unterschiede mit beleuchten zu können.

3.9 Interviewerhebungsphase

Die Interviewerhebungsphase erstreckte sich über den Zeitraum Juni – Dezember 2003. Diese Erhebungsphase lief nicht getrennt von einer sich anschließenden ausschließlichen Auswertungsphase, sondern orientiert sich in Auszügen an der Vorgehensweise der Grounded Theory, bei der Datenerhebung und Auswertung gleichzeitig stattfinden und zur Entdeckung neuer Zusammenhänge oder wichtiger Themengebiete führen können.

Zentrales Instrument waren die bereits beschriebenen leitfadengestützten ExpertInneninterviews. Die thematischen Schwerpunkte waren festgelegt, ließen jedoch den Interviewten auch Raum für eigene Themen, an die dann angeknüpft werden konnte. Von den insgesamt 33 Interviews mit den Studierenden dienten die ersten fünf Interviews als „Pretest", also zur Aufdeckung von Schwierigkeiten sowie nachfolgend der Revidierung und Überarbeitung des Interviewleitfadens hinsichtlich Fragestellungen und Prozedere.

Die Interviews fanden an den jeweiligen Studienorten der Studierenden statt. Aufgrund der großen Kooperationsbereitschaft der Studierenden wurde die Organisation der Räumlichkeiten vor Ort direkt durch sie, in Absprache mit der entsprechenden Fachhochschule getätigt, so dass die Interviews ungestört durchgeführt werden konnten.

Die Interviewdauer erstreckte sich zwischen 60 und 110 Minuten, war von vornherein offen gestaltet und orientierte sich am Gesprächsverhalten der Studierenden. Sämtliche Interviews sind mit dem Einverständnis der GesprächspartnerInnen auf Tonband aufgezeichnet worden. Selbstverständlich wurde alle Befragten Anonymität zugesichert. Zum Abschluss fast jeden Gesprächs äußerten die Studierenden, dass es Ihnen große Freude bereitet hätte, in einem Rahmen, der ihre Stimme und Meinung als relevant betrachtet, ihre Einstellungen über physiotherapeutische Belange äußern zu können und somit einen Beitrag zur Erforschung der Physiotherapie zu erbringen.

In einem Fall gelang es jedoch nicht, das Interview bis zum Ende durchzuführen, da das Bedürfnis nach Wissensaustausch auf Seiten der Studierenden so immens war, dass sich die Situation von Interviewerin und InterviewpartnerIn umkehrte. Auch mehrfache Versuche, das geplante Interview fortzuführen, konnten nicht umgesetzt werden, so dass die Aufnahme abgebrochen wurde und mit der StudentIn gemeinsam die relevanten Bereiche ausdiskutiert wurden.

3.10 Analysephase

Die nachfolgend dargestellte Auswertung orientiert sich im Wesentlichen an der von Liebold/Trinczek (2002) vorgeschlagenen Vorgehensweise.

3.10.1 Transkription der Interviews

Nach ausführlichem, wiederholtem Hören der Interviewbänder wurden die am meisten kontrastierenden Interviews für die Transkription ausgewählt, wobei neben diesem Aspekt auch dem Aspekt der Verteilung auf die einzelnen Fachhochschulen Rechnung getragen wurde. Angestrebt war zwar nicht eine identische Anzahl an Interviews pro Fachhochschule, aber eine ähnliche. D. h. die Kontrastierung erfolgte zum einen nach der institutionellen Zugehörigkeit und zum anderen nach äußeren Kriterien. Hierzu zählte beispielsweise, ob die Ausbildung in den neuen oder alten Bundesländern absolviert wurde, Berufserfahrung vorhanden war oder nicht, Alter, Geschlecht, besonderes Engagement, unterschiedliche Berufskarrieren oder auch motivationale

Faktoren für das Studium. Natürlich lässt sich an dieser Stelle die Frage stellen, warum gerade diese 22 Fälle ausgewählt wurden bzw. ihnen eine besondere Relevanz zugesprochen wurde. Da die Datenerhebung nicht durch die von Glaser und Strauss vorgeschlagenen Methode des theoretical samplings getätigt, sondern an der Merkmalsausprägung „StudentIn der Physiotherapie" zu sein festgemacht wurde, war die Entscheidung für die größtmögliche Varianz im Datenmaterial vordergründig. Das Vorwissen der Forscherin über den zu beforschenden Gegenstand machte eine relativ sichere Auswahl diesbezüglich möglich. Die nicht transkribierten Interviews ähnelten inhaltlich in weiten Bereichen bereits ausgewählten, ergaben keine neuen Aspekte oder neue Themenfelder und machten so eine Transkription nicht erforderlich.

Die 22 Interviews sind zur Transkription fremdvergeben und vollständig transkribiert worden, obwohl bei der Auswertung von ExpertInneninterviews nicht zwangsweise Volltranskripte gefordert sind. Die Interviews sind gemäß des Transkriptionssystems der Standardorthographie (also wörtliche Transkription ohne Verwendung besonderer Zeichen für Pausen oder Betonungen) transkribiert worden, da es nicht die Absicht der Forscherin ist, die Pausen oder Betonungen auszuwerten.

Dem Anspruch auf Genauigkeit der Volltranskription ist durch mehrfaches „Korrekturhören" (vgl. Hopf und Schmidt, 1993, Anhang C, 1-3) und so der Elimination von Übertragungsfehlern Rechnung getragen worden. Darüber hinaus sind die Interviewtranskripte nicht nur von der Forscherin selbst, sondern von einer entsprechend forschenden peergroup „Korrektur gehört und gelesen" worden, um die größtmögliche Optimierung der inhaltlichen Richtigkeit und Objektivität zu gewährleisten.

Die Anzahl der pro Studienstandort transkribierten Interviews zeigt die folgende Übersicht:

Tabelle 1:
Überblick über die Verteilung der Studierenden auf die einzelnen Fachhochschulen

Kiel *(Studiengang: Grundständig)*	Idstein *(Studiengang: Ausland)*	Osnabrück *(Studiengang: Ergänzung)*	Marburg *(Studiengang: Vertiefung)*	Hildesheim *(Studiengang: Ergänzung)*
4	4	5	4	5

3.11 Computergestützte Auswertung

Die Auswertung erfolgte mit der Unterstützung des maxqda (vgl. Kuckartz 2003), einem computergestützten Datenverarbeitungsprogramm für qualitative Sozialforschung. Dieses Programm erleichtert nicht nur die Arbeit mit dem Gesamtinterview, sondern ermöglich darüber hinaus die thematische Codierung des gesamten, vorliegenden Materials. Überlappende Themenblöcke können unterschiedlichen Überschriften zugeordnet werden, codings und subcodes können mühelos hinzugefügt oder aber auch wieder gelöscht werden. Desweiteren ist es möglich, sowohl das Gesamtinterview als Fall eingeblendet zu sehen als auch die thematisch aus allen

Interviews gebündelten Aussagen gleichzeitig auf dem Bildschirm hierzu in Bezug zu setzen.

Der zweite Schritt in der Analyse war die Verschlagwortung/Kodierung jedes einzelnen Interviews, d. h. anhand der im Leitfaden vorgegebenen und/oder durch die Studierenden neu hinzugebrachten Themen wurden entsprechende Überschriften den entsprechenden Textpassagen zugeordnet. In dieser Phase ist textnahes Vorgehen erforderlich. Auch dieses Codieren ist durch die entsprechend forschende peergroup im Sinne einer professionsübergreifenden, die Reliabilität unterstützenden Nachvollziehbarkeit kontrolliert worden.

Der nächste Schritt ist die Aufhebung der Sequenzialität des Textes, die durch das Vorhandensein gleicher Überschriften erleichtert wird, d. h. die Aussagen der Studierenden zu einer Thematik bzw. Überschrift liegen nun, extrahiert von ihren Interviews, zusammen. Somit befindet sich dann das gesamte Material unter thematischen Überschriften geordnet und die inhaltliche Analyse im Hinblick auf Gemeinsamkeiten und Unterschiede kann erfolgen. Die Besonderheit der Arbeit mit ExpertInneninterviews ist das ständige Wechseln zwischen dem Interview als ganzem Fall und den nach Themenblöcken geordneten Material. „Während bei Ersterem vor allem die inhärente Logik des Expertengesprächs sowie die kontextuelle Einbettung und Entstehung von Argumentationen (aber auch Ungereimtheiten und Widersprüchen im Interview) interessieren, geht es bei der (quer-)dimensionalen Analyse [...] um den systematischen Vergleich der inhaltlichen Passagen" (Liebold/Trinczek 2002, 51). Somit zielt die dimensionale Analyse darauf ab, „die erhobenen Daten zu reduzieren und in einer verdichteten Geordnetheit wiederzugeben. Die Fallgestalten füllen dabei jedoch die gerafften Informationen stets wieder mit Leben; sie (re-)kontextualisieren komprimierte Forschungsdaten, indem sie z. B. über die jeweiligen Perspektiven, Relevanzsetzungen sowie institutionellen Rahmenbedingungen von Interviewpersonen [...] Auskunft geben" (ebd., 51).

In der vorliegenden Forschungsarbeit ist der Fokus zunächst auf das Erstellen von Typenbildungen gerichtet, die das Ergebnis der Analyse der einzelnen Teilthemen im Hinblick auf Gemeinsamkeiten und Unterschiede der unterschiedlichen Interviews der jeweiligen Forschungsstränge darstellen und in deskriptiver Form präsentiert werden. Darüber hinaus wird in dem Gesamtforschungsvorhaben versucht, komplexere Zusammenhänge von Dimensionen und Ausprägungen in möglichen Kombinationen zu erfassen oder auch das Verfolgen einer inneren Logik durch die Subjekte aufzuspüren. Dafür ist es notwendig, den einzelnen Fall wieder hinzuzuziehen, die Sequenzialität in den Vordergrund zu stellen, um so die Bedeutungszusammenhänge transparent zu gestalten.

3.12 Auswertung

Bevor im Folgenden zur eigentlichen Auswertung übergegangen wird soll an dieser Stelle zunächst die Kohorte der befragten StudentInnen der Physiotherapie dargestellt werden. Die Daten entstammen dem quantitativen Kurzfragebogen, den die Studierenden vor dem Interview ausfüllten. Die Darstellung der Daten macht bereits deutlich, dass die Studierenden der Physiotherapie sich zum Teil erheblich von den Studierenden anderer Fachbereiche unterscheiden.

3.12.1 Soziodemographische Daten der TeilnehmerInnen

Das Alter der Studierenden variierte zwischen 21 und 46 Jahren, wobei diese beiden Altersstufen sowie die Altersstufe „39 Jahre" jeweils nur einmal vertreten waren. Das Gros der Studierenden befand sich mit 13 Teilnehmenden in der Altersgruppe 23-28, weitere sechs in der Altersgruppe 29-35. Die sich darstellende Variationsbreite hinsichtlich der Altersstruktur lässt sich aufgrund der mitzubringenden Voraussetzungen zur Zulassung in den einzelnen Studiengängen erklären, da teilweise die Zulassung direkt nach dem Abitur möglich ist, an anderem Ort aber eine abgeschlossene Berufsausbildung, Berufserfahrung und mindestens eine Weiterbildung nötig sind.

Die schulische Sozialisation erfolgte in 19 Fällen über das Gymnasium mit dem Abschluss des Abiturs, in drei Fällen über die Erlangung der Fachhochschulreife und in einem Fall über die Polytechnische Oberschule, ein in der ehemaligen DDR erworbener Fachschulabschluss, den die Teilnehmerin sich auf vielen verschiedenen ministeriellen Wegen als Äquivalent zur Fachhochschulreife bzw. Zulassung zum Studium hat anerkennen lassen können.

Die Geschlechtsverteilung zeigt mit 20 PhysiotherapeutInnen und zwei Physiotherapeuten eine berufsspezifisch übliche Unterrepräsentanz der männlichen Therapeuten (die Repräsentanz der männlichen Physiotherapeuten in der gesamten Berufsgruppe entspricht ca. 15-20%) und liegt somit in der Untersuchung unter der normalen Repräsentanz. Sicherlich kann an dieser Stelle vor dem Hintergrund der Freiwilligkeit der Teilnahme an den Interviews die Frage auftreten, ob den Frauen das Erhebungsinstrument der qualitativen Interviews näher liegt als ihren männlichen Kollegen, was jedoch nicht abschließend beantwortet werden kann.

Von den Befragten sind drei PhysiotherapeutInnen verheiratet und die Frage nach Kindern wurde von nur einer KollegIn bejaht.

Bezüglich der Ost-West-Verteilung kommen vier der TherapeutInnen aus den neuen Bundesländern, bzw. haben dort ihre Ausbildung zur PhysiotherapeutIn gemacht. Zwei von ihnen haben die Ausbildung noch nach der alten Ausbildungs- und Prüfungsordnung (AprO)vor 1994 absolviert, die anderen beiden nach der revidierten gemeinsamen APrO nach 1994.

Bleibt man bei der Unterteilung im Hinblick auf die Jahreszahl und damit bei der Änderung der Berufsausbildung, so haben fünf der Befragten ihre Ausbildung in den westlichen Bundesländern ebenfalls vor 1994 und somit das dritte Ausbildungsjahr als (nicht mehr schulisch organisiertes) Anerkennungsjahr in einer klinischen Einrichtung absolviert, die Bezeichnung des Berufsabschlusses zum damaligen Zeitpunkt war noch der der KrankengymnastIn. Nach der neuen Ausbildungsordnung sind dann

13 PhysiotherapeutInnen ausgebildet worden, vier absolvieren gar keine Ausbildung, sondern sind ausschließlich Studierende.

Diese Vier studieren an einer semestergebührenpflichtigen privaten Fachhochschule, aber auch 10 der anderen InterviewteilnehmerInnen haben vor Aufnahme des Studiums an einer (schul-)gebührenpflichtigen Einrichtung ihre Ausbildung absolviert; die weiteren acht Befragten hatten ihre Ausbildung an staatlichen Einrichtungen absolviert, die zumeist Universitätskliniken angegliedert sind/waren.

Fragt man die Studierenden, ob sie von einer der kooperierenden Fachschulen in die Fachhochschulausbildung eingemündet sind, so bejahen dieses insgesamt nur sechs. Obwohl einige Fachhochschulen im Jahr 2003 ihre Studierenden entweder zu 100 bzw. 80% aus kooperierenden Fachschulen rekrutieren, lässt sich an dieser Stelle vermuten, dass die geringe Anzahl der Zugelassenen der Fachschule aufgrund der „Neuheit der Studiengänge bzw. ihrer kurzen Existenz" resultiert, noch nicht entsprechend viele SchülerInnen die Zusatzangebote nachfragen konnten und somit für „externe" BewerberInnen in den ersten Kohorten der Studiengänge vermehrt Plätze zur Verfügung standen.

Berufserfahrene KollegInnen, und hier ist mit beruferfahren gemeint, vor Aufnahme des Studiums hauptberuflich als PhysiotherapeutIn/KrankengymnastIn gearbeitet zu haben, sind in dieser Kohorte mit 12 versus 10 leicht die Mehrzahl gegenüber den „NovizInnen". Das Phänomen der NovizIn erklärt sich insofern, als dass die TherapeutInnen entweder direkt nach Abschluss ihrer berufsfachschulischen Ausbildung das Studium aufgenommen haben (und somit noch nicht über Berufserfahrung verfügen) oder aber gleichzeitig Ausbildung und Studium absolvieren bzw. sich ausschließlich im Studium befinden.

Die Bandbreite der Berufserfahrung korreliert hier mit der Altersverteilung und liegt im Mittel bei fünf Jahren (abgesehen von drei Personen mit jeweils 12, 13 und 23 Jahren Berufserfahrung). Diese fünfjährige Berufserfahrung vor Aufnahme des Studiums ist insofern interessant, als dass sich hier ein Zusammenhang zwischen dem Fortbildungsverhalten (vgl. Schämann 2001) von PhysiotherapeutInnen und der Aufnahme des Studiums vermuten lässt. Dieser wird jedoch an anderer Stelle in die Interpretation aufgenommen (siehe Fortbildungsverhalten und Professionalisierung).

Wie finanzieren die Studierenden ihr Studium? Die finanzielle Absicherung des Lebensunterhaltes geschieht bei neun der Studierenden über die Eltern, den Mann und/oder über den Bezug von Bafög, wobei im Detail nicht weiter differenziert wurde. Diese Studierenden müssen neben ihrem Studium nicht zusätzliche hohe Energie in die Sicherung des Lebensunterhaltes investieren, sondern können sich vermehrt auf ihren StudentInnenstatus konzentrieren.

Die verbleibenden Befragten unterscheiden sich hinsichtlich ihrer Tätigkeiten während des Studiums insofern, als dass knapp die Häfte weiterhin als PhysiotherapeutIn arbeitet, z. T. in eigener Praxis, freiberuflich oder in einem Rehabilitationszentrum und somit einen engen Bezug zu ihrem ursprünglichen Beruf beibehält. Die andere Hälfte geht zwar nicht gänzlich anderen Erwerbsquellen nach, wie z. B. der Tätigkeit in einem Fitnessstudio oder in der Pflege, handwerklicher Tätigkeit oder der Nachhilfe, um nur einige zu nennen. Diese jedoch nicht physiotherapiespezifischen Tätigkeiten üben sowohl berufserfahrene TherapeutInnen als auch die NovizInnen aus. Für acht der NovizInnen ist diese Tatsache logischer Natur, da sie das Examen und damit die Berufsbezeichnung PhysiotherapeutIn noch nicht führen dürfen. Im Hinblick auf die berufserfahrenen TherapeutInnen stellt sich jedoch die Frage, ob möglicherweise diese Tätigkeiten lukrativerer Art sind als die Arbeit mit der KlientIn im physiotherapeutischen Kontext.

Zudem wurde der Aspekt Entfernung zum Wohnort bzw. der Umzug an den Studienort beleuchtet. Fünf Studierende geben an, wegen des Studienganges einen Umzug an den Hochschulstandort vorgenommen zu haben, weitere vier pendeln zwischen ihrer Berufstätigkeit und den Blockstudienwochen z. T. 120 bis 900 km. Interessant ist, dass alle weiteren Studierenden ihren Wohnort in mehr oder weniger unmittelbarer (Fahr-)Nähe zur Fachhochschule bereits vor Aufnahme des Studienganges hatten. Die Entfernung zwischen Studienort und Wohnort spiegelt unter anderem den Aufwand wider, den Studierende zur Aufnahme ihres Studiums betreiben sowie motivationale Einflussfaktoren, die aus hochschulsozialisatorischem Blickwinkel von Interesse sind.

Aus diesen kurz umrissenen Daten wird deutlich, wie heterogen sich die Gruppe der Studierenden präsentiert. Im weiteren Verlauf der Darstellung und der Typenbildungen werden sich einige der soziodemographischen Daten als mögliche Kontextfaktoren wiederfinden lassen.

Bei der Typenbildung handelt es sich um Typisierungen, die von mir vorgenommen wurden. Sie orientieren sich zunächst an der von Kelle und Kluge aufgezeigten Vorgehensweise, wie vom Einzellfall zum Typus gelangt werden kann (vgl. hierzu Kelle und Kluge 1999), sowie im weiteren Procedere in Anlehnung an Liebold/Trinzcek. Die Typenbildungen sind für die jeweilig herausgearbeiteten und/oder vorstrukturierten Themenfelder/Kategorien/Dimensionen vorgenommen worden, jedoch sind in einigen thematischen Bereichen entweder aufgrund zu extremer Heterogenität oder Homogenität in den Ausführungen der Studierenden keine Typenbildungen möglich. In diesen Fällen handelt es sich größtenteils um Teilbereiche im dritten Strang, der sich mit Professionalität und Professionalisierung auseinandersetzt. Für den Fall zu großer Heterogenität werden die Ergebnisse in einer zusammenfassenden Darstellung präsentiert, für den Fall der Homogenität in einem oder maximal zwei Typisierungen. Typenbezeichnungen sind in keinem Fall als wertend zu verstehen, sie drücken ausschließlich die prägnantesten Dimensionen oder Merkmale aus. Die Auswertung erfolgt in drei Teilsträngen, so wie sie bereits auf Seite 18 präsentiert wurden. Jeder einzelne Teilaspekt eines Stranges wird aufgegriffen und ausgewertet, abschließend für jeden Strang eine Zusammenfassung erarbeitet, die dann wiederum in die Diskussion der Ergebnisse von Professionalität, Identität, beruflicher Kultur und Habitus zusammengeführt wird.

4 Teil IV
Zusammengefasste, erkenntnisleitende Fragestellungen

Durch die Einmündung der Physiotherapie in die Akademische Ausbildung – und damit die Anbindung an den tertiären Bildungsbereich – erfährt der Professionalisierungsprozess eine neue Dynamik. Diese Entwicklung weckt bei den Studierenden neue Ängste und Hoffnungen, verknüpfen sie doch mit der Absolvierung des Studiums gewisse Erwartungen. Sie werden auf einen Arbeitsmarkt entlassen, der noch in keiner Weise auf sie vorbereitet ist und wo sie als die PionierInnen einer neuen Ära mit größtmöglichen Ambivalenzen betrachtet werde. Mein Interesse galt der Frage, wie die Studierenden ihr Studium und ihre neue Verortung in der Physiotherapie wahrnehmen, wie ihr studentischer Habitus (vgl. Teil II „Theoretischer Bezugsrahmen"), wie sie ihr berufliches Selbstkonzept entwickeln und wie sie vor dem Hintergrund der Weiterentwicklung/Professionalisierung das Konstrukt Physiotherapie entwerfen. Da ein Studium auf der einen Seite die Erweiterung beruflicher Qualifikation, auf der anderen Seite aber auch die Exploration neuer Denkweisen bedeuten kann (vgl. Marotzki/Kokemohr 1990; Kokemohr/Marotzki 1989), interessieren mich generell diese neuen Denkweisen im Hinblick auf eine professionelle Verortung, anders ausgedrückt interessiert die Einschätzung der Studierenden, wie professionell sich ihnen die „Physiotherapie" darstellt und an welchen markanten Punkten sie dieses festmachen.

Der vorliegende Untersuchungsansatz nimmt, wie bereits erwähnt, eine subjektnahe Perspektive ein. Der Fokus zentriert sich auf die am akademischen Prozess beteiligten Studierenden der Physiotherapie der deutschen Fachhochschulen. Es fließen jedoch neben den subjektiven (besser subjektnahen) auch die objektiven Professionalisierungsansätze mit ein. Es wird vorausgesetzt, dass der Prozess der Professionalisierung sich in der Person widerspiegelt und im hohen Maße durch das Subjekt mitgestaltet wird. In der Untersuchung wird angenommen, dass die einzelnen Erfahrungen, Reflexionen, Einstellungen, Meinungen, Interessen, Kritiken und Motivationen wichtige Hinweise auf Problemfelder im Professionalisierungsprozess sind, die wiederum möglicherweise als Grundlage für weitere Forschungsansätze gelten.

Der gesamte Forschungsprozess zielt darauf ab, den Einstieg in die akademische Ausbildung aus der Sicht der betroffenen Studierenden als den ExpertInnen und GestalterInnen einer sich möglicherweise verändernden Physiotherapie zu beleuchten.

Ähnlich wie in der Hochschulsozialisationsforschung, die sich für die Identitätsbildungsprozesse und Biographien der Studierenden, ihren subjektiven Wahrnehmungen, Selbst- und Weltdeutungen an sich interessiert (vgl. z. B. Kokemohr/Marotzki 1989; Marotzki/Kokemohr 1990; Grunert 1999, etc), stellt die vorliegende Arbeit einen kombinierten Aspekt in den Vordergrund. Nicht nur „der Mensch im Kontext seiner historischen, gesellschaftlichen und sozialen Umwelt als deutendes und interpretierendes Wesen, das sich aktiv mit der Welt auseinandersetzt, rückt ins Zentrum des Interesses" (Friebertshäuser 1999, 281), sondern auch die PhysiotherapeutIn als ExpertIn mit einer neuen Sozialisation als StudentIn und damit der Entwicklung einer neuen Sichtweise auf den Berufsstand bzw. die innere berufliche Kultur. D. h. an dieser Stelle interessieren die PhysiotherapeutInnen auch in ihrem kollektiven Selbstverständnis und damit ihrer Verortung als „Professionelle". Die für Professionalisierungsprozesse zentrale Bedeutung der Ausprägung eines professionellen Habitus über motivationale Faktoren, Einstellungen, und Haltungen werden aufgegriffen, die Skizzierung einer impliziten Außendarstellung des Berufstandes wird eruiert sowie die berufskulturellen Aspekte professionstheoretischen Überlegungen zugeführt.

4.1 Ergebnisse des 1. Stranges: Retrospektive Rekonstruktion des Berufs Physiotherapie aus Sicht der Studierenden

Im Folgenden wird zunächst die Auswertung des ersten Stranges dargestellt, der der Frage nachgeht, wie die Studierenden ihr eigenes Berufsbild Physiotherapie retrospektiv skizzieren.

Um dieses transparent zu gestalten, wurden die Studierenden gebeten, ihre Motivation zur Aufnahme der beruflichen Ausbildung zu benennen und diese zu reflektieren. In einem ersten Schritt werden also motivationale Faktoren hinsichtlich der Berufswahl, die Berufsausbildung sowie der Berufseinstieg aus ihrer Sicht beleuchtet. Berufswahlmotive sind sowohl ein wesentlicher Bestandteil als auch der Beginn einer beruflichen Sozialisation, eng verknüpft mit der Entwicklung einer beruflichen Identität. Wobei man die „career-choice" nicht als eine einmalig stattgefundene Handlung, sondern eher als ein prozessuales Geschehen über die Zeit betrachten kann.

An dieser Stelle erfolgt allerdings noch keine Unterteilung in das Antwortverhalten von NovizInnen und Berufserfahrene (wie es sich jedoch in der weiteren Arbeit wiederfinden lässt), da die Berufserfahrung für die sog. „Berufs- oder Karrierewahl" keine Rolle gespielt haben dürfte.

4.1.1 Berufswahl „Physiotherapie" (Motiv) und Bild der Physiotherapie vor Ausbildungsbeginn

Die motivationalen Faktoren für die Aufnahme der Ausbildung und das Bild der Physiotherapie vor der Berufswahl sind unweigerlich schwer voneinander zu trennen, beeinflusst die Vorstellung von dem Berufsbild auch die Motive, die Physiotherapie als Berufs-„wunsch" zu äußern. Die befragten PhysiotherapeutInnen haben versucht, dieses Bild zu rekonstruieren, obwohl die Entscheidung (oder auch „Nicht"-Entscheidung) für diesen Beruf zum Teil schon sehr lange zurückliegt.

Bevor nachfolgend die vier identifizierten Typen differenziert vorgestellt werden, soll bereits vorweg genommen werden, dass in allen Aussagen entweder latent oder deutlich die Nähe zur Medizin und die „körperliche" Bewegung als ein grundlegender motivationaler Faktor eine Rolle gespielt haben. Diese vier Typen sind nicht zu verstehen als in „Reinform" auftretend, sondern sie sind häufig in einer Mischform vorhanden, wobei jedoch in den jeweiligen Ausführungen eine deutliche Schwerpunktsetzung erkennbar ist.

Der erste Typ beschreibt diejenigen TherapeutInnen, die mehr oder weniger zufällig in der Physiotherapie „gelandet" sind und vor Beginn der Ausbildung keine konkrete Vorstellung von dem Beruf hatten. Einige Studierende dieses Typs versuchen jedoch im Nachhinein, ein Erklärungsmuster zu konstruieren, warum die „Physiotherapie" schlussendlich dann doch in ihrer Berufswahl an erster Stelle rangiert, indem sie sich gegenüber anderen, verwandten Berufen abgrenzen, im folgenden **Typ Diffus** genannt.

Diejenigen, die ihre Berufswahl mit ihrer helfenden Intention begründen, werden dem **Typ Helfen** zugeordnet.

Die Interviewten, die in ihren Vorstellungen das Sportliche des Berufes mit den medizinischen Hintergründen akkumulierten, werden im Folgenden als **Typ Sport** bezeichnet.

Und diejenigen, für die sich durch familiale Tradition, durch Direktkontakt – sei es als KlientIn in physiotherapeutischer Behandlung oder durch ganz gezielte Information ein Bild von Physiotherapie geformt hat – werden **Typ Konkret** genannt.

4.1.1.1 Typ: Diffus

Dieser Typ ließ sich im Antwortverhalten am häufigsten identifizieren. Knapp die Hälfte aller Befragten zeichnet sich dadurch aus, dass sie zunächst gar keine oder nur eine sehr diffuse Vorstellung von dem Beruf als solchem hatten. In ihrem Begründungsverhalten können sie nicht genau darlegen, warum sie PhysiotherapeutInnen werden wollten.

Bei der **ersten Subgruppe** führt eine indirekte Begründung, warum schließlich doch die Physiotherapeutenausbildung absolviert wird/wurde, über den Umweg der Erklärung, warum nicht Medizin, Logopädie, Ergotherapie, Pflege, Sportlehrer oder ein „Bürojob" als Beruf gewählt wurde. Durch die Abgrenzung zu anderen Berufsgruppen gelingt es, die Erklärung für die Berufwahl bzw. die positiv überzeugenden Aspekte des gewählten Berufes herzuleiten. Anhand des folgenden Zitates lassen sich diese Abgrenzungen deutlich erkennen.

Text: A\C, Position: 15 – 15 , Code: Motivation für die Ausbildung

> *„Also ich bin allgemein jetzt nicht jemand, der immer alles hundertprozentig durchkaut, bevor er damit anfängt so, ... aber ich hab mich, wollte mich auch ein bisschen eigentlich überraschen lassen, ja, also zu Ihrer Frage zurück, was es letztendlich wirklich war, ich glaub, dass ich gedacht hab praktisch, 'ne Berufswahl zu treffen, bei der ich halt, wie gesagt, irgendwie Theorie und Praxis ein bisschen verbinden könnte und selber noch in Bewegung bin, und auch ... vielleicht nachher mir ein breites Berufsspektrum erhofft habe. Ich sag mal, jemand, der jetzt irgendwie ein bestimmtes Helfersyndrom oder so hat, da kann man also auch in die Pflege gehen oder so weiter, aber ich hab mir einfach so im physiotherapeutischen Bereich, auch grade, was da noch alles dazu kommt, mit der ganzen Wellness-Schiene und tausend Sachen, hab ich mir einfach ein breiteres Spektrum erhofft, und hab auch einfach gedacht, dass das halt ein guter Grundstock für mich sozusagen ist. Und man kriegt ja auch mit, dass so Fortbildungen eigentlich letztendlich kein Ende nehmen können, wenn man will, und hab eigentlich nachgedacht, dass da mein Spektrum wesentlich breiter ist, als in vielen andern Bereichen. ... und Medizin zum Beispiel hätte mir jetzt das Studium zu lange gedauert, , aber ich ... glaube, eigentlich (war) ich wenig interessiert an psychischen Problemen und so weiter von andern, von daher, das spielt schon so in der Ergotherapie oder Psychotherapie oder so, solche, spielt schon 'ne große Rolle."*

Hier wird auf vielfache Weise deutlich, wie die „indirekte" Begründung hergeleitet wird. Zum Einen rechtfertigt A/C die begrenzte Vorkenntnis von dem Beruf damit, sich überraschen lassen zu wollen, zeigt aber auch die Hoffnung, eine gute Möglichkeit gefunden zu haben, ein „bisschen Theorie und Praxis" zu verbinden. Darüber hinaus werden mehrere Abgrenzungen zu benachbarten Disziplinen unternommen: das Medizinstudium würde zu lange dauern (eine sehr häufige Begründung, die die befragten PhysiotherapeutInnen angegeben haben, warum sie nicht Medizin studieren), die Pflege sei ein zu sehr auf Helfen ausgerichteter Beruf und die Ergotherapie sei zu psychisch orientiert. Herauskristallisieren lassen sich drei Aspekte, die dann als motivationale Faktoren angebracht werden. Dieses sind zum Einen die Tatsache, selber in Bewegung bleiben zu können, also keiner sitzenden Tätigkeit nachgehen zu müssen, zum Anderen eröffnet sich als berufliche Perspektive ein breites Spektrum (was jedoch noch sehr unkonkret bleibt), gekoppelt an die Möglichkeit einer beruflichen Weiterentwicklung im Sinne immerwährender Fortbildungen. Darüber hinaus wird hier bereits ein Bereich der physiotherapeutischen Identität angesprochen, mit und am Körper arbeiten zu können, ein Aspekt, der an anderer Stelle dieser Arbeit aufgegriffen wird.

Die **zweite Subgruppe** zeichnet sich dadurch aus, dass sie ebenfalls bei Beginn der Ausbildung noch keine Einblicke in das Berufsbild hatte, aber keine Erklärungsversuche für die Berufswahl unternimmt, zum Teil fremdbestimmt oder durch Zufall in die Physiotherapie einmündete. Die nachstehenden Zitate verdeutlichen die Unkenntnis über den Beruf.

Text: D\Q, Position: 5 – 6, Code: Motivation für die Ausbildung

> *„Gut, also zur Physiotherapie bin ich rein zufällig gekommen, ich wollte Medizin studieren, und mein Vater hat mir gesagt, ich hab 'nen Ausbildungsplatz für dich in 'ner Physiotherapieschule, fängste da an, dann haste was Abgeschlossenes, kannste immer noch hinterher Medizin studieren. Ich wusste nicht, was Physiotherapie ist."*

Text: E\T, Position: 13 – 13, Code: Motivation für die Ausbildung

> *„Also wie ich zur Physiotherapie gekommen bin, das ist mir ehrlich gesagt ein bisschen peinlich. Es ist entstanden in einem Schul-, also man muss doch so'n Schulpraktikum machen, irgendwie in der 10. Klasse oder so, und ich erinnere mich sehr wohl, dass ich in der Aula gesessen habe und gedacht habe, Scheiße, was machst du? Was trägst du da jetzt ein? Und das einzige, was ich wusste, war, dass ich halt nicht in so'n Büro will oder in die Bank, das war 'ne grauenhafte Vorstellung für mich, aber ansonsten wusste ich gar nichts, und hab dann zufällig gesehen, dass meine Nachbarin auf diesen Zettel schrieb, sie wollte in eine Krankengymnastik-Praxis. Ich hab sie dann gefragt, was ist das? Und die Gute konnte mir das aber auch nicht weiter erklären, also, nur sehr dürftig, aber ich hab gedacht, irgendwie klingt das nicht schlecht, das machst du einfach, das probierst du mal aus."*

Text: B\G, Position: 7 – 7, Code: Bild PT vor Berufswahl

> *„Ja, ich glaub, ich hatte gar kein Bild, mir ging's nur, ist echt blöde, um die Namen, ich hab immer gesagt, nee, Krankengymnast wollt ich nicht werden, Physiotherapeut wollt ich werden. Ich glaub, ich hatte anfangs auch noch gar keine richtige Vorstellung, außer, dass man sich mit den Patienten zusammen setzt, dann Gymnastikübungen macht, im Prinzip, aber ich hab mich trotz geringer Vorstellung da so rein gesteigert, dass ich dann wusste, nur das."*

Alle drei Studierenden geben an, keine nennenswerten Berufsvorstellungen gehabt zu haben, wobei im ersten Fall die Fremdbestimmung hinsichtlich der Aufnahme der Ausbildung hinzukommt. Es wird deutlich, dass den Befragten die Inhalte der physiotherapeutischen Ausbildung überhaupt nicht bekannt waren und/oder die Ausbildung „nur" als eine Notlösung gesehen wurde. Im zweiten Fall hat die absolute Unkenntnis über den Beruf dazu geführt, dass die Neugierde der Interviewten geweckt wurde und sie sich um einen entsprechenden Praktikumsplatz bemüht hat. Ihre Entscheidung ist ein Zufallsprodukt, wobei auch der „Klang" Krankengymnastik entscheidend war. Diesen „Klang" rückt auch die dritte Interviewte in den Vordergrund ihrer Ausführungen. Trotz der Unkenntnis des Berufes entscheidet sie sich ebenfalls aufgrund des guten Klanges der Berufsbezeichnung für diese Ausbildung. Das Prestige, welches sie in ihrer Vorstellung mit „Physiotherapie" verband, grenzt sie allerdings deutlich von „Krankengymnastik" ab und unterstreicht den gravierenden Unterschied; „Physiotherapie" ist offenkundig „mehr" oder beeindruckender als „Krankengymnastik"!

4.1.1.2 Typ: Helfer

Was der Typ „Diffus" als eher der Pflege zugehörig interpretiert, wird vom helfenden Typus als eigene Motivation okkupiert, das Helfen als Motiv für die Berufsausübung. Wobei auch hier recht unkonkret bleibt, was mit Helfen gemeint ist.

Text: A\A, Position: 3 – 3, Code: Motivation für die Ausbildung

„Aber ich wollte Menschen helfen, irgendwie muss es was sein, wo ich therapeutisch arbeiten kann irgendwie was Therapeutisches machen kann. Logopädie, Ergotherapie und Physiotherapie waren dann meine Ziele und hab ganz lange hospitiert, eigentlich ein Jahr lang in verschiedenen Bereichen, und auch gearbeitet immer wieder in den Bereichen. Und da bin ich irgendwie durch die Ambitionen zum Sport und viel laufen wollen und Sport machen bei der Physiotherapie hängen geblieben."

Text: D\O, Position: 9 – 9, Code: Motivation für die Ausbildung

„Ich sag jetzt mal, obwohl das heute ziemlich abgedroschen ist, so dieses Helfen, und ja, dieser individuelle Kontakt zu den einzelnen Menschen, und ja, einfach das wirklich auch alle Altergruppen drin waren."

Text: B\E, Position: 9 – 9, Code: Bild PT vor Berufswahl

„So dieses typische Helfersyndrom, glaub ich, hatt ich anfangs gehabt. Ich fand, es war schon mal klasse, wie man den Leuten oder den, ja, Kranken, den Patienten halt, im Leben zu irgendwas weiter helfen kann und wie man versuchen kann, was zu optimieren."

Aus den drei Zitaten geht hervor, dass die Grundintention zur Aufnahme des Berufes das „Helfen wollen" ist, also die direkte Entscheidung in einen sozialen Beruf hineinzugehen, wobei die beiden zuerst zitierten Studierenden eine Mischform der Motive angeben und in ihren weiteren Ausführungen bereits Pflege von Therapie abgrenzen. Während A/A eine intensive Auseinandersetzung mit verschiedenen therapeutischen Bereichen hinter sich gebracht hat, gibt der Typ an, in der Physiotherapie „hängen" geblieben zu sein, was metaphorisch als ein nicht aktiver Prozess gedeutet werden kann. Dieser Typ versucht trotzdem für sich begreifbar zu machen, was denn nun eigentlich das Ausschlaggebende an ihrer Berufswahl war. Hier läuft ihr Begründungsmuster vom anfänglichen „Helfen wollen" auf den Sport und die Bewegung hinaus.

Im zweiten und dritten Zitat schwingen zur Intention des „Helfen Wollens" die Komponenten der Individualität in der Beziehung zwischen TherapeutIn und KlientIn sowie die des „Nahe am Patienten Seins" sowie das „Optimieren von Funktionen" mit, d. h. hier wird u. a. bereits die körperliche Nähe zwischen Therapeut und KlientIn aufgegriffen; zum Anderen wird in den weiteren Ausführungen der Studierenden (hier nicht zitiert) die unmittelbare Nähe zur Medizin fokussiert. Auch in dem zweiten Zitat wird der „gute Klang" bzw. das Statusbewusstsein angesprochen. Darüber hinaus wird im nachstehenden Zitat die allen sozialen Berufen zugrundeliegende Geschlechtsspezifik in der Berufswahl angesprochen. In diesem Fall muss hinzugefügt werden, dass die Studentin ihre Ausbildung in der ehemaligen DDR absolviert hatte und der Beruf der PhysiotherapeutIn für „Mädchen" hochbegehrt war, PhysiotherapeutInnen waren/sind diejenigen, die einen wieder „fit machen".

Text: E\U, Position: 5 – 5, Code: Bild PT vor Berufswahl

> *„Also, es war ja so, dass zu DDR-Zeiten Physiotherapeut zu werden, für Mädchen was Besonderes war, weil es einer der Wunschberufe war. Ich hab später dann noch ganz viele Leute getroffen, die dann gesagt haben, och, Physiotherapeut, das wollt ich auch werden. es gab aber 'ne sehr beschränkte Zahl von Ausbildungsplätzen."*

4.1.1.3 Typ: Sport

Der am zweithäufigsten angegebene Grund, warum die Ausbildung zur PhysiotherapeutIn gewählt wurde, ist die Möglichkeit Medizin und Sport zu verbinden. Einige der befragten PhysiotherapeutInnen (insbesondere die der Studienmodelle Ausland und Vertiefung, vgl. Kapitel 1.8) hatten zuvor eine „Karriere" als (Leistungs-) SportlerIn hinter sich und kennen die Physiotherapie aus ihren eigenen Kontexten, wie Wettkämpfen oder der physiotherapeutisch betreuten sportlichen Aktivität. Sie möchten das Wissen um den eigenen Körper kombinieren mit ihrer sportlichen Vorerfahrung sowie mit der Nähe zum Klienten wie die folgenden Zitate zeigen:

Text: D\R, Position: 5 – 5, Code: Motivation für die Ausbildung

> *„Ja gut, also, ich hatte 'nen Medizinstudienplatz, den hab ich wieder zurückgegeben, und bin Physiotherapeutin geworden, weil ich eigentlich a) sofort oder relativ zeitig mit Patienten arbeiten konnte, b) zu der Zeit auch noch Leistungssportler war und mir das Physiotherapeutische mehr lag, weil du einfach auch viel mit Patienten umgehen kannst und durch den Sport einfach, das lag mir irgendwo mehr, du machst bissel mehr was am Patienten, du kannst halt dich auch so 'n bissel ausbelasten."*

Text: D\P, Position: 10 – 10, Code: Motivation für die Ausbildung

> *„Ja, eigentlich so vom Sport her, wenn Sport dein Leben ist, dann denkst du halt, das hat halt 'n Bezug, und das hat sich, war halt irgendwie Sportbezug, mit Leuten zusammen zu arbeiten und Sport, im Sport drin zu bleiben, mit auf Wettkämpfe gehen zu können und so Sachen halt, das war erst mal so der erste Schritt."*

Die Verknüpfung von Medizin und Sport wird für diese befragten TherapeutInnen als ausschlaggebende Motivation zum Erlernen des Berufes genannt. Hier zeigt sich, dass das bisherige „Leben als Sportlerin" in den Berufswunsch einmündet. Offensichtlich scheint aber, dass die hier Zitierten den Sport als alleinige Komponente des Lebensunterhaltes als nicht ausreichend erachtet haben und nach Alternativen rund um das Berufsfeld „Sport" Ausschau hielten. Die Frage nach der eigenen körperlichen Auslastung und die Bewegung stehen insgesamt im Vordergrund. Zwar haben die Studierenden vor ihrer Ausbildung Einblick in einen Ausschnitt der Physiotherapie gehabt, aber im Gegensatz zu dem folgenden Typus keine eigene Anstrengung unternommen, das Berufsbild intensiver und vielgestaltiger kennen zu lernen.

4.1.1.4 Typ: Konkret

Dieser Typus zeichnet sich durch relativ klare Vorstellungen über das Berufsbild aus. Diese resultieren u. a. aus der Tatsache, intensiv Informationen vor dem Beginn der Ausbildung eingeholt zu haben, z. B. durch eigene, lange Praktikumserfahrungen oder durch die Tatsache, selber KlientIn in einer physiotherapeutischen Einrichtung gewesen zu sein. Eine weitere Komponente ist die Prägung über das Elternhaus.

Text: A\D, Position: 3 – 3, Code: Motivation für die Ausbildung

„Also meine Mutter ist Physiotherapeutin, mein Vater ist Arzt, und ich bin damit im Endeffekt nun mal aufgewachsen."

Text: B\E, Gewicht: 100, Position: 5 – 5, Code: Motivation für die Ausbildung

„Und dann hab ich ein Praktikum gemacht in der 9. Klasse, in 'nem Krankenhaus und hatte da über 'ne alte Patientin Kontakt zu 'ner Physiotherapeutin, mit der sie nach 'ner langen Operation die ersten Schritte wieder gemacht hat, und das war echt so'n Aha-irgendwie-Erlebnis für mich, dass ich gedacht hab, so, mhm, Physiotherapie könnt mich ja auch interessieren. Und dann hab ich ein soziales Jahr gemacht nach dem Abitur, in 'ner neurologischen Reha-Klinik, und da hab ich mich so wohl gefühlt, und da hab ich gedacht, o.k., ich probier's jetzt einfach, ich mach's und ich merk, dass das doch absolut mein Beruf ist."

Text: C\L, Gewicht: 100, Position: 5 – 5, Code: Motivation für die Ausbildung

„Einmal ist meine Mutter medizinische Bademeisterin und Masseurin, da war schon eine gewisse Vorprägung vorhanden ...und dann halt einfach auch aus eigener Erfahrung aufgrund von 'ner Knieoperation war ich von dem Beruf sehr begeistert."

Die drei PhysiotherapeutInnen geben auf der einen Seite die Nähe zur Medizin als einen motivationalen Faktor für die Auswahl ihres Berufes an, wobei erstere und letztere durch ihre familiäre Sozialisation Einblicke in das Berufsbild bekommen haben. Sie unterstreichen, dass auch die häuslichen Gesprächsthemen sie beeinflusst, bzw. Einblicke in die Welt der Medizin und der Physiotherapie ermöglicht haben sowie die Tatsache, über den eigenen KlientInnenstatus einen Zugang zu dem Beruf gefunden zu haben. Die zweite Studierende hat durch ein langes Praktikum einen direkten Einblick in die Physiotherapie bekommen und ein „Aha-Erlebnis" gehabt hat, indem sie die unmittelbaren Erfolge durch die physiotherapeutische Behandlung erleben konnte. In ihren weiteren (nicht zitierten) Ausführungen gibt sie darüber hinaus pragmatische, familienplanerische Gründe an, warum das Medizinstudium für sie nicht in Frage gekommen ist.

Wie aus den vorgenannten Typbeschreibungen ersichtlich wird, bekommt das Berufsbild Physiotherapie in den Vorstellungen potentieller Berufsinteressierter offensichtlich erst durch einen direkten Kontakt zu PhysiotherapeutInnen eine Kontur und inhaltliche Präzisierung. Welche Gestalt dieses Bild annehmen kann, ist Gegenstand der folgenden Ausführungen.

4.1.2 Bild von Physiotherapie

An dieser Stelle wird bereits deutlich, wie die berufliche Sozialisation als PhysiotherapeutIn das retrospektiv beschriebene Berufsbild, das vor der Ausbildung vorhanden war, beeinflusst.

4.1.2.1 Typ: Diffus

Das Bild, dass die PhysiotherapeutInnen dieses Typs zeichnen ist relativ diffus und wenig konkret. Es wird nochmals verwiesen auf die Tatsache, dass persönlicher Kontakt zu einer PhysiotherapeutIn darüber entscheidet, welches Bild man entwickelt und verdeutlicht, dass die Kenntnis des Berufes vor der Ausbildung rudimentär ist. Der Beruf ist für die TherapeutInnen nicht transparent, sie gleichen mit Gymnastik- oder Aerobiclehrern ab – und wie sich aus einigen Äußerungen ableiten ließ (Text: B\G, Position 7) ist nicht bekannt, dass die Berufsbezeichnungen „KrankengymnastIn" und „PhysiotherapeutIn" einander inhaltlich entsprechen.

Text: A\C, Position: 13 – 13, Code: Bild PT vor Berufswahl

> *„So hundertprozentig gewusst hab ich das letztendlich nicht. Also ich kannte sicherlich Bereiche, so von anderen Leuten aus Erzählungen, also ich hab jetzt keinen superguten Freund oder keine Person, mit der ich in sehr engem Kontakt steh, die Physiotherapeutin ist, dass ich jetzt genau gewusst hätte, aber Teile kannt ich daraus. Also, ja, wie gesagt, ein recht breites Spektrum eigentlich, ... dieses bisschen Gymnastiklehrer-mäßige kam bei mir, man denkt schon irgendwie auch ein bisschen dran an den, so zu sagen, Aerobic-Trainer."*

4.1.2.2 Typ: Helfer

Hier wird ein recht positives Bild von PhysiotherapeutInnen gezeichnet. PhysiotherapeutInnen sind „besondere Menschen, die besondere Begabungen" haben, den Menschen ganzheitlich betrachten und versuchen, das „Gute zu fördern." Sie begleiten und fördern die Entwicklung der KlientInnen, haben Zeit für sie und fühlen sich als AnsprechpartnerInnen in allen Lebenssituationen sowohl bei physischen als auch bei psychischen Beeinträchtigungen zuständig.

Text: A\A, Position: 13 – 14, Code: Bild PT vor Berufswahl

> „*…besondere Menschen, besondere Therapeuten, die ganz besonders auf Menschen eingehen können, anders als Sportler und anders als Lehrer. Und das fand ich halt bei diesen Therapieberufen so toll, und Physiotherapie als ganzheitlicher Ansatz.., und das find ich toll, weil ich selber auch eher so'n Typ bin, der so ganzheitlich betrachtet werden will, und dann denk ich, sollte man das Patienten auch gewährleisten.*"

Text A/A, Position: 15 – 16, Code: Bild PT vor Berufswahl

> „*Dass es Menschen sind, die die Funktion des Körpers versuchen, zu verstehen, und die auch das Zusammenspiel zwischen Geist und Körper verstehen, und vielleicht auch ein Stückchen versuchen, dem (Patienten) 'nen Stoß zu geben, zu helfen im Grunde, zu gucken, wie kann ich das unterstützen, das Gute hervorheben.*"

Text: B\E, Position: 9 – 9, Code: Bild PT vor Berufswahl

> „*Es war schon mal klasse, wie man den Leuten oder den, ja, Kranken, den Patienten halt, im Leben zu irgendwas weiter helfen kann und wie man versuchen kann, was zu optimieren. Und dass man aber trotzdem sich immer wieder flexibel auf gegebene Umstände einstellen muss.*"

Text: C\K, Position: 17 – 17, Code: Bild PT vor Berufswahl

> „*Dass ich mit Leuten zusammen komme, die krank sind, und denen ich versuchen will, durch Handanlegen zu helfen, das war also damals so das einzige Bild, was ich hatte von der Physiotherapie.*"

Die vorgenannten Zitate verdeutlichen auf anschauliche Weise, welches Bild der helfende Typus kreiert. Zwar ist die Sichtweise defizitorientiert, d. h. dem Menschen muss geholfen werden, seine Funktionen im Alltag zu optimieren, die Betonung liegt aber auf der individuellen, holistischen Herangehensweise, die den eigenen Ansprüchen genüge trägt. Hier wird eine aufschlussreiche sprachlich Ausdrucksweise verwendet, indem die Therapeutin nur einen „Stoss in die richtige Richtung geben muss", d. h. der Heilungsprozess wird kraftvoll extern initiiert, um das „Optimum" für die KlientInnen zu erreichen. Das hier vorherrschende Bild von TherapeutInnen wird als sehr flexibel und ganzheitlich orientiert dargestellt. Sie haben Zeit und gehen auf die KlientInnen ein, allein das ihnen zur Verfügung stehende zeitliche Kontingent im Kontakt mit der KlientIn ist eine Besonderheit. Obwohl zwei der InterviewpartnerInnen auch hier Vergleiche zu anderen Berufen anstellen, steht nicht die Abgrenzung im Vordergrund, sondern die charismatische, altruistisch agierende, helfende TherapeutIn. Bereits im dritten Zitat wird deutlich, dass PhysiotherapeutInnen praktisch durch „Handanlegen" helfen (siehe hierzu auch Kapitel 6.1 „physiotherapeutische Identität/physiotherapeutischer Habitus"), d. h. sie haben einen sehr direkten Kontakt zum Körper des Menschen.

4.1.2.3 Typ: Sport

Das Bild, das die TherapeutInnen dieses Typs zeichnen ist deutlich durch den Sport geprägt. PhysiotherapeutInnen sind sehr sportlich, fit, bewegen sich gerne, sind „tough", sehr locker und offen. Sie haben eine besondere Art, mit Menschen umzugehen, sind in der Lage, eine angenehme Arbeitsatmosphäre zu gestalten und bewirken etwas. Ähnlich wie der helfende Typus unterstreichen diese Interviewten, dass der physiotherapeutische Umgang mit Menschen ein besonderer ist, betonen jedoch die Komponente der eigenen körperlichen Aktivität, sie „packen" an und bewirken etwas, sind dynamisch.

Text: C\L, Position: 9 – 9, Code: Bild PT vor Berufswahl

> *„Begeistert hat mich einfach, wie Physiotherapeuten mit Menschen umgegangen sind, dass man in irgendeiner Form etwas bewegen konnte und bewegen kann, und dass man nicht viel Langeweile in diesem Job hat, weil er so abwechslungsreich ist ... in unserer Schule war immer dieser Standardspruch, weil wir gern mit Menschen zu tun haben und gern Sport treiben, also irgendwie diese Verknüpfung, Menschen zu helfen und selber in Bewegung zu sein."*

Text: B\E, Position: 13 – 13, Code: Bild PT vor Berufswahl

> *„So dieses Aktive mehr, und dann auch vielleicht mehr direkt am Patienten, ich sag immer anpacken."*

Text: B\F, Position: 6 – 6, Code: Bild PT vor Berufswahl

> *„Das war'n sehr lockerer Umgang, also mir hat auch der Umgang zwischen Physiotherapeut und Patient dann sehr gut gefallen, wir waren ja eigentlich topfit und alle gesund, das war halt, die haben uns massiert, die haben uns weitergeholfen beim Training, ja, ...und auch der Umgang, so der, ja die, wie sagt man, die Atmosphäre, die herrschte, eigentlich, was ich gut fand."*

Text: E\S, Position: 12 – 12, Code: Bild PT vor Berufswahl

> *„Ein relatives Klischeebild hatt' ich so, die taffe Physiotherapeutin, die dann sportlich ist."*

4.1.2.4 Typ: Konkret

Die Konturen des Bildes von Physiotherapie sind hier etwas schärfer und umfassender, da der Einblick in die berufliche Praxis der PhysiotherapeutInnen bereits vor Aufnahme der Ausbildung aktiv in Form eines Praktikums gewählt wurde. Was diese PhysiotherapeutInnen besonders beeindruckt, ist ebenfalls der spezielle Umgang und die Interaktion mit den PatientInnen, die Persönlichkeit und das Charisma der TherapeutInnen, ihre Art und Weise, KlientInnen zu motivieren, aber auch die Fähigkeit eine Differenzierung zwischen psychischen und physischen Ursachen vornehmen zu können. Die zu erzielenden Erfolge beeindrucken ebenso wie die Tatsache, über „Bewegung in Kontakt mit Leuten" zu kommen. Das Bild, das diese PhysiotherapeutInnen vor der Ausbildung also entwickelten, ist (ebenfalls) sehr durch den Erstkontakt geprägt worden. Vermutlich existieren ebenso viele Bilder von Physiotherapie, wie es TherapeutInnen gibt. Es zeigt sich, dass das Bild über den Erstkontakt mit einer PhysiotherapeutIn gewonnen wird und primär von der Persönlichkeit der TherapeutIn im Sinne einer Vorbildfunktion geprägt ist. Teilweise sehen die BerufsaspirantInnen ihre eigenen (erwünschten) Fähigkeiten bzw. Persönlichkeitsmerkmale in den TherapeutInnen widergespiegelt.

Text: A\B, Position: 11 – 11, Code: Motivation für die Ausbildung

„Diese Erfolge haben mich beeindruckt. Und beeindruckt hat mich auch, die Leute irgendwie an sich, das waren irgendwie Typen, die da irgendwie gearbeitet haben die waren einfach total offen und dies Zwischenmenschliche stimmte einfach so. Und ich glaub, wenn der jetzt irgendwie ein Idiot gewesen wär, dann wär ich vielleicht nicht in die Richtung gegangen. Ich glaub, ich hab ein zu positives Bild gehabt, und damals dacht ich halt auch so, ja, das sind alles voll die Helden und die können da jetzt heilen."

Text: E\W, Position: 11 – 11, Code: Motivation für die Ausbildung

„Ja, mich hat fasziniert diese Arbeit mit den Leuten zusammen und dass man mit Bewegung Kontakt zu den Leuten bekommen hat. Also zum Beispiel, ein Patient kam immer mit Rückenschmerzen und die Physiotherapeutin hat mir dann am Ende der Therapie gesagt, dass, sie macht eigentlich nicht so direkt das, was man an Ursachen, was er an Ursachen eigentlich zeigt oder was auf dem Rezept steht, sondern hat gemerkt, dass das psychisch bei ihm ist, dass es einfach nicht an den körperlichen Symptomen liegt."

Text: E\T, Position: 13 – 13, Code: Bild PT vor Berufswahl

„Dieses Praktikum hab ich dann in so'ner Praxis gemacht mit so'ner ganz alten, also die muss damals so um die 60 gewesen sein, total drahtigen für die Zeit so ganz typischen Krankengymnastin, so mit Turnvater-Jahn-mäßig mit Stab und Keule und so, aber diese Frau, die hat mich so fasziniert, so in ihrer Art, dass ich gedacht habe, das versuchst du mal."

Zusammenfassend kann festgehalten werden, dass nahezu die Hälfte der befragten TherapeutInnen vor Aufnahme der Ausbildung kaum eine Vorstellung von dem Beruf der PhysiotherapeutIn hat und knapp ein Drittel über den Sport eher zufällig auf das Berufsbild gestoßen ist. Die Nähe zur Medizin, das Helfende und das Sportliche des Berufes formen mit dem zentralen Moment der Bewegung und des körperlichen Kontaktes ein diffus positives Bild von dem Beruf der PhysiotherapeutIn. Ein Teil der TherapeutInnen dagegen bringt eigene Erfahrungen und recht konkrete Vorstellungen und Bilder von dem zu erlernenden Beruf mit. Als bemerkenswert, weil typenübergreifend, lässt sich die Orientierung am Erfolg durch die Behandlung bzw. des direkten

Wirksamwerdens (sie bewegen, legen „Hand" an und „packen zu") durch therapeutische Intervention festhalten. Das Bild, das durch die PhysiotherapeutInnen mit Praktikumserfahrung gezeichnet wird, wurde im Wesentlichen durch das positive Charisma der TherapeutInnen beeinflusst. Äußerungen wie, das sind alles „voll die Helden, die auch wirklich heilen können", charakterisieren dieses auf eindrucksvolle Weise. Die PhysiotherapeutInnen, die bereits vor zehn bis 20 Jahren ihre Ausbildung absolviert haben, sind teilweise vor der Aufnahme der Ausbildung noch durch das „alte, Turnvater-Jahn-mäßige" Bild geprägt worden. Nachfolgend sind die wesentlichen Merkmalsausprägungen der einzelnen Typen von Motiv und Bild zusammengefasst. Die Frage, die sich unmittelbar im Anschluss stellt, ist die nach der Veränderung dieses Bildes durch Ausbildung, Berufseinstieg bzw. Berufstätigkeit.

4.1.2.5 Zusammenfassende Übersicht: Motiv + Bild kombiniert

Typen:	Diffus	Helfend	Sportlich	Konkret
Motiv für die Ausbildung	Diffus, nicht vorhanden, abgrenzend	Helfen wollen, altruistische Intention	Verbindung von Sport und Medizin	geprägt durch die genaue Vorstellung
Bild von Physiotherapeuten	unklar, Aerobictrainer, Gymnastiklehrer	Menschen mit besonderen Begabungen, fördern das Gute, sind Ansprechpartner, die ganzheitlich durch „Hand"-anlegen helfen	fit, tough, sportlich, bewegen sich gerne, haben eine besondere Art mit Menschen umzugehen	Besonderer Umgang und Interaktion zwischen Therapeutin und Patientin, Charisma der PT und ihre Erfolge, Differenzierung zwischen Psyche und Physis, über Bewegung Kontakt zu Menschen halten

Wenn man diese Berufswahlmotive einmal vergleicht mit dem Antwortverhalten beispielsweise kanadischer Physiotherapiestudierender (in Kanada ist die Ausbildung grundsätzlich auf akademischem Niveau angesiedelt), so lassen sich deutliche Unterschiede feststellen. In der Veröffentlichung von Öhman/Solomon/Finch (2002) gaben die befragten Studierenden als motivationale Faktoren, warum sie sich für den Beruf „Physiotherapie" entschieden hatten, die guten Jobzugangsmöglichkeiten und ein entsprechendes Gehalt sowie ein gutes Ansehen des Berufes an. Weitere Aspekte waren die interessanten Inhalte des Berufes, das Helfende, das Interesse an Sportverletzungen und die Beeinflussung durch die „peers". Gerade in ersteren Parametern unterscheiden sie sich wesentlich hinsichtlich ihrer Berufswahl von den PhysiotherapieschülerInnen in Deutschland. Weiterhin kommen Öhman et al. zu dem Schluss, dass den BerufsaspirantInnen in Kanada transparent ist, was sich hinter dem zu erlernenden Beruf verbirgt – auch hier ein deutlicher Unterschied zu den deutschen KollegInnen.

4.1.3 Bewertung der fachschulischen Ausbildung durch die Studierenden

Mit dem studentischen (Rück-)Blick auf die eigene Ausbildung als PhysiotherapeutIn skizzieren die Befragten in vielfältiger Weise Problemfelder, die sich ihnen während ihrer Ausbildung eröffnet haben. Die folgenden Ausführungen beschreiben, anhand welcher Kriterien sie die eigene Ausbildung beurteilen, welche Einflussgrößen und Parameter sie angeben, und welche Bereiche sie als besonders bemerkenswert aufgreifen.

Wie bereits in der Darstellung der soziodemographischen Daten gezeigt wurde, reicht das Spektrum der Absolvierung der Ausbildung von der Gleichzeitigkeit von Ausbildung und Studium und bis hin zu bereits 20-jähriger Berufserfahrung. Da erst 1994 (mit endgültiger verbindlicher Umsetzung im Jahr 1997) eine Vereinheitlichung der Ausbildung mit der neuen Ausbildungs- und Prüfungsordnung (AprO) eintrat, ist zu berücksichtigen, dass in dieser Untersuchung PhysiotherapeutInnen befragt wurden, die zum Teil unterschiedliche Ausbildungsverläufe absolviert haben.

Die Einschätzung der Studierenden hinsichtlich ihrer Ausbildung ist insofern sehr beeindruckend, als dass sie auf die offen gehaltene Frage, sich rückblickend zu ihrer Ausbildung zu äußern, eine eher verhaltene bis negativ-differenzierte Einschätzung abgeben. Nach Durchsicht der Interviews zeigte sich, dass diejenigen Befragten, die vor 1994 entweder an einer staatlichen Physiotherapieschule begonnen oder abgeschlossen haben, in ihrer Beurteilung sehr viel moderater, differenzierter und relativ optimistischer sind als ihre jungen KollegInnen. Die Einflussgröße Ost- bzw. Westdeutschland schien hier keinen Einfluss auf das Antwortverhalten zu haben. Diese Gruppe wird deshalb in der folgenden Auswertung als der „Berufserfahrene Typus" gesondert von den „NovizInnen" betrachtet. In den Ausführungen zu ihrer Ausbildung haben die Studierenden die folgenden Kategorien konstituiert:

- die inhaltliche Ausgestaltung der Ausbildung und die Lehrmethoden,
- die Rolle der Lehrenden und das vermittelte Wissen,
- die Betreuung von Seiten der Schule während der praktischen Einsätze,
- die Selbstbewusstseinsbildung und Entwicklung der Sozialkompetenz,
- die Gesamteinschätzung (die Ausbildung geht aufgrund ihrer Realitätsferne am eigentlichen Ziel, kritikfähige, kompetente und reflektierte TherapeutInnen auszubilden, die sich auf den Berufsalltag vorbereitet fühlen, vorbei).

Bevor sich an dieser Stelle den einzelnen Kategorien zugewandt wird, wird ein für das Antwortverhalten der TherapeutInnen – sowohl für die Berufserfahrenen als auch die NovizInnen – typisches Zitat wiedergegeben, welches den Beginn der Ausbildung mit hoher Motivation und viel Enthusiasmus kennzeichnet. Diese überaus positive Einstellung zu Beginn verändert sich dann im Verlauf der Ausbildung und erfährt eine Negativwende im Sinne der Desillusionierung und Ernüchterung.

Text: C\N, Position: 13 – 13, Code: Bewert. Ausbildung

> *„Ich hab einfach die Ausbildung genossen, also ich muss sagen, ich fand einfach die Ausbildung sehr, sehr interessant und es hat mir einfach unheimlich viel Spaß gemacht. Aber was jetzt wirklich speziell dann auf einen zukommt, da ist man dann noch recht blauäugig, sag ich mal so. Vielleicht steckt auch doch noch ein bisschen mehr Idealismus, in der Ausbildung hat man ja immer viel Motivation, viel Idealismus, das wird ja dann hinterher noch so'n bisschen runtergebrochen."*

4.1.3.1 Reflexion der NovizInnen

Im Folgenden sind zunächst die Antworten der zum Teil noch nicht berufserfahrenen (da zurzeit noch in Ausbildung und/oder Studium befindlichen) PhysiotherapeutInnen, anhand der oben genannten Kategorien ausgewertet worden.

4.1.3.1.1 Die inhaltliche Ausgestaltung der Ausbildung und die Lehrmethoden

Den meisten Studierenden ist zu Beginn der Ausbildung nicht bekannt, mit welchen Inhalten und Anforderungen sie sich während der Ausbildung auseinandersetzen werden. Sie empfinden die Ausbildung als sehr hart, fordernd und auslastend, so dass zum Teil keine Zeit bleibt, sich Gedanken über andere Dinge zu machen. Ein geringer Teil berichtet, dass sie auch noch heute uniforme, vorgeschriebene weiße Kleidung – auch im theoretischen Unterricht – tragen müssen/mussten. Der hohe quantitative „Input" wird anfänglich gleichgesetzt mit der Qualität der Ausbildung, jedoch in der Retrospektion wieder relativiert, und die Qualität an anderen Kriterien festgemacht.

Die Kritik, die die Studierenden bezüglich ihrer fachschulischen Ausbildung anbringen, richtet sich insbesondere auf das Verschulte an der Ausbildung sowie auf die geringen Entfaltungs- und Wahlmöglichkeiten im Hinblick auf die Umsetzung der eigenen Interessenslagen. Diese Kritik äußern insbesondere diejenigen Studierenden, die gleichzeitig Studium und Ausbildung absolvieren.

Text: A\C, Position: 95 – 95, Code: Bewert. Ausbildung

> *„Also es sind sehr viele kleine verschiedene Fächer oft, und, da wünsch ich mir eigentlich, ich würd mir eigentlich wünschen, dass es da mehr Wahlangebote zum Beispiel geben würde. Als Beispiel, es ist bestimmt wichtig, dass ich irgendwie weiß, wie, dass ich auch Teile wie die der Gynäkologie kenne, ich aber ganz genau weiß, dass ich niemals, glaub ich, Physiotherapeut in der Gynäkologie werde. Für mich ist es ehrlich gesagt, nicht so wichtig [...]. Ich würd's doch schön finden, wenn man, alle sprechen letztendlich von Spezialisierung danach und alle reden von Fortbildungen und ...während der Ausbildung also wird das*

> *eigentlich wenig zugelassen, dass man sich vorher vielleicht schon ein bisschen orientiert, obwohl es bestimmt gut ist ...].*"

Fast 70 % der NovizInnen würde das Ausbildungssystem mit seiner jetzigen Struktur und seinen Inhalten komplett revidieren wollen, damit es eine Orientierung an der Alltagsrealität der TherapeutInnen erfährt. Veraltetes Wissen soll durch praxisrelevante Fächer ersetzt werden, damit es nicht für teures Geld über die Teilnahme an Fortbildungen unmittelbar nach Abschluss der Ausbildung erworben werden muss.

Text: A\D, Position: 91 – 91, Code: Bewert. Ausbildung

> *„Also jetzt das ganze Prüfungssystem, Staatsexamen und so, das find ich, sollte mal wieder überdacht werden und mal wieder, erst recht jetzt auch im Bezug zur FH wieder, mal angepasst werden so auf den Stand, also wir werden halt, zum Beispiel in einem Fach wie Massage, dass man als Physiotherapeut nun einfach in der Klinik sehr wenig macht, weil, die haben Masseure angestellt so, darin werden wir dreimal geprüft, wir haben zwei Prüfungen jeweils nach dem ersten und nach dem zweiten Semester jeweils 'ne Prüfung und danach im Staatsexamen noch mal 'ne Prüfung, und das ist irgendwie ein bisschen Zeitverschwendung."*

Darüber hinaus verweisen sie ausdrücklich auf die Dilemmasituation, dass die Inhalte der Ausbildung nicht mit den in der Berufspraxis erforderlichen Methodenkompetenzen bzw. dem Technikrepertoire einhergehen, denn sie stellen in Frage, ob es für die BerufsanfängerInnen fair ist, dass sie nach der Absolvierung der Ausbildung eine Vielzahl von Fortbildungen belegen müssen, um überhaupt einen Arbeitsplatz zu bekommen.

Text: A\B, Position: 75 – 75, Code: Bewert. Ausbildung

> *„Und ich wünsch mir zwar schon 'ne Rundum-Ausbildung, aber ich seh es eigentlich nicht ein, dafür nachher viel Geld für mögliche Fortbildungen auszugeben, wenn die Leute dann sagen aus der Praxis nachher, ja, mit dem Fach hatt ich auch nur in der Ausbildung zu tun."*

Weiterhin kritisieren sie die wenig flexibel gehaltene Art der Unterrichtsgestaltung, wünschen sich einen mehr problemorientierteren Ansatz in der Lehre im Austausch zur vorherrschenden Methode des Frontalunterrichts, der Trichtermethode und des Auswendiglernens. Eine der Interviewten spricht in diesem Zusammenhang an, in der Ausbildung das Denken verlernt zu haben und deutet bereits hier einen motivationalen Faktor für die Aufnahme des Studiums an. Sie hebt hervor, dass sie sich weder mit der Art der Vermittlung der Ausbildungsinhalte einverstanden erklärt noch einen Zugewinn durch die Ausbildung äußert, sondern im Gegenteil einen deutlichen Rückschritt zu ihrer bisherigen Lernbiographie feststellt.

Text: C\L, Position: 27 – 27, Code: Bewert. Ausbildung

> *„Weil halt auch die Ausbildung in den letzten Zügen nicht das befriedigt hat, was ich mir auch drunter vorgestellt hab, es war vor allem, dass man das Denken verlernt hat in der Ausbildung. Es geht in der Ausbildung zu sehr da drum, dass man was auswendig lernen muss, aber man muss es nicht verstehen, was man da auswendig lernt, und dementsprechend, was sind zwei Drittel (meiner Klasse), die die Möglichkeit hatten, noch studieren zu gehen, sind studieren gegangen."*

Zwar wünschen sich die Studierenden, wie erkennbar ist, schon eine „Rundum"-Ausbildung, d. h. die Integration aller Ausbildungsinhalte, entwickeln jedoch aufgrund des „Anreißens" jeder Thematik ein defizitäres Gefühl hinsichtlich ihrer therapeutischen Methodenkompetenzen. Darüber hinaus vermissen sie die Begründung, warum ein Fachbereich ausgeweitet wird, andere jeweils nur rudimentär als Ausbildungsinhalte vorkommen. Noch weniger einleuchtend erscheint, warum viel Geld für Fortbildungen nach Berufsbeginn ausgegeben werden muss, wenn die Fortbildungsinhalte im Austausch zu veraltetem Wissen in die Ausbildung integriert werden könnten. Das folgende Zitat ist verallgemeinerbar für die befragten NovizInnen:

Text: A\A, Position: 79 – 80, Code: Bewert. Ausbildung

> *„...sowieso so dieses Ding der Ausbildung, dass man alles ankratzt. Aber das macht es verdammt schwer, man ist nicht kompetent, wenn man fertig ist, man hat ganz viel gelernt, aber man kann nicht sagen, das kann ich jetzt und das mach ich jetzt immer, sondern, dann muss ich unbedingt noch 'ne Bobath-Ausbildung machen. Und das kostet sehr viel Geld und ich hab grad meine Ausbildung hinter mir und muss schon wieder, und das find ich sehr, sehr schwierig. Da würd ich mir vielleicht wünschen, dass das noch vertiefender wär"*

4.1.3.1.2 Die Rolle der Lehrenden und das vermittelte Wissen

Die Rolle der Lehrenden und ihre persönliche und fachliche Kompetenz spielen gerade für die in der Ausbildung befindlichen PhysiotherapeutInnen einen wesentlichen Einflussfaktor für die Entwicklung der eigenen fachlichen Kompetenzen und ihrer eigenen persönlichen Entwicklung. Das Charisma des Lehrenden beeinflusst, im Sinne des Modelllernens (vgl. Öhman et al 2002, Bandura 1996), auf mannigfaltige Weise das zu entwickelnde Interesse für eine der jeweiligen Fachrichtungen; kann der Lehrende nicht für das Fach begeistern, so überträgt es sich auf die SchülerInnen.

Text: E\W, Position: 83 – 83, Code: Bewert. Ausbildung

> *„Also ich hab immer nur gedacht, ich werd nie Neurologie niemals (machen), weil wir da keinen Dozenten hatten, der uns begeistern konnte also der uns auch, es war nichts Griffiges, aber da (in einem Praktikum) hatt ich 'nen Praktikanten, der also kurz vor seiner Prüfung stand, und der hat mich dort begeistert. Das war ganz komisch."*

Die Studierende spricht nicht nur an, dass sie nicht durch den jeweiligen Lehrenden begeistert werden konnte, sondern gerade in dem schwierigen Fachbereich Neurologie weder etwas „Griffiges", d. h. genaue Anleitung, konkretes Wissen um den Umgang mit KlientInnen an die Hand bekommen hat. In diesem Interview wird bereits die Kritik an der mangelnden Betreuung in den praktischen Einsätzen – in diesem Fall in der Neurologie – angesprochen. Sie wundert sich über die Tatsache, dass ein Schüler quasi die Aufgabe der Lehrenden bzw. Mentoren übernommen und es geschafft hat, ihre Begeisterung für die Neurologie zu wecken.

Fünf von 10 befragten NovizInnen merken in ihren Ausführungen kritisch an, dass das vermittelte Wissen nicht fächerübergreifend sondern „schubladen-" konform gelehrt wurde oder wird, d. h., dass vernetztes Denken nicht gefördert bzw. gefordert wird. Das bedingt, dass die Demonstration ihres Wissens und Könnens jeweils in Abhängigkeit des prüfenden Lehrers erfolgt(e), was einer klassischen Lehrendenzentrierung entspricht. Die Studierenden greifen hier die noch vorherrschende Problematik der klassischen Aufteilung (in Anlehnung an die Medizin) in die unterschiedlichen Fächer der Physiotherapie auf (wie z. B. Orthopädie, Chirurgie, Neurologie etc) die einen ganzheitlichen Ansatz in der Behandlung der KlientIn verhindern.

Text: C\M, Position: 59 – 59, Code: Bewert. Ausbildung

> *„Also was ich überhaupt nicht gut fand, war, was ich grade schon gesagt hab, dass man, je nach Lehrer gucken musste, was mach ich..?, Dass, wenn ich mit dem einen Lehrer losgehe, dass ich wusste, was ich zu zeigen hab, und dass ich, wenn ich mit dem anderen Lehrer losing, wusste, was der sehen wollte. Und da hab ich mir eben, da hab ich gedacht, das kann ja irgendwo nicht wahr sein oder das geht nicht."*

Fast durchgängig, aber insbesondere von AbsolventInnen von privaten Schulen, wird angegeben, dass gerade die von den Ärzten gelehrten Fächer wenig mit der physiotherapeutischen Alltagsrelevanz zu tun haben, da das Verständnis der Mediziner für das Berufsbild Physiotherapie fehlt bzw. ihnen nicht transparent ist, was PhysiotherapeutInnen überhaupt tun. Somit ist der inhaltliche Zuschnitt auf die Berufsgruppe nicht möglich. Außerdem beschränken die Mediziner die Weitergabe des Wissens, wenn sie dieses als nicht mehr für die Physiotherapie relevant erachten, und dieser Teufelskreis trägt mit zur defizitorientierten Verortung der TherapeutInnen bei. Jedoch verweisen die Studierenden bereits an dieser Stelle auf die Ausnahmen im medizinischen System. Sowohl PädiaterInnen als auch NeurologInnen scheinen ein sehr viel differenzierteres Bild von Physiotherapie zu haben, als ihre übrigen KollegInnen – auch hier spielt der unmittelbare Kontakt zur Physiotherapie die ausschlaggebende Rolle.

Text: E\W, Position: 57 – 58, Code: Bewert. Ausbildung

> *„Die Ärzte, die ihre Vorträge nicht so richtig auf die Physiotherapie zugeschnitten haben, die einzige, die wirklich das richtig auf die Physiotherapie zugeschnitten hat, war unsere Pädiaterin, weil sie Kontakt hatte mit Physiotherapeuten und mit Physiotherapeuten auch zusammen gearbeitet hat, ... es war einfach*

> *schade, dass man so, so'n Lehramt nicht richtig besetzt. Also dass die meisten Dozenten Chirurgen oder die überhaupt keinen Bezug zu unserm Beruf hatten, weil ihre Vorlesung ist wahrscheinlich für Medizinstudenten abgehalten und so abgerattert hatten, so kam uns das dann manchmal vor, und manchmal hatten wir aber, also wir hatten auch einen Lehrer, der eben, oder 'nen Arzt, der dann eben gesagt hat, das hier sind Ihre Grenzen, mehr müssen Sie nicht wissen. Wo man doch manchmal auch Fragen hatte und weil man grade ein Beispiel hatte aus der Praxis. Das müssen Sie nicht wissen. Sie sind doch nur Physiotherapeuten."*

Die Studierende, die bereits oben (C/L) im Hinblick darauf zitiert wurde, das Denken in der Ausbildung verlernt zu haben, erweitert diese negative Einschätzung, indem sie den Lehrenden vorwirft, ihre Wissensmacht absichtlich auszunutzen, indem sie zum Einen nicht ihr ganzes Wissen weitergeben und zudem den SchülerInnen Steine in den Weg legen, damit diese in keinem Fall ein größeres Wissen erlangen als die Dozenten selbst. Interessanterweise erwähnen Studierende zweier weiterer Fachhochschulen ähnliche Sachverhalte, die ihnen aber nicht während der Ausbildung, sondern während des Studiums widerfahren sind. Hier deutet sich ein Phänomen an, das auf das Selbstbild der PhysiotherapeutInnen (siehe Kapitel 4.3.2 „physiotherapeutisches Selbstbild") hinweist und die Beziehung von Wissen, Macht und mangelndem Selbstbewusstsein und Professionalisierung/Professionalität andeutet.

Text: C\L, Position: 33 – 33, Code: Bewert. Ausbildung

> *„Dass guten Schülern zu viel Steine in den Weg gelegt wurden, die sollten nicht besser sein, als ihre Ausbilder, das sind so Tendenzen, wie ich schon öfters bei Physiotherapeuten entdeckt hab [...] ist es sehr schwer, von Physiotherapeuten irgendwas aus dessen Erfahrungsschatz zu bekommen, also das soll man sich am besten alles selbst erarbeiten, und noch mal von neu anfangen, anstatt man vielleicht mit deren Hilfe auf ein viel, auf ein etwas höheres Niveau anfangen könnte, aber das schmälert ja dann das eigene Ego, wenn man das abgeben müsste, und, ja, das waren so die Dinge, also dass man das Denken verlernt hat, und dass guten Leuten Steine in den Weg gelegt worden sind, die sollten, man sollte nicht anfangen, selber zu denken, da wurde man schon schön klein gehalten."*

Diese Studierende erhebt massive Vorwürfe gegen ihre Lehrenden, denen sie unterstellt, aus egoistischen Prestigegründen ihr Wissen nicht vollständig weiterzugeben. Ganz allgemein bemängeln die NovizInnen, dass ihnen vornehmlich Erfahrungswissen, aber kein wissenschaftlich untermauertes Wissen in der Ausbildung offeriert wurde/wird, sie Erfahrungswissen als weniger relevant einstufen und vermehrt fordern, dass sich die Lehrkräfte mit wissenschaftlich fundierten Kenntnissen in der Physiotherapie auseinandersetzen.

4.1.3.1.3 Betreuung von Seiten der Schule während der praktischen Einsätze

Ein weiteres, wichtiges Kriterium zur Beurteilung der Ausbildung ist die Betreuung in den praktischen Einsätzen. Da die praktischen Einsätze je nach Schule und Angliederung an klinische Einrichtungen sehr differieren, sollen hier die beiden auffälligsten Unterscheidungen hervorgehoben werden. Diejenigen SchülerInnen, die jeweils einen halben Tag in einem klinischen Einsatz verbringen und die zweite Hälfte des Tages in der Schule, sind deutlich zufriedener mit der Betreuung (sowohl durch Lehrenden der Schule als auch durch die vor Ort befindlichen MentorInnen), als diejenigen, die jeweils sechswöchige praktische Einsätze en bloc absolvieren. Erstere fassen zusammen, dass die Verzahnung von praktischer Tätigkeit und Schule einen großen Vorteil im Hinblick auf unmittelbare Reflexion bietet, wobei in den Ausführungen nicht ganz deutlich wird, ob mit „Reflexion" mehr als nur Rücksprache gemeint ist.

Text: C\N, Position: 41 – 42, Code: Bewert. Ausbildung

> *„Also wir hatten das halt so, dass wir vormittags halt 'n halben Tag Praktikum hatten und hinterher Schule, und das war halt 'ne ganz glückliche Konstellation, man konnte sich halt reflektieren, man hatte sofort Rücksprache."*

70 % der studierenden NovizInnen, die ihre praktischen Einsätze jeweils sechs Wochen en bloc absolvier(t)en, bemängeln deutlich die zum Teil fehlende Anleitung vor Ort, sowohl das „Ausgenutzt werden" als billige Arbeitskraft als auch die bescheidene Betreuung von Seiten der Schule. Sie berichten nicht nur, dass sie sich in ihren lernenden Jahren und gerade in den praktischen Einsätzen „allein" mit der KlientIn gelassen fühlen, keine Unterstützung erhalten, sondern als vollwertige „Arbeitskräfte" mit dem gleichen abzuleistenden Arbeitskontingent wie ihre ausgebildeten KollegInnen bedacht werden.

Text: E\S, Position: 42 – 42, Code: Bewert. Ausbildung

> *„Meistens belief's sich doch darauf, dass man die Verordnungen in die Hand bekommen hat, und wenn Rückfragen waren, konnte man die noch stellen und das war's. Es sei denn, es waren wirklich mal Probleme da, starke Probleme, die sich auch mündlich nicht haben regeln lassen, dann sind zwei der Lehrer oder Betreuer auch mal mitgegangen zum Patienten, aber das war es an sich. Völlig daneben fand ich die Betreuung von Seiten der Schule."*

4.1.3.1.4 Selbstbewusstseinsbildung und Entwicklung der Sozialkompetenz

Was die NovizInnen insbesondere bewegt und regelrecht bestürzt, ist die Tatsache, dass die Ausbildung mit insgesamt 60 Stunden Unterricht für die Fachbereiche Psychologie, Pädagogik und Soziologie nicht den nötigen Rahmen zur Entwicklung der Sozialkompetenz geschweige denn der moralisch-ethischen Kompetenz bietet.

Unter Sozialkompetenz verstehen sie die Entwicklung von sog. Softskills wie die Fähigkeit zur Kommunikation, interdisziplinärer Zusammenarbeit, zur Reflexion, die Entwicklung eigener Denk- und Begründungsstrategien (clinical reasoning) sowie die Übernahme von Verantwortung.

Text: E\V, Position: 60 – 80, Code: Bewert. Ausbildung:

> „...auch so am selbständigen Arbeiten, sie müssen lernen Verantwortung zu tragen und Entscheidungen zu treffen, das ist in der Schule gar nicht gewesen, irgendwo behandelt man das und gut."

Insbesondere aber heben sie hervor, dass sie sich im Umgang mit der KlientIn, in der TherapeutIn-KlientIn-Interaktion, in der Nähe-Distanz-Problematik, in der theoretischen Entwicklung und praktischen Umsetzung psychologischer und psychosozialer Umgangsformen und Strategien allein gelassen und überfordert fühlen, und sie sich ausschließlich auf ihre Intuition verlassen müssen. Ihre Intuition aber nicht das theoretische Hintergrundwissen lässt sie erkennen, dass der „Patient mal wieder eine Krise" hat! Daneben sprechen sie auch an, dass der Zuschnitt der sozialwissenschaftlichen Fächer auf die Physiotherapie nicht adäquat gestaltet ist und damit viel von der inhaltlichen Bedeutung dieser Fächer für die physiotherapeutischen Belange verloren geht.

Text: A\A, Position: 76 – 77, Code: Bewert. Ausbildung

> „Wir haben es (Psychologie) als Fach, aber es ist halt eins dieser Laber-Fächer, ne, so was als Laber-Fach verschrien ist, und ich glaub, uns ist dann eben als Unterrichtsbesucher nicht klar, dass das so wichtig ist, das ist so schade, das könnte einfach interessanter gestaltet werden, und grade Psychologie ist so verdammt wichtig, dass man versteht, was der da vor mir hat und nicht, ja ja, das ist der Patient XY, der hat mal wieder seine Krise."

Text: E\V, Position: 132 – 138, Code: Bewert. Ausbildung

> „Zum einen denk ich, es soll so was wie Kommunikationstraining oder wie man's auch immer nennen will, sollte mit dabei sein, ... ja, man sitzt denn hier mit seinem Befund so, bei den Praktika und krampft sich da einen ab. Das ist, meine ich, völlig ungünstig, und gibt ein völlig falsches Bild irgendwie, Dass auch nicht jeder (Patient) gleich angesprochen werden möchte und ja, wo man dafür doch ein bisschen auch sensibel damit umgehen muss so, man hat auch mal Nebenerkrankungen und dass sie einem nicht unbedingt erzählen, dass sie inkontinent sind oder so, dass ihnen das auch peinlich ist, das wird da völlig übersehen. Die haben vielleicht ihre Nebenwirkungen und die aufzuzählen und dann ist gut, aber nun mit den Patienten als Mensch umgehen und so auch auf jeden seine Intimsphäre so, dass vielleicht auch nicht jeder überall angefasst werden möchte so, da gibt's Patienten, wenn man so im Leistenbereich massiert oder so, das kommt völlig zu kurz.. Auf jeden Fall, da ist man als Schüler überhaupt nicht drauf vorbereitet. Weiß vielleicht, so die und die Übung könntest du in dem Fall machen, aber der Patient ist immer nur das Krankheitsbild und nie der Mensch, das müsste in der Ausbildung doch noch mehr sein. Ich hätt mir auch mehr Behandlungen

gewünscht, aber wo vielleicht vorbehandelt wird und wo nachher so gesagt wird, das und das wird den und den Gründen gemacht oder auch jemand zuguckt und sagt, oder fragt vielleicht, warum hast du das so gemacht, und dann sagt, ich hätte die Sachen anders gemacht, aus dem und dem Grund."

Gerade letzteres Zitat greift eine ganze Reihe an Kritikpunkten auf, insbesondere aber die Brisanz der KlientIn-TherapeutIn-Interaktion. Die Studierende spricht hier von einem Erlebnis während ihres fachpraktischen Einsatzes, welches verdeutlicht, dass sie erst durch Selbsterfahrung an die Grenzen der Intimssphäre der KlientIn gestoßen ist. Sie ist nicht über Sachverhalte der Nähe-Distanz Problematik informiert, weiß auch die Reaktionen der KlientIn zunächst nicht zu deuten. Die KlientIn wird nicht als Mensch, sondern als Krankheitsbild betrachtet. Die Studierende beschreibt außerdem, wie die „Abarbeitung" des ausführlichen Befundbogens an der therapeutischen Wirklichkeit vorbeigeht, „man krampft sich einen ab" und auf der Suche nach möglichen Nebenerkrankungen wird das Wesentliche nicht erkannt. Gleichzeitig spielt sie hier auf die clinical-reasoning-Kompetenz an, also auf die reflektierte und reflektive Auseinandersetzung mit therapeutischem Handeln, welches nach ihrer Ansicht in der Ausbildung weder gefördert noch gefordert wird.

Im Zusammenhang mit den vorgenannten fehlenden Kompetenzen thematisieren die befragten TherapeutInnen, ein Defizit in ihrem Selbstbewusstsein zu entwickeln, insbesondere im Erstkontakt mit der KlientIn. Hinzukommt ihre Einschätzung, dass sie sich nicht in der Lage fühlen, die eigene Leistung, die eigenen Fähigkeiten und Fertigkeiten adäquat einzuschätzen. Ganz besonders unterstreicht das zweite der folgenden Zitate, dass die Therapeutin zum Ende ihrer Ausbildung eigentlich noch keinen „Wert" hat, was sich in der eingeschränkten Entwicklung eines gesunden Selbstwertgefühls und –bewusstseins ausdrückt. Die Zitate zeigen die Weiterentwicklung der subjektiv empfundenen, defizitären Entwicklung auf.

Text: C\N, Position: 29 – 29: 43 – 44, Code: Bewert. Ausbildung

„Man wird ja doch recht allein gelassen. In der Ausbildung hört man ja nichts davon, das Selbstbildnis, was man sich macht, macht man sich alleine."
„Man müsste eigentlich selbstbewusster in den Beruf starten, [...]. dass man da ein bisschen selbstbewusster auftritt. Ob's im Umgang mit Patienten ist, ob's im Umgang mit Kollegen, mit Chefs ist, vielleicht in diesem Bereich, dass man sich da halt nicht so unterbuttern lässt."

Text: A\B, Gewicht: 100, Position: 79 – 79, Code: Bewert. Ausbildung

„Das ist ein bisschen schade, find ich, dass man eigentlich noch nicht so viel wert ist, mit dem Abschluss, den man hat, man ist zwar fertig, aber irgendwie auch nicht."

Insbesondere das erste Zitat verweist auf das Selbstbild, das die TherapeutInnen von sich zeichnen. Dieses Selbstbild und die Identitätsbildung werden gesondert in eigenen Kapiteln aufgegriffen. Erkennbar wird jedoch an dieser Stelle, dass die

Entwicklung eines professionellen beruflichen Selbstbewusstseins und Selbstverständnisses offensichtlich nicht durch die Ausbildung geschieht, sondern erst durch die berufliche Praxis.

4.1.3.1.5 Was heben die TherapeutInnen als positiv an ihrer Ausbildung hervor?

Leider haben die Studierenden mit der Retrospektion sehr viel weniger positive als kritische Anmerkungen und Einschätzungen hinsichtlich ihrer Ausbildung getätigt. Zwei wesentliche Besonderheiten heben sie jedoch hervor: als deutlich positiv bezeichnen die befragten NovizInnen den guten und ausgiebigen Praxisbezug und das „Handwerkszeug", mit dem sie an die KlientInnen herangehen können. Handwerkszeug wird gleichgesetzt mit der technischen Methodenkompetenz, wobei allerdings an dieser Stelle daran erinnert werden kann, dass sie die technischen Kompetenzen zuvor als ergänzungswürdig bezeichnet haben. Aus metaphorischer Sicht ist die Ausdrucksweise „Handwerkszeug" hervorzuheben, da es sich um ein Werkzeug handelt, das nicht nur mit der Hand bedient wird, sondern die Hand als solches ist das Werkzeug der PhysiotherapeutInnen und eines der herausragenden und zentralen Identifikationsparameter im Sinne der hands-on-therapy, wie sich im Kapitel 6.1 „Physiotherapeutische Identität/physiotherapeutischer Habitus" belegen lässt. Das Positive der Ausbildung wird in einen deutlichen Kontext mit dem Studium gebracht, indem die Studierende das System, zunächst eine handwerkliche Ausbildung zu absolvieren und nachfolgend ein Studium ergänzen zu können, für sinnvoll erachtet.

Text: C\N, Gewicht: 100, Position: 39 – 40, Code: Bewert. Ausbildung

> *„Ich fand einfach dieses Modell in Deutschland gar nicht so verkehrt, dass man sagt, man macht halt 'ne grundständige Ausbildung ganz normal, lernt halt das Handwerkszeug, die Techniken, beschäftigt sich mit Medizin, wendet das vielleicht erst mal an und überlegt dann, was fehlt mir."*

Eine weitere NovizIn hebt generell in der Unterscheidung zu andern Schulen ihre eigene besonders hervor, denn sie hat offensichtlich im Austausch mit anderen KollegInnen bereits die unterschiedlichen Qualitäten in der Ausbildung kennen gelernt und abgeglichen. Besondere Relevanz nimmt für sie die Organisation der Praktika und die Betreuung durch die Schule ein, sowie die Kompetenz ihrer DozentInnen im Hinblick auf die praktische Ausbildung.

Text: A\A, Position: 51 – 51, Code: Bewert. Ausbildung

> *„An der Ausbildung begeistert hat mich die Vielfalt, und, speziell an unserer Schule begeistert mich die Qualität der Ausbildung, also dass man doch auch in Unterhaltung mit andern Physios von andern Schulen merkt, wie hochwertig unsere Dozenten unterrichten und wie hochwertig unser Unterricht ist durch die viele Praxis, die wir erlernen und durch diese tollen Praktikumsplätze, die wir haben. Das find ich enorm, und ich find's auch toll, wie viel Praktikumsplätze*

wir haben, dass die gesichert sind von vornherein, und dass es im Rotationsverfahren läuft, und auch, wenn man mal zwischendrin denkt, verdammt noch mal, das nervt und, ach ich will nicht länger in der Geriatrie sein, das ist gut, es ist für irgendwas gut. Und das stellt man zwar immer erst hinterher fest, aber so, ich denke, es ist wirklich schön, wie's organisiert ist."

4.1.3.2 Reflexion der Berufserfahrenen

Wie beschreiben nun die berufserfahrenen TherapeutInnen ihre Ausbildung und in welchen Bereichen unterscheiden sie sich deutlich von den NovizInnen?

Wie eingangs bereits erwähnt, machen die erfahrenen TherapeutInnen (Ausbildungsende bis 1997) ihre Beurteilung der Ausbildung an genau den gleichen Kategorien fest wie ihre jüngeren KollegInnen, äußern sich jedoch insgesamt etwas gemäßigter.

Die Befragten aus den **östlichen Bundesländern** unterscheiden sich durch ihre Schwerpunktsetzung nur geringfügig von denen aus dem Westen. Sie sprechen zwar davon, pädagogisch ausgebildete Lehrkräfte (MedizinpädagogInnen) gehabt zu haben, monieren jedoch die veralteten Wissensbestände sowie die Art der Unterrichtsführung, darüber hinaus das mangelnde Technikrepertoire und die mangelnde Vermittlung von Sozialkompetenz. Zudem wird ein Bild von Physiotherapie gezeichnet, dass die PhysiotherapeutInnen als die „Quäler bzw. die ganz Harten" darstellt, die die KlientIn entmündigen, indem sie ihr eigenes Wissen vordergründig als einzig relevantes herausstellen. Trotz der Kritik an ihrer Ausbildung spricht eine der Studierenden aus den östlichen Bundesländern ähnlich wie ihre Kollegin aus dem Westen an, dass sie durch ihre Ausbildung einen Grundstock bekommen hat, an dem sie sich in ihrer Anfangszeit hat orientieren können; jedoch verweist sie darauf, dass sie sich von dem durch die Schule vorgegebenen Umgang mit der KlientIn sehr frühzeitig distanziert und sich des Dogmatismus in ihrer Ausbildung sehr schnell entledigt hat.

Text: E\U, Position: 31 – 31, Code: Bewert. Ausbildung

„Grade unsere Krankengymnastik-Lehrerin, das war so, glaub ich, die prägendste Figur in der Schule, die war sehr gradlinig, sehr streng, hatte Ausbildungsunterlagen, die wohl, ja, schon sehr oft benutzt waren, weil sie so fasrige Blätter hatte, also, sprich, da ist nicht viel verändert worden und das war eigentlich schon in der Ausbildung klar, dass vieles von dem, was sie versuchte, uns einzutrichtern, in der Praxis einfach nicht mehr so anwendbar ist, oder überhaupt nicht, [...] man doch in der, in der Zusammenarbeit mit den Patienten oder in der Arbeit mit dem Patienten dann seinen Weg finden muss und sicherlich nicht den von ihr vorgeschlagenen. So nach dem Motto, ich bin der Therapeut, ich bin der Quäler, und es wird gemacht, was ich sage, das war so 'ne ganz Harte. Obwohl ihr Unterricht und diese Art, einzutrichtern, schon 'nen Grundstock gelegt hat, also, das konnte man dann einfach, auch wenn man vieles übertrieben, als übertrieben angesehen hat und gedacht hat, schon wieder, ob die Hand nun hier liegt oder da, aber das war nun dieser Drill."

Von ähnlich alt tradierten und eingeschliffenen Wissensbeständen und konservativen Methoden haben die **Befragten, die im ehemaligen Westen** ausgebildet wurden, zu berichten. Eine der Studierenden erläutert darüber hinaus, dass während ihrer Ausbildung nicht nur eine strikte „Kleiderordnung" herrschte, sondern die SchülerInnen auch vor Ort wohnen mussten. Die im Laufe ihres Berufslebens erworbene Sozialkompetenz lässt sie den Mangel an sozialwissenschaftlichen Inhalten in der Ausbildung anmerken (hier muss ergänzt werden, dass die vor 1994 begonnene Ausbildung im Westen so gut wie gar keine sozialwissenschaftlichen Inhalte vorsahen – anders als im Osten) sowie den nicht vermittelten professionellen Umgang mit KlientInnen. Die zitierte Studierende verortet diese Sichtweise im „historischen" Kontext. Sie beschreibt die Ausbildung ebenfalls als sehr hart, ausschließlich praxisorientiert, ohne Konzeptorientierung, jedoch mit deutlichen Richtlinien für die KlientInnenbehandlung. Diese Richtlinien lassen sich auf zweierlei Art beurteilen: die negative Seite zeigt, dass das konsequente Festhalten an alt tradierten Behandlungen die KlientIn bzw. das Individuum gänzlich ignoriert und ihm z. T. Schaden zufügt (wie sie ausführlich an einem Beispiel erläutert) sowie an der Tatsache, dass die Studentin in ihrem bisherigen Leben – bis auf ihre Ausbildungszeit – keine Rückenschmerzen hatte, die positive ist, dass den SchülerInnen vermeintlich ein Grundstock an die Hand gegeben wird, an dem sie sich „festhalten" können. Dieses stärkt das Selbstvertrauen im Umgang mit den KlientInnen und erleichtert so den Einstieg in die Arbeit. Sie beschreibt, wie ihr dieser Grundstock, „von dem sie alsbald nichts mehr gemacht hat" den Einstieg in die Klientenarbeit erleichtert hat.

Sehr reflektiert geht sie mit der Frage um, inwiefern die Ausbildung sich so stark an der Medizin orientieren muss oder sollte, wobei sie einen Vergleich zu ihrem eigenen abgebrochenen Medizinstudium vornimmt. Sie kritisiert das Faktenwissen und Auswendiglernen und dass das Begreifen von Zusammenhängen keinen Platz hat, sieht aber generell Faktenwissen als unabdingbare Grundlage für die Physiotherapie.

Text: E\T, Position: 47 – 47, Code: Bewert. Ausbildung

> *„Also ich hatte das Gefühl, als ich auf die freie Wildbahn so entlassen wurde, dass ich durchaus Grundwerkzeug mitgekriegt habe, also ich fühlte mich nicht furchtbar unsicher, als ich dann am Patienten stand. Es gab damals noch, sehr klare Richtlinien. Für bestimmte Krankheitsbilder wurden einfach zumindest an der Schule bestimmte Herangehensweisen vermittelt. Ich hatte zumindest immer so'n Grundplan im Kopf. Davon hab ich alsbald nichts mehr gemacht, aber es war zumindest so, dass ich irgendwie so 'n Gerüst hatte, an dem ich mich irgendwie immer festhalten konnte.*
>
> Position: 49 – 49 *Obwohl ich da im Nachhinein auch echte Katastrophen erlebt habe (in der Ausbildung, also ich bin mir im Nachhinein sicher, dass ich praktisch dabei gewesen bin, wie eine meiner Lehrerinnen mir etwas vorgemacht hat am Patienten und ihm in diesem Moment 'n Bandscheibenvorfall provoziert hat, was aber eben einfach mit dieser Herangehensweise damals zu tun hatte. Es war mir relativ schnell klar, dass einige Dinge, die ich da gelernt habe, schlicht und ergreifend falsch gewesen sind. Es war mir aber klar, weil ich vor*

> *meiner Ausbildung nie Rückenschmerzen gehabt habe und auch danach nie, aber während der ganzen Ausbildung.*
>
> Position: 51 – 51 *und dadurch konnt ich also am eigenen Leibe erfahren, wie es vielleicht nicht sein soll. Was ich ein bisschen schade finde, dass die Ausbildung so sehr stark an der Medizin orientiert ist. Ich weiß allerdings nicht, ob man das wirklich ändern kann, weil der Nachteil an der Medizin, durch mein Studium eben ist mir das ja auch noch mal bewusst geworden, ist, dass man so furchtbar viele Fakten auswendig lernen muss, so dieses, also diese kausalen Zusammenhänge und übergreifenden Sachen eigentlich zu kurz kommen. Auf der andern Seite ist es ja nun mal auch 'ne Fülle an Wissen, die irgendwie, ja, also viele Dinge muss man eben einfach wissen, das seh ich bis heute, das hat sich nicht geändert, also anatomische, physiologische Grundkenntnisse sind eben wichtig."*

Sowohl die Prägung durch die jeweils Lehrenden und damit Entwicklung bestimmter Interessensbereiche hat sich vor 10 Jahren (Vergleich NovizInnen und Berufserfahrene) genauso dargestellt, als auch die positive Einschätzung der Verknüpfung von praktischer Tätigkeit halbtags und Schule (vgl. hierzu die Auswertung der NovizInnen).

Ähnlich wie die NovIzinnen thematisieren auch die Berufserfahrenen, dass die Entwicklung des beruflichen Selbstbewusstseins und der beruflichen Identität während der Ausbildung nicht angebahnt wird. Ihre augenscheinliche Kompetenz hängt von der Fähigkeit ab, „sich gut verkaufen zu können". Das „sich verkaufen können" sehen die Studierenden als persönlichkeits- und nicht qualifikationsbedingt. Eine der Studierenden verweist hier auf den Wesenszug einiger PhysiotherapeutInnen, den sie offenkundig durch ihre lange Berufserfahrung kennen gelernt hat und stellt einen Zusammenhang zwischen der Ausbildung und der Ausprägung dieses Wesenszuges her. Zudem greift sie das antizipierte Fremdbild „Massagemäuschen" (vgl. auch Kapitel 4.3.3 „antizipiertes Fremdbild") auf.

Text: D\P, Position: 24 – 24, Code: Bewert. Ausbildung

> *„...ist sehr persönlichkeitsabhängig, und sehr selbstbewusstseinsabhängig, , es gibt Leute, die sind fachlich supergut, können sich nicht verkaufen, werden als kleines Massagemäuschen dargestellt, es gibt Leute, die haben wenig drauf, können sich gut verkaufen und sind dann der Hero, also ich denk, das ist persönlichkeitsabhängig, das wird in unserer Ausbildung nicht gefördert, ein sehr großes Selbstbewusstsein zu erlangen."*

Was die berufserfahrenen Studierenden als überaus positiv dargestellt haben, ist das sogenannte „Anerkennungsjahr". Dieses Anerkennungsjahr, welches sich nach der damals zweijährigen schulischen Ausbildung angeschlossen hat, ist von allen als ein ganz wesentlicher Zwischenschritt zwischen schulischer Ausbildung und endgültigem Einstieg in das Arbeitsleben gesehen worden Hier war in einem geschützten Rahmen mit feststehendem Status der „noch zu Betreuenden" viel Raum für die Exploration des neuen Arbeitsbereiches, der eigenen Entwicklung im Umgang mit

KlientInnen, der eigenen Kompetenzentwicklung in fachlicher als auch persönlicher Hinsicht gewährleistet. In diesem Anerkennungsjahr sind offensichtlich wesentliche Defizite der Ausbildung ausgeglichen worden und haben den sog. „Praxisschock", auf den im nachfolgenden Kapitel eingegangen wird, reduziert.

Text: E\S, Position: 60 – 60, Code: Bewert. Ausbildung

> *„Das (Anerkennungsjahr) war sehr gut, also ich fand's auch im Nachhinein mit am lehrreichsten, also, im direkten Patientenkontakt und mit der Betreuung, da hat man wesentlich mehr gelernt als in den ganzen Praktika während der Ausbildung."*

Die gleiche Studierende reflektiert im Rückblick eine weitere positive Seite ihrer Ausbildung, das Phänomen der Körperlichkeit. Sie betont, dass sie es als sehr sinnvoll erachtet hat, dass in der Ausbildung so offen mit dem nackten menschlichen Körper umgegangen wurde. Sie erinnert sich daran, wie sehr sie anfänglich schockiert durch dieses Erlebnis war, hält es aber für eine unabdingbare Voraussetzung im Umgang mit den KlientInnen. Je mehr natürlichen Umgang mit dem menschlichen Körper die TherapeutIn selber erfahren hat, umso natürlicher und umsichtiger kann sie in der therapeutischen Interaktion handeln. Einen ähnlichen Effekt berichten einige Studierende bei der Einschätzung ihres Studiums, welches sie nach niederländischem Modell absolvieren.

Text: E\S, Position: 70 – 70, Code: Bewert. Ausbildung

> *„Gut fand ich, dass von Anfang an, ohne wenn und aber, sehr offen mit Körper umgegangen wurde, dass wir uns gegenseitig, ja, eigentlich auch des öfteren nackt im Hydro oder so gesehen haben, wobei jeder schon noch die Möglichkeit hatte, da seinen Badeanzug oder was anzuziehen, was am Anfang halt schockierend war, aber ich denke im Nachhinein, kann man am Patienten dadurch, durch so was viel selbstverständlicher damit umgehen und es ist für den Patienten angenehmer."*

Eine weiterer Unterschied zwischen NovizInnen und Berufserfahrenen ist der Umgang oder die Betrachtung von Erfahrungswissen. Während die NovizInnen sehr viel „bewiesenes", wissenschaftlich untermauertes Wissen einfordern, so äußern sich die Berufserfahrenen kritischer. Auch sie fordern, den neuesten Wissensbestand mit in die Ausbildung einfließen zu lassen, und auch die Lehrenden sind aufgefordert, sich mit den neuesten Erkenntnissen auseinander zu setzen, sie schätzen aber hinsichtlich der Physiotherapie viele Bereiche als noch nicht beweisbar ein bzw. plädieren eindeutig dafür, das Erfahrungswissen nicht völlig in Frage zu stellen.

Text: C\M 100, Position: 62 – 63, Code: Bewert. Ausbildung

> *„Erfahrungswissen soll jetzt nicht ausgetauscht werden gegen evidenzbasiertes Wissen, also ich denk schon, dass es, dass es Sachen gibt, da wird's unheimlich schwer sein, das wissenschaftlich nachzuweisen"*

Die berufliche Erfahrung lässt sie zu der Erkenntnis gelangen, dass es sich bei dem in der Ausbildung vermittelten Wissens und hier ist zunächst explizites Wissen angesprochen – nur um ein „Halbwissen" handelt, welches aber allzu oft als absolut hingestellt wird. Dieses spielt für alle Befragten eine große Rolle im Hinblick auf das Selbstbewusstsein- bzw. die Ernüchterung, die sie nach der Beendigung der Ausbildung erfahren. Hier liegt wiederum eine enge Verknüpfung mit der Tatsache vor, dass man „nicht weiß, was man kann" und auch die eigenen Grenzen des Wissens nicht eingeschätzt werden können, und sich dieses zudem negativ auswirkt auf die Zusammenarbeit mit benachbarten Berufsdisziplinen. Dieser Tatsache wird in dem folgenden Kapitel „Berufseinstieg" genauer nachgegangen.

Einen weiteren Schwachpunkt in der Ausbildung deckt eine Berufserfahrene auf, indem sie bemängelt, in der Ausbildung nicht gelernt zu haben, wie man adäquate Berichte an den Arzt oder auch an andere Disziplinen schreibt, dass man nicht lernt, sich entsprechend auszudrücken bzw. schriftlich und mündlich zu kommunizieren. Sie gleicht dieses Defizit mit der Berufsgruppe der ErgotherapeutInnen ab und stellt fest, dass diese Berufsgruppe nicht nur in diesem Hinblick weiter in ihrer Entwicklung ist.

Text: D\P, Position: 82 – 83, Code: Bewert. Ausbildung

> *„Wir mussten auch die Berichte schreiben für die Ärzte, das ist zum Beispiel auch was, was in die Ausbildung sollte, denk ich, wie schreib ich 'n Bericht, was gehört da rein, wie soll ich mich ausdrücken, weil in den Berichten, wir lernen das ja nicht, also, klar macht man 'n Befund, und man schreibt das dann hin, aber wenn ich 'n Bericht an die Kasse oder an den Arzt schicke, Ergos sind da super, wir überhaupt nicht. Also ich fühl mich nicht kompetent darin, ich hab's nicht gelernt."*

Fasst man die von den allen Studierenden geäußerte Kritik bzw. die Kriterien für eine gelungene Ausbildung zusammen (vor dem Hintergrund einer bereits erfolgten Studierendensozialisation), so müsste eine Ausbildung folgende Punkte beherzigen:

- Die Fächer mit geringerer Praxisrelevanz würden reduziert.
- Dokumentation und das Verfassen von Berichten würde integriert.
- Fortbildungsinhalte würden vermehrt in die Ausbildung integriert und ein neutraler Einblick in den Fortbildungsbereich würde gewährt.
- Es würde Transparenz hinsichtlich der Gewichtung der Ausbildungsinhalte bestehen.
- Lehr- und Lernformen würden neuen erziehungswissenschaftlichen Kenntnissen angepasst werden, Problemorientierung, SchülerInnenzentrierung müssten eingeführt werden.
- Die Lehrenden würden sich je nach Fachgebiet sowohl durch fachpraktische, methodische und/oder theoretische sowie pädagogische Kompetenz auszeichnen.
- Die Bezugswissenschaften müssten einen für Physiotherapie relevanten Bezug aufweisen, d. h. die Inhalte der Psychologie müssten auf die Relevanz des physiotherapeutischen Alltags zugeschnitten werden.

- Es müsst ein realistisches Bild der Physiotherapie bereits in der Ausbildung vermittelt werden.
- Die Ausbildung müsste Selbstbewusstseins- und Identitätsbildung fördern.
- Die Integration psychologischer, pädagogischer sowie sozialwissenschaftlicher Fächer im Hinblick auf Sozialkompetenzentwicklung müsste deutlich verstärkt werden.
- Die Integration gesundheits- und berufspolitischer Grundlagen zur Identitätsbildung und Verortung im Gesundheitssystem sollte gewährleistet sein.
- Die Integration von Grundlagen wissenschaftlichen Arbeitens müsste erfolgen.
- Die Integration ethisch und moralischer Grundsätze wird gefordert.
- Die Betreuung in den fachlichen Einsätzen müsste einheitlich und verbindlich geregelt werden und der Einsatz in Praxen für Physiotherapie müsste ein integraler Bestandteil der Ausbildung sein, da die Mehrzahl der PhysiotherapeutInnen zukünftig nicht mehr in Kliniken arbeiten wird.
- Der Einstieg in das Berufsleben sollte so geregelt sein, dass er verbindlich durch einen Mentor begleitet wird, der bestimmten Aufgabe wie Supervision, Förderung der Reflexion etc. nachzukommen hätte.

4.1.4 Berufseinstieg als Hürde?

Der Berufseinstieg konfrontiert die examinierten PhysiotherapeutInnen mit einer neuen, ungewohnten Situation. In Abhängigkeit von der Art des Arbeitsplatzes und der Persönlichkeit der TherapeutIn wird dieser Berufseinstieg sehr unterschiedlich empfunden und führt bei der Hälfte der Befragten nachfolgend zu weitreichenden Konsequenzen in ihrer Weiterentwicklung. Wie bereits in der Beurteilung der Ausbildung ersichtlich gewesen ist, äußern knapp 80% der befragten TherapeutInnen, dass sie zum Ende der Ausbildung hin ein defizitäres Gefühl im Hinblick sowohl auf ihre beruflichen als auch sozialen Kompetenzen entwickelt haben. Äußerungen wie, „also, was die fachlichen Kompetenzen anbelangt, hab ich mich in den ersten zwei Jahren sehr unwohl gefühlt", „ich hatte den Eindruck, ich kann nichts und ich werd es vielleicht auch nie lernen", „wenn du von der Schule kommst, kannst du ja quasi nichts", „also, ich fühlte mich direkt nach der Ausbildung überhaupt nicht in der Lage, zu behandeln" stellen dar, dass die PhysiotherapeutInnen den Einstieg in ihr Berufsleben als eine Hürde, als einen möglicherweise auch angstbesetzten Schritt gesehen haben – in einschlägiger Literatur auch als „Praxisschock" bezeichnet. Sie fühlten sich zum Teil überfordert, das in der Ausbildung erworbene Wissen auf die therapeutische Intervention zu übertragen und stießen immer wieder an ihre eigenen Grenzen, da sie auf die Diskrepanz zwischen Ausbildung und Arbeitsanforderung nicht vorbereitet waren. Die Aussagen der berufserfahrenen Studierenden lassen sich anhand von drei Zitaten typisieren. Sie orientieren sich an der Art des ersten Einsatzes in der Berufspraxis.

Der erste Typ, **Typ Praxis** genannt, begann seine physiotherapeutische Karriere in einer physiotherapeutischen Praxis, die keine spezielle fachliche Ausrichtung aufwies. Der Einstieg ins Berufsleben zeichnete sich durch eine generelle Überforderung der Therapeutin aus, die zunächst vordergründig aufgrund der „Fließbandarbeit", d. h. aufgrund der Masse der anfallenden Behandlungen im 30 Minuten Takt, zur Desillusionierung und letztendlich zu einem Wechsel des Arbeitsplatzes führte.

Die TherapeutInnen, die dem zweiten Typ, **Typ Orthopädie** zugeordnet werden können, waren ebenfalls mit anderen Vorstellungen in das Berufsleben eingetreten als dann in der Realität vorgefunden. Auch sie wurden ins „kalte Wasser" geworfen, sind aber in einem Rehabilitationszentrum oder einer anderen Einrichtung mit orthopädisch-traumatischer Ausrichtung tätig. Die TherapeutInnen fühlten sich fachlich durch die Schule "relativ" gut vorbereitet für diese Tätigkeit. Insbesondere berichten dies die Studierenden, die vor der Einführung der neuen APrO ihre Ausbildung absolvierten, da sie sich an Richtlinien orientieren konnten, die sie jedoch sehr schnell im Verlauf ihrer beruflichen Praxis modifizierten. Sie meisterten die hohe Arbeitsbelastung, obwohl ihr Arbeitsrhythmus mit 25 Minuten pro KlientIn noch gedrängter ausfiel, fanden jedoch Unterstützung bei den KollegInnen. Eine der berufserfahrenen TherapeutInnen zeigt die Schwierigkeiten des Berufseinstiegs anhand des Umgangs mit dem in der Ausbildung als „absolut" vermittelten Wissens, der damit verbundenen Abgrenzung gegenüber den Medizinern und der Reflexion der eigenen Sozialkompetenzen.

Der dritte Typ, **Typ Neurologie**, wechselte nach der Ausbildung in eine neurologische Klinik, und nach anfänglichen Schwierigkeiten, dem Gefühl, allein gelassen zu sein, fand sie sehr gute Unterstützung, um sich in einem geschützten Rahmen zu entwickeln. Sie beschreibt die Schwierigkeiten ihres Berufseinstiegs primär mit dem Fokus der nicht ausreichenden Sozialkompetenz.

Im Folgenden werden die Ergebnisse der Interviewauswertung anhand der vorgestellten Typen dargestellt und hinsichtlich der Thematik „Berufseinstieg als Hürde" analysiert.

4.1.4.1 Typ 1: Praxis

Die Studierende beschreibt ihren Arbeitseinstieg in eine Physiotherapiepraxis. Die Konfrontation mit dem strengen Arbeitsrhythmus, zum damaligen Zeitpunkt noch ein 30-minütiger Wechsel der KlientInnen (heute steht der einzelnen Therapeutin in der Praxis z. T. nur eine Behandlungszeit von 20 Minuten oder weniger pro KlientIn zur Verfügung- Anmerkung der Verfasserin), die geringe Vor- und Nachbereitungszeit, die nicht vorhandene Unterstützung durch ArbeitskollegInnen sowie die Verantwortung gegenüber der einzelnen KlientIn haben dazu geführt, dass die Therapeutin bereits nach kurzer Zeit so demotiviert ist, dass sie sich entschließt, den Arbeitsplatz zu wechseln. Sie spricht davon, dass die BerufsanfängerInnen in der Praxis niemandem wirklich gerecht werden können aufgrund der geringen Behandlungszeit – weder der KlientIn geschweige denn ihrem eigenen qualitativen Anspruch – und möglicherweise auch nicht dem Arzt oder der Vorgesetzten. Um ihre ehemalige Vorstellung des Berufes aufrechterhalten zu können bzw. wiederzubeleben, wechselte sie die Arbeitsstelle. In der Klinik fand sie deutlich bessere Arbeitsbedingungen vor, die sie sowohl hinsichtlich ihrer praktischen Arbeit als auch der weiteren Qualifizierung in ihrem Beruf motivierten.

Text: C\N, Position: 17 – 17, Code: Berufserfahrung/-tätigkeit

„Im ersten Berufsjahr ging's mir halt schon recht schlecht, weil ich mir halt da der Verantwortung bewusst geworden bin, die ich halt an Patienten gegenüber habe, man hat halt schon in einem 30-Minuten-Takt gearbeitet, in einer Praxis mit wenig Vorbereitungs- und Nachbereitungszeit, und das stellte sich für mich dann doch recht unbefriedigend dar, ... da wurde halt weder, weniger die Qualität (der Behandlung) halt in den Vordergrund gestellt, sondern wirklich die Masse musst es halt bringen, dass die Praxis halt läuft, und ja, das war für mich einfach nicht zufrieden stellend. ...irgendwie hatt' ich das Gefühl, eigentlich keinem so richtig gerecht werden zu können.

Position: 45 – 46, Code: Berufserfahrung/-tätigkeit: *Nach einem Jahr hab ich dann halt meine Stelle gewechselt, bin von 'ner Praxis dann ins Akutkrankenhaus gewechselt mit Ambulanz, und das war für mich eigentlich ganz angenehm, hab dann halt dort im Krankenhaus angefangen, weiter wieder Fortbildungen zu machen."*

4.1.4.2 Typ 2: Orthopädie

Dieser zweite Typ zeichnet sich durch die Aussage aus, „man sollte darauf vorbereitet werden, dass man weiß, was man weiß", also durch die realistische Einschätzung der eigenen Kompetenzen. Die TherapeutInnen dieses Typs berichten, dass sie sich fachlich durchaus auf den Einstieg in eine orthopädisch-traumatologisch ausgerichtete Arbeitsstelle (wie z. B. ein Rehazentrum) vorbereitet fühlten. Die Arbeit umfasste eine 40 Stunden Woche, teilweise auch mehr, teilweise bis abends um zehn Uhr und wies eine ähnliche „Fließbandarbeit" auf wie die des Typs „Praxis". Im Gegensatz zu jenem ist es jedoch nicht die Masse bzw. die Fliessbandarbeit, die sie als problematisch hervorhebt, sondern sie greift die beim ersten Typ zum Teil unterschwellig anklingenden Themen von Selbstbewusstsein, Selbstüberschätzung, Wissen und Abgrenzung auf.

Text: D\P, Gewicht: 100, Position: 36 – 37, Code: Bewert. Ausbildung

„Ich hab von morgens bis abends gleich Patienten gehabt ... und grad als Berufsanfänger, wo man sich unsicher noch fühlt, sind die kommunikativen Möglichkeiten, die man hat, und psychologischen Möglichkeiten, die man hat, ganz, ganz wichtig, grade im Umgang mit gestandenen, im Beruf gestandenen Patienten, um sein Selbstbewusstsein nicht zu verlieren am Anfang, und damit, um auch den Erfolg zu gewährleisten, weil sonst bringt ihm das nichts oder ihr das nichts, und mir das auch nichts, ... bei uns wurde es zwar angesprochen, was es

für, was es also in der Psychologie, was es da für Modelle gibt, aber die Umsetzung ist grad für Berufsanfänger, denk ich, sehr wichtig. Weil im Krankenhaus, wenn man Ausbildung macht, ist es einfach was anderes, wenn man halt die TEP durch die Gegend schiebt, oder wenn man halt mit wirklichen gestandenen Leuten in der Praxis zu tun hat, wo man einfach 'n ganz anderen Druck entgegengebracht bekommt ... und kritischer Umgang zu dem, was man gelehrt bekommt, gut, man braucht erst mal 'ne Grundlage, um überhaupt arbeiten zu können, das ist klar ... Also so Sachen, dass man, man hat 'ne taffe Ausbildung, also, man kann sofort anfangen zu arbeiten, aber man sollte vielleicht sich mit dem Rauslehnen ein bisschen zurückhalten. Ich mein, ich hab's ja genauso gemacht, aber man wird dann doch kleinlauter, je mehr man dann doch Einblick bekommt, also das ist so einfach so'ne Erfahrung, ja, auch diese klassische, gegen den Arzt zu sein, das spielt schon so in die Ausbildung mit rein."

Die Therapeutin beschreibt den Berufseinstieg ähnlich wie die Kollegin vom Typ Praxis. Auch sie hat sich anfänglich latent überfordert gefühlt, hatte ebenfalls Bedenken, ob sie ihren eigenen und den Ansprüchen der KlientIn gerecht werden kann. Weiter spricht sie drei für sie markante Problembereiche an: Wissen, Abgrenzung und Kompetenz. Sie beschreibt, ihre eigenen Grenzen nicht gekannt zu haben und bezieht dieses primär auf das Wissen, das ihr zur Verfügung stand, aber auch auf den Umgang mit der KlientIn.

Der Typ zeichnet sich dadurch aus, dass er sich fachlich recht gut durch die schulische Ausbildung auf den Berufseinstieg vorbereitet fühlte, da das entsprechende „Grundrüstzeug" für die Behandlungen in der orthopädisch-traumatologischen Einrichtung vorhanden war, was an der Aussage, man „hat ne taffe Ausbildung, man kann sofort anfangen zu arbeiten" deutlich wird. Die Therapeutin hatte ihre Ausbildung noch nach der alten Ausbildung- und Prüfungsverordnung absolviert und gibt an, für bestimmte Krankheitsbilder recht klare Vorgaben gehabt zu haben, an denen sie sich zunächst orientieren konnte. Durch den Berufseinstieg entdeckte sie jedoch, dass das von der Schule vermittelte Wissen als ein absolutes, nicht hinterfragtes Wissen vermittelt wurde (siehe Kapitel 4.1.3 „Bewertung der fachschulischen Ausbildung durch die Studierenden"), mit dem die TherapeutInnen in den Arbeitsalltag entlassen wurden. An dieser Stelle verdeutlicht sie, dass sie sich offensichtlich mit ihrem Halbwissen „aus dem Fenster" lehnen (siehe auch Kapitel 4.3.2 „physiotherapeutisches Selbstbild") und versuchen, sich damit gegen andere Berufsgruppen, insbesondere die Ärzte, abzugrenzen. Bereits durch die Ausbildung verinnerlichte sie die Haltung, gegen den Arzt zu sein. In oben stehendem Zitat deutet sich somit die latente Konfliktsituation im Verhältnis ÄrztIn-TherapeutIn an, die ebenfalls an anderer Stelle der Arbeit aufgegriffen wird. Ihr Selbstbewusstsein litt unter der Erkenntnis, dass ihr Wissen als nur relativ einzuschätzen ist.

Sie beschreibt einen weiteren Faktor, der die TherapeutInnen in ihrem Berufseinstieg das Selbstbewusstsein verlieren lässt. Es ist der Kontakt mit „im Berufsleben gestandenen Personen" als KlientInnen. Diese Personen scheinen offensichtlich einen anderen Druck auf die TherapeutInnen auszuüben, als wenn man „eine TEP (Totalendoprothese) über den Flur schiebt." An dieser Stelle zeigt sich insbesondere der Wert kommunikativer Fähigkeiten und psychologischen Wissens, welches den Umgang mit KlientInnen erleichtert sowie die Bedeutung der praktischen Umsetzung dieses Wissens insbesondere für BerufsanfängerInnen. Gerade dieses psychologische Wissen als ein minimaler Bestandteil der Ausbildung erfährt keine Umsetzung. Da man in den fachschulischen Praktika „nur die TEP durch die Gegend schiebt" ist man als Berufsanfängerin nicht auf eine professionelle Art im Umgang mit der KlientIn vorbereitet.

Als Berufseinsteigerin erhielt sie fachliche Unterstützung durch ihre KollegInnen am Arbeitsplatz sowie die Zeit für wöchentliche Fortbildungen, sie unterscheidet sich somit deutlich vom Typ 1. Durch einen aus privaten Gründen bedingten Umzug wechselt sie in eine Klinik und hat hinsichtlich des physiotherapeutischen Alltages ebenso wie der Typ 1 ein „Aha-Erlebnis", welches ich ebenso auf die Erkenntnis beziehe, dass BerufsanfängerInnen in einem Klinikalltag sehr viel entspanntere Arbeitsbedingungen vorfinden als beispielsweise in Praxis bzw. einer Rehabilitationseinrichtung.

4.1.4.3 Typ 3: Neurologie

Der Typ Neurologie begann seine berufliche Entwicklung in einer neurologischen Klinik. Eine der TherapeutInnen dieses Typs berichtet, dass sie einbezogen wurde in den Aufbau einer neuen Station, womit sie sich zunächst auch überfordert und ausgebrannt fühlte (da ihr das nötige feedback fehlte), obwohl sie die Arbeit als „sehr spannend" empfunden hat. Ihre anfängliche Überforderung wurde dann jedoch zunächst durch eine kompetente Chefin, „die das gemerkt hat" und dann durch ein funktionierendes Team und Mentoren aufgefangen. Sie unterstreicht die für sie wesentlichen Schwierigkeiten beim Berufseinstieg deutlich anhand der Punkte der Kritikfähigkeit, des Reflexionsvermögens sowie der Interdisziplinparität. Sie fokussiert ihre primären Schwierigkeiten in der fehlenden realistischen Einschätzung im Umgang mit neurologischen KlientInnen. Diese führt sie zurück auf ihre eingeschränkten Sozialkompetenzen wie bspw. die Fähigkeit zur Reflexion ihrer TherapeutInnenrolle, und ihre mangelnde Kritik- und Teamfähigkeit, die ihr erhebliche Schwierigkeiten bereitet haben. Im Gegensatz zum Typ zwei unternimmt sie keine Abgrenzung zu anderen Berufsgruppen, sondern entwickelt einen integrativen Ansatz, der auch besonders deutlich zum Tragen kommt, als dass sie das Wohl der KlientIn in der Abhängigkeit von der Zusammenarbeit der unterschiedlichen therapeutischen Berufe in den Mittelpunkt stellt und generell Transparenz hinsichtlich der therapeutischen Tätigkeit fordert.

Text: E\W, Position: 85 – 85, 91-91, Code: Berufserfahrung/-tätigkeit

> *„Also am Anfang hab ich mich völlig ausgebrannt gefühlt, weil ich nicht so richtig wusste, ob das, was ich tue, so richtig ist...und dann hatt ich eigentlich immer so Kollegen, die mich dann so, ich sag jetzt mal, so 'ne Mentorenposition für mich hatten, das war eigentlich ganz gut, wo dann eben nicht mehr nur die*

Behandlung betrachtet wurde, also die fachliche Behandlung als solches, sondern wo eben auch auf diese Interaktionen geachtet wurde, wo ich eben am Anfang doch Bedarf hatte, wo ich nicht wusste, was ich jetzt, was jetzt falsch daran gelaufen is, wirklich viel gebracht hat mir auch diese interdisziplinäre Teamarbeit, hat mich auch immer sehr gefordert und hat mich auch menschlich noch mal, sozial, in Sozialkompetenzen, ich könnt's mir jetzt nicht mehr vorstellen, in 'ner Praxis zusammen zu arbeiten, wo ich nicht weiß, was meine Kollegen machen, also, ja, so dieses im 20-Minuten-Rhyhtmus oder 30-Minuten Rhythmus, also so überhaupt keine Transparenz mehr haben, nicht mehr besprechen können, was man eigentlich tut, ja, das könnt ich mir nicht mehr vorstellen, also ich würd's schon immer wieder mit mehreren Professionen zusammen arbeiten wollen, weil ich denk, dass es, also grad in der Neurologie, für den Patienten viel mehr bringt ... ich war am Anfang nicht sehr kritikfähig."

In der Zusammenfassung lassen sich für die Typen 1-3 Gemeinsamkeiten feststellen. Die TherapeutInnen stiegen mit einem sehr hohen Anspruch an sich selber und an ihre „Erfolge" in den therapeutischen Alltag ein, dem sie schlussendlich nicht gerecht werden konnten. Dieses vermittelte ihnen das Gefühl, ein „Mangelwesen" zu sein und führte zu einer ersten Frustration bzw. Desillusionierung verbunden mit einem Gefühl des Selbstwertverlustes. Sie betonen die **Diskrepanz** zwischen der **Ausbildungssituation und dem beruflichen Alltag**, auf den sie sich nicht adäquat vorbereitet fühlten, sei es bezogen auf die fachliche als auch die persönliche Kompetenz. Diese Diskrepanz lässt sich auch als Praxisschock bezeichnen. Dieser Praxisschock ist bereits für andere Berufe beschrieben worden und lässt sich für die Physiotherapie bestätigen. Die in der Ausbildung nicht vermittelte soziale Kompetenz, das fehlende Reflexionsvermögen, die fehlende realistische Selbsteinschätzung sowie das zu hinterfragende therapeutische Rollenverständnis scheinen insgesamt als größeres Problem empfunden zu werden als die fehlende fachliche Kompetenz. Retrospektiv wird den Befragten bewusst, dass die Ausbildung ihnen zwar ein gewisses Maß an Techniken und Möglichkeiten der Therapie vermittelt, aber auch gleichzeitig „nur" die Basis für ihre therapeutische Weiterentwicklung bedeutet. Erst durch den unmittelbaren Kontakt zur KlientIn und die Rückmeldungen von KollegInnen des medizinischen Teams stellt sich nicht nur das Erfahrungswissen, sondern auch die Entwicklung der soft skills ein. Problematisch stellt sich für sie dar, dass sie sich am Anfang ihrer Tätigkeit vermehrt auf ihre Intuition verlassen müssen.

Ebenfalls unabhängig vom Typus geben die Befragten an, dass der schnelle KlientInnenwechsel (die „Fließbandarbeit"), sei es in der physiotherapeutischen Praxis oder einer sonstigen Einrichtung, den Bedürfnissen einer BerufseinsteigerIn in keinster Weise entspricht. Zudem machen sie deutlich, dass gerade in ihrem ersten Jahr eine festgelegte Betreuung bzw. Supervision mit einem festen Ansprechpartner und regelmäßige Fortbildungen in einer Gruppe überaus notwendig und wichtig sind, um den Einstieg in das Berufsleben so effektiv wie möglich zu gestalten und nicht zur Hürde werden zu lassen.

4.2 Ergebnisse des 2. Stranges: Akademisierung und ihre Auswirkungen

Da die Aufnahme eines Studiums in vielerlei Hinsicht einen Einfluss auf die Entwicklung einer akademischen Kultur ausübt und zur Änderung der Berufskultur sowie des beruflichen Habitus beiträgt, wird im folgenden zu eruieren sein, welche motivationalen Faktoren für die Aufnahme des Studiums vorlagen und mit welchen Erwartungen diese verknüpft sind. Weiterhin werden die beruflichen Perspektiven und Karrierevorstellungen der PhysiotherapeutInnen im Zusammenhang mit der akademischen Ausbildung vorgestellt sowie ihre Einschätzung des Studiums, aber auch die von ihnen ausgemachten Problemfelder in der Etablierung der Studiengänge. Studienmotivation und Erwartung an den Studiengang sind eng miteinander gekoppelt und so wird nachfolgend die Typologie – wie auch in der übrigen Ergebnispräsentation – zunächst nach Novizinnen und Berufserfahrenen getrennt dargestellt, da sich deutliche Unterschiede ausmachen lassen. Unabhängig jedoch von der Berufserfahrung bringen beide Gruppierungen entweder unterschwellig oder offen ausgesprochen die Themen des Status, der Hierarchie, der Abgrenzung und der gesellschaftlichen Veränderung des Bildes von Physiotherapie, die eng mit dem Selbst- und Fremdbild korrelieren, als motivationale Komponenten zur Aufnahme des Studiums an.

4.2.1 Studienmotivation und Erwartungen an das Studium

4.2.1.1 Berufserfahrene

Die berufserfahrenen PhysiotherapeutInnen, die sehr stark in ihrem Beruf verwurzelt sind und aufgrund ihrer jahrelangen Einblicke in den Beruf sowohl die Stärken und positiven Seiten als auch die Schwächen und Grenzen kennen gelernt haben, geben in der Zusammenfassung die folgenden Motive zur Aufnahme des Studiums an:

- Sackgassencharakter des Berufes mit dem frühzeitigen „Anstoßen" an die eigenen Grenzen, sowohl psychisch als auch physisch,
- Fließbandarbeit, die zur Monotonie und Demotivation führt,
- „es fehlt etwas in der Physiotherapie", das nicht durch die Teilnahme an Fort- und Weiterbildungen kompensiert werden kann,
- persönliche Weiterentwicklung im Sinne neuen Kompetenzerwerbs und auch die Weiterentwicklung des gesamten Berufes durch das eingebrachte Eigenengagement sowie
- Reduktion der Kluft und Hierarchie zwischen MedizinerInnen und TherapeutInnen getragen durch die Hoffnung, dass die Akademisierung zu einer anderen Wissensbasis führt, die den interdisziplinären Austausch zwischen den Berufsgruppen verbessert.

Die berufserfahrenen TherapeutInnen lassen dreierlei Typen erkennen, zum einen die „suchende EnthusiastIn", die „abwartende RealistIn" sowie den Typus „Aufstiegsorientiert". Bevor die drei Typen beschrieben werden, sollen die Gemeinsamkeiten herausgestellt werden. Alle drei zeichnen sich durch eine aktive Suche nach Alternativen zu ihrer momentanen Tätigkeit aus, gerade die beiden ersteren zeigen auch eine besondere Nähe und ein Festhalten an ihrem Beruf und der ständigen, kritischen Reflexion mit diesem. Alle drei haben im Laufe ihrer Berufserfahrung an sehr vielen, zum Teil mehrjährigen und kostenintensiven Fort- und Weiterbildungskursen (siehe auch Kapitel 4.3.6 „Professionalisierung und Fort- und Weiterbildung") teilgenommen, die sie zunächst inhaltlich in ihrem Technikrepertoire und damit (Be-) Handlungsrepertoire und ihrer Einsicht in verschiedene physiotherapeutische Konzepte weitergebracht haben, letztlich aber (noch) nicht zu einer Befriedigung in ihrem Beruf geführt haben. Sie sind von der Wichtigkeit des Berufes für die Gesellschaft überzeugt, stoßen aber an ihre Grenzen hinsichtlich ihres Wissens. Sie sind ständig auf der Suche nach einer Ergänzung im Bereich Physiotherapie, von der sie noch nicht genau wissen, wie sich diese gestalten soll, jedoch ist es eindeutig, dass die Fort- und Weiterbildungen allen Typen nach einer gewissen Zeit keinen zusätzlichen Erkenntnisgewinn für ihren Beruf ermöglichen. Ebenfalls teilen sie die Gemeinsamkeit, dass sie den Beruf gerne weiterentwickeln möchten und im Sinne der KlientIn auf eine adäquatere Auseinandersetzung im Hinblick auf interdisziplinäre Gestaltung des therapeutischen Alltags Wert legen.

4.2.1.1.1 Typ: „Suchende EnthusiastIn"

Der Typ „suchende EnthusiastIn" ist auf der Suche nach einer Ergänzung oder Vervollständigung seiner physiotherapeutischen Identität. Die TherapeutInnen dieses Typs suchen ergänzende und erklärende Puzzlestücke, die sie weder durch die Teilnahme an Fort- und Weiterbildungen noch durch Ausflüge wie beispielsweise in die Welt des Medizinstudiums oder auch in andere Studiengänge finden. Sie kehren nach diesen Ausflügen jedoch wieder in den ursprünglichen Beruf zurück, da sie auch in diesen Studiengängen nicht die entsprechenden Ergänzungen finden konnten.

Text: E\T, Position: 72 – 74, Code: Studium\Motivation

> *„Im Grunde genommen war ich die ganze Zeit auf der Suche, auch dieses Medizinstudium ist im Prinzip aus der Not heraus entstanden. Also ich hatte nach meiner physiotherapeutischen Ausbildung immer irgendwie das Gefühl, dass was fehlt, ...ohne dass viele sagen können, was eigentlich so genau fehlt. Es war ein Versuch, über dieses Medizinstudium das möglicherweise füllen zu können, aber es hat halt fehlgeschlagen. Weil ich dann aber so erkannt habe, dass ich ja schon glücklich im Prinzip mit der Physiotherapie bin, war das für mich klar, dass es da weiter gehen muss, also dass direkt im Bereich der Physiotherapie was fehlt."*

Text: D\O, Position: 72 – 72, Code: Studium\Motivation

> *„Ich hatte immer das Gefühl, ich will noch irgendwas machen, aber ich konnte nie konkret sagen, was. Ich wusste nur, dass ich es nicht einsehe, irgendwie*

die nächsten 10 Jahre von einer Fortbildung zur nächsten zu rennen, Zeit zu investieren, Geld zu investieren, ... (hab) was im Internet recherchiert und der erste Link, der erschien, neuer Studiengang der Physiotherapie, ja, wunderbar, danke, dacht ich mir, ja, das ist es. Ich wusste zwar nicht, was dahinter steckt, was es bedeutet, keine Ahnung, aber ich dachte mir, ja, und das ist es."

Die vorstehend zuerst zitierte Studierende, die über eine mehr als 10-jährige Berufserfahrung verfügt, zurzeit eine eigene Praxis (allein) mit selbstbestimmter Arbeitszeit, einem ausgewählten Klientel und einer direkten Anbindung an eine ärztliche Praxis betreibt, berichtet über das Phänomen der Suche nach ergänzenden Inhalten, welches auch im Kontakt mit ihren KollegInnen immer wieder Thema gewesen ist. Der Versuch, diese ergänzenden Inhalte in der Medizin (Aufnahme des Medizinstudiums) zu finden, ist fehlgeschlagen und sie ist zur Physiotherapie zurückgekehrt, weil sie im Grunde damit „glücklich" ist. Bereits im Kapitel 4.1.3 „Bewertung der fachschulischen Ausbildung" hatte diese Studierende die strenge Orientierung der Physiotherapie an der Medizin und am biomedizinischen Modell kritisiert bzw. in Frage gestellt. Dieses dürfte auch ein Faktor sein, der die „Weitersuche" in anderen Bereichen begünstigt hat und sie schlussendlich durch Zufall in ihrer eigenen „Profession" Physiotherapie das Studium entdeckt hat. Obwohl ihr nicht transparent ist, was sich hinter dieser neuen Möglichkeit verbirgt, weiß sie, dass es genau das ist, was sie sucht.

Die zweite Studierende gibt fast identische Motive zur Studienaufnahme an. Für sie ist die Teilnahme an Fortbildungen während ihrer langjährigen Berufspraxis nicht mehr erfüllend, weder aus inhaltlicher noch aus finanzieller Sicht. Auch sie stolpert zufällig durch einen Hinweis (im Internet) über den neuen Studiengang und weiß ebenfalls, dass es genau das ist, was sie gesucht hat. Beide Studierende verbindet die lange Berufspraxis und die Intention, auch nach dem Studium wieder, wenn auch in unterschiedlicher Form, mit der KlientIn zu arbeiten. Zwar haben beide Therapeutinnen vor ihrer Entscheidung keinen genauen Einblick in den jeweiligen Studiengang gehabt, haben sich aber dann aktiv mit den Inhalten auseinandergesetzt. Erstgenannte entscheidet sich für den dreisemestrigen, vielfältig gestalteten Studiengang, Zweitgenannte für den sechssemestrigen medizinisch ausgerichteten.

Ihren Anspruch an das Studium drückt die erste Studierende deutlich aus, wenn sie erklärt, dass sie die Puzzlestücke finden möchte, die ihr in der Physiotherapie fehlen. Darüber hinaus reflektiert sie, dass die Physiotherapie eine ungünstige Position im Gesundheitswesen innehat, und sie es in ihrer Verantwortung sieht, sich aktiv für eine Veränderung einzusetzen.

Text: E\T, Position: 75 – 75, Code: Studium\Erwartungen.

„Also eigentlich brauchte für mich nicht allzu viel passieren, in diesem Studium. Es sind sozusagen Schlüsselbegriffe gewesen, die letztendlich gefallen sind, wo sich plötzlich dieses ganze Wissen, was ich hatte, neu strukturiert hat, neu geordnet hat, und ich einfach 'n anderen Blickwinkel für die Dinge gekriegt habe ... Gut, also ich hatte das Gefühl, dass wir als Physiotherapeuten innerhalb dieses Gesundheitssystems irgendwie 'ne blöde Position haben, 'ne blöde Aus-

gangsposition,..., wo es sich irgendwie lohnt oder wo es Sinn macht, darum zu kämpfen, das zu verändern und zu verbessern."

4.2.1.1.2 Typ: „Abwartende RealistIn"

Dieser Typus zeigt ebenfalls auf, wo die Grenzen und vielmehr die Probleme des mit viel Enthusiasmus begonnenen physiotherapeutischen Arbeitslebens zu finden sind, bzw. die Desillusionierung beginnt. Nicht nur Defizite in der Ausbildung, sondern auch die Frustration und das „Sackgassenproblem", kombiniert mit der „burnout-Symptomatik" werden von acht der zwölf berufserfahrenen TherapeutInnen genannt. Die Studierenden dieses Typs waren langjährig in einer Einrichtung wie beispielsweise einem Rehabilitationszentrum tätig und berichten über relativ gute Arbeitskonditionen. Hierzu zählen sie die Integration in ein Team, den fachlichen Austausch etc. Trotzdem sind diese Faktoren nicht ausschlaggebend, sie in ihrem Beruf zu halten, sie suchen nach adäquaten Alternativen. Die Faktoren, die Schwierigkeiten bereiten sind zum einen die Rolle gegenüber der KlientIn, die interaktionale Gestaltung der Therapeuten-Klienten-Beziehung und damit auch die Abgrenzung und realistische Einschätzung des einzubringenden „Idealismus" und „Enthusiasmus". Dies ist eng verbunden mit dem eigenen hohen Anspruch an die Behandlung. Besonders auffällig ist in diesem Zusammenhang, dass trotz der langjährigen Erfahrung die professionelle Grenzziehung zu ihren KlientInnen als sehr schwierig empfunden wird. Nachfolgend berichtet eine der Studierenden dieses Typs eindrücklich, wie ihr eigener Anspruch an die therapeutischen Resultate differierte von der Erwartung, die die KlientInnen an sie hatten. Auch dieser Typus berichtet über das aus wirtschaftlichen Gründen abzuleistende Arbeitskontingent einer 40-Stunden-Woche, da in einem 20-minütigem Rhythmus die KlientInnen – non-stop – behandelt werden müssen. Die Frustration und die Müdigkeit, die die quantitative Überforderung hervorrufen, führen dazu, dass der eigenen qualitativen Weiterentwicklung nicht mehr entsprochen werden kann. Es bleibt aber kaum Zeit, um abends eine fachlich unklare Situation theoretisch nachzuarbeiten.

Text: E\U, Position: 43 – 43, Code: Studium\Motivation

„Dass wir (die KollegInnen) uns gegenseitig einig waren, dass wir für uns selber besser Grenzen setzen, wenn mir keine aktive Mitarbeit (von der KlientIn) entgegengebracht würde, werd ich nicht unheimlich viele therapeutische Energie investieren, weil ich weiß, das kann nicht zu 'nem gute Ergebnis führen. Heute würd ich das anders benennen, dieses gemeinsame Ziel finden ... Und das war auf Dauer so, dass diese Bestrebung, einfach abends noch mal in ein Buch zu gucken, wenn ich tagsüber auf ein Problem gestoßen bin, dass die Energie weg war, was ich einfach einerseits sehr schade fand aber auch für mich selber einfach gar nicht anders machbar sah, weil ich wahrscheinlich, also man war einfach ausgepowert nach 'ner 40-Stunden-Woche im 20-Minuten-Rhythmus, es gab Tage, wo das einfach richtig heftig war ... und ich musste so sehr lernen, das, was ich anbieten kann, auf diese 20 Minuten zu beschneiden, und dass ich eben manchmal auch nur drei Dehnübungen gemacht hab, noch ein bisschen mir das aktuelle

Problem angehört habe, aber dann eben sagten musste, das war meine therapeutische Leistung, die ich in dieser Zeit bringen kann."

Um dieser Situation Abhilfe zu leisten, überlegt bspw. diese Studierende zunächst, eine neue Arbeitsstelle anzunehmen, verwirft aber den Gedanken umgehend, da die Arbeitsbedingungen sich nicht wesentlich verändern würden und sie annimmt, nur vom Regen in die Traufe zu geraten., Darüber hinaus wäre es mit unnötigen Unkosten (Umzug) verbunden und stünde nicht in einer Kosten-Nutzen-Relation. Sie versucht die Situation individuell insofern zu entschärfen, indem sie einen längeren Auslandsaufenthalt antritt, von dem sie sich verspricht, dass er ihr Überarbeitungsphänomen bzw. Burnoutsyndrom entkräftet. Nach ihrer Rückkehr stellt sie jedoch nach kurzer Zeit fest, dass der Erholungswert gleich Null ist, und sie innerhalb einiger, weniger Tage genauso „gefrustet" ist wie zuvor.

Text: E\U, Position: 43 – 43, Code: Studium\Motivation

„Ich hatt immer das Gefühl, verbessern kann man sich hier beruflich nicht ... und war ein paar Monate im Ausland, und dann war es aber auch so, dass ich wieder da war und feststellen musste, dass dieser Arbeitsalltag und dieser Trott so unheimlich schnell wieder über mich gekommen waren, dass ich eigentlich schon nach 'nem Monat ich wieder so richtig in diesem Alltagsdruck und Alltagstrott drin steckte, dass ich eigentlich sehr enttäuscht war, dass das nicht noch länger anhielt, ... Ja, das, also das hat dann dazu geführt, einfach zu gucken, was denn möglich wäre."

Diese Sackgasse ist die Motivation für die Aufnahme des Studiums. Die Erwartungen schwingen nur indirekt mit und werden von der Therapeutin nicht explizit benannt, sie erhofft sich jedoch vom Studium die Eröffnung neuer (beruflicher) Perspektiven; die einen abwechslungsreicheren „Arbeitsalltag" ermöglichen.

4.2.1.1.3 Typ: „Aufstiegsorientiert"

Die Grundmotivation, das Studium aufzunehmen, sind die engen Grenzen und die empfundene Stagnation, auch das arbeitszeitlich abzuleistende Kontingent an Behandlungen. Die hier beschriebenen TherapeutInnen sind durch ihre Arbeitsbedingungen ebenfalls „gefrustet", obwohl sie in ganz kurzer Zeit alle wichtigen „großen" Fortbildungen absolviert haben. Ihre Äußerungen sind vergleichbar mit denjenigen des vorstehend beschriebenen Typs. Sie reagieren aber mit ihrer Entscheidung, die Situation zu verändern sehr viel schneller und verbinden auch konkretere Vorstellung mit der Veränderung. Die als „aufstiegsorientiert" bezeichneten TherapeutInnen wünschen sich eine legale Auszeit mit „Input" (Studium) und nehmen deutlich mehr ihre eigene Karriere in Augenschein. Es sind PhysiotherapeutInnen, die relativ jung (nach ca. vier Jahren Berufserfahrung) feststellen, dass der Beruf sie in intellektueller Richtung nicht genügend fordert und ihnen durch die unmittelbare Konfrontation mit Wissenschaft und Wissenschaftlichkeit verdeutlicht wird, dass ihnen der Einblick in wissenschaftliche Erkenntnisse verwehrt ist. Sie gehen bei ihrer Suche nach Alternativen recht zielstrebig voran, und würden auch zunächst in Kauf nehmen, der Physiotherapie den Rücken zuzukehren, indem sie ein „art- oder fachfremdes" Studium aufnehmen, gäbe es nicht die Innovation, ein Physiotherapiestudium aufnehmen zu können. Ihre vordergründige Intention ist zum Einen, in der medizinisch hierarchischen Struktur einen besseren Status zu erlangen und mit den Ärzten in einen gleichberechtigten Austausch zu treten, zum Anderen verbinden sie mit dem Studium die Forderung nach Aufstiegschancen sowie nach monetärer Anpassung. Im folgenden Zitat wird deutlich, dass das Studium im Prinzip als eine Fortsetzung der Fort- und Weiterbildungskarriere betrachtet wird, denn der Beginn des Studiums fällt zusammen mit dem Zeitpunkt, an dem die meisten TherapeutInnen ihre Teilnahme an Fortbildungen reduzieren (siehe Kapitel 4.3.6 „Professionalisierung und Fort- und Weiterbildung).

Text: E\W, Position: 18 – 19, Code: Studium\Motivation

„Physiotherapie ist durch das Studium wieder (Traumberuf) geworden, weil ich ja überlegt hatte, noch mal was anderes zu machen ... Weil man da immer eben an die Grenzen gestoßen ist, die man in der Ausbildung bekommen hat. Deswegen hätt ich jetzt, zum Beispiel, Diplom-Medizin-Pädagoge oder Psychologie einfach noch mal studiert, um bessere Einblicke in die Wissenschaftlichkeit zu bekommen oder in die Lehre, aber ich denk mal, dann hätten sich für mich die Fragen, die ich vielleicht während meiner Tätigkeit als Physiotherapeutin hatte vielleicht auch wieder geklärt und ich hätte den Bogen wieder zurückgefunden, zur Physiotherapie."

Zusammengefasst ist es den Berufserfahrenen wichtig, in ihrem Beruf zu verbleiben, ihm neue Konturen zu geben, u. a. auch den medizinischen Strukturen zu entfliehen, die Qualität der Behandlungen zu verbessern, an der Mitgestaltung des Berufes beteiligt zu sein, eine Statusverbesserung zu erreichen und in eine egalitäre Kommunikation mit den ärztlichen KollegInnen eintreten zu können. Die vorstehend Zitierten geben an, durch irgendeinen Zufall auf das Studium gestoßen zu sein, was nicht weiter verwunderlich ist, da die ersten Studiengänge 2001 in der Anfangsphase waren. Über diese Studiengänge gestolpert zu sein, bringt für die erstgenannte Therapeutin keinen Wohnortwechsel mit sich, den sie aus beruflichen und familiären Gründen auch nicht hätte vornehmen können. Die beiden zuletzt zitierten Frauen haben einen Umzug an den Studienort vorgenommen, haben sich mit viel Enthusiasmus und Engagement in die neue Situation als Studierende begeben. Da jedoch nur insgesamt vier der insgesamt befragten Studierenden für das Studium einen Wohnortwechsel vorgenommen haben (einmal abgesehen von den Marburger Studierenden, die für die blockweise organisierten Studienabschnitte z. T. zwischen 120-900 km anreisen) scheint der Wunsch und die Motivation für das Studium die Schwelle des Umzugs nicht zu überschreiten; einige betonen explizit, dass sie für das Studium auch nicht umgezogen wären. Dies gilt sowohl für die befragten Berufserfahrenen als auch für die NovizInnen und ist nicht unbedingt altersbedingt oder durch familiäre Verpflichtungen begründet. Hierin unterscheiden sie sich deutlich von den Studierenden anderer Studiengänge. Jeweils nur eine der Berufserfahrenen und eine der

Novizinnen geben an, dass ein motivationaler Faktor zur Aufnahme des Studiums sei, auch in den Genuß des StudentInnenleben zu kommen – d. h. ein selbstbestimmtes, mit allen Vorzügen des StudentInnenlebens stigmatisiertes Leben führen zu können. An dieser Stelle sei vorweg genommen, dass dieses nur der Berufserfahrenen wirklich gelingt.

4.2.1.2 NovizInnen

Wie stellt sich nun die Motivation der NovizInnen dar, das Studium der Physiotherapie aufzunehmen? An dieser Stelle wird bereits eine weitere Unterscheidung vorgenommen in die Gruppe der Studierenden, die direkt nach Absolvierung ihrer physiotherapeutischen Ausbildung das Studium aufnehmen einerseits und diejenige Gruppe, die entweder von Anfang an (Modell Ausland) beginnen zu studieren oder Studium und Ausbildung (Modell Grundständig) verknüpfen andererseits. Betrachtet man die erste Gruppe, konnte unterschieden werden in den pragmatischen Typ und den unzufriedenen Typ. Beide Typen lassen die direkte Einflussnahme der schulischen Ausbildung auf die Motive, ein Studium zu beginnen, erkennen.

4.2.1.2.1 Typ: „PragmatikerIn"

Der pragmatische Typ gibt die folgenden Überlegungen für die Aufnahme des Studiums an:

- Er hat Angst, wenn er nach der Ausbildung erst Berufserfahrung sammelt und Geld verdient, dass ihm möglicherweise die Motivation fehlt, wieder in den Status des Lernenden zurückzukehren.
- Der zweite pragmatische Grund ist geknüpft an die Angst, aufgrund der 80/20 Regelung nicht so schnell wieder an einen Studienplatz heranzukommen (zur Erinnerung: die 80/20 Regelung einiger Fachhochschulen besagt, dass sie 80% ihrer Studierenden von den sog. Kooperationsschulen rekrutieren, und nur 20% als externe BewerberInnen zugelassen werden). Äußerungen wie „warum soll ich es mir schwer machen" kennzeichnen diese Haltung.
- Der dritte pragmatische Grund ist, „dabei zu sein, wenn sich die Physiotherapie professionalisiert", also die möglicherweise durch ein Studium entstehenden Vorteile zu nutzen, sowie das Ansehen der eigenen Berufsgruppe zu steigern.

Darüber hinaus möchte dieser Typ durch ein Studium das Herablassende der Ärzte – und hiermit ist die hierarchische Beziehungsstruktur zwischen MedizinerInnen und PhysiotherapeutInnen gemeint – verringern, indem der eigene Status angeglichen wird.

Ein weiterer Fokus schwingt mit, nämlich der der Verbesserung der Lehre an den Schulen, der Veränderung der Kompetenzen der Lehrenden sowie die inhaltliche Ausgestaltung der Ausbildung.

Als Zusammenfassung kann das folgende Zitat begriffen werden:
Text: C\M, Position: 49 – 49, Code: Studium\Motivation

> „...weil ich einfach gedacht hab, wenn ich einmal in dem Beruf drin bin und wenn ich einmal Geld verdient habe, werd ich das glaub ich nicht mehr so machen, wenn ich dann zu den 20 % gehöre, die sich da bewerben, warum soll ich's mir so schwer mache. So mein wichtigster Grund war, dass ich eben diese Erfahrungen gemacht hab, dass jemand zu mir gesagt hat, ja mach mal hier ein bisschen Gymnastik oder gib dem mal noch ein bisschen Massage oder rede doch mal mit dem, und da hab ich gedacht, ja, kannste doch selber machen. Also dieses Herablassende eben irgendwie, was dann schon von Ärzten kam. Wenn jetzt Physiotherapie dahin neigt, professioneller werden, dann möchte ich das auch machen. Und (ich) hab mir meinen Lehrer angeguckt und hab mir gedacht, na gut, der (Klient) hat jetzt das und das, dann möchte der bestimmt das und das von mir sehen, der (Lehrer) weiß aber wahrscheinlich selber nicht, ob das jetzt genau das Richtige für den Patienten ist, weil wenn ich jetzt mit 'nem anderen Lehrer da wäre, dann müsst ich was anderes machen, und das fand ich, war schon, schon die Widersprüche an sich."

4.2.1.2.2 Typ: „Unterforderte KritikerIn"

Der zweite Typus zeichnet sich durch eine hohe Unzufriedenheit mit der Ausbildung und eine Unterforderung durch diese aus. Eine Studierende gibt an, dass für sie nach der Ausbildung eindeutig war, dass sie mit 22 Jahren noch nicht arbeiten gehen wird, „da muss noch ein Studium dran, das kann noch nicht alles gewesen sein" und „man muss mal wieder etwas für den Geist tun". Die im Kapitel 4.1.3 „Bewertung der physiotherapeutischen Ausbildung" (vgl. ebd. C\L) ausführlich beschriebenen Kritikpunkte verquicken sich an dieser Stelle mit der Begründung zur Aufnahme des Studiums. Die Studierenden sind bereits durch die Ausbildung dem Beruf gegenüber so kritisch eingestellt, dass für sie von vornherein eine Tätigkeit im Sinne des KlientInnenkontaktes/der KlientInnenbehandlung ausgeschlossen ist, sie sind ausschließlich an ihrer eigenen intellektuellen Weiterentwicklung interessiert. Die an anderer Stelle aufgegriffen Arroganz sowohl BerufskollegInnen als auch anderen Personen des Gesundheits- aber auch Ausbildungssystems gegenüber, aber auch die Ambivalenz und Verunsicherung dieses Typs klingen hier bereits durch. Darüber hinaus versucht der hier beschriebene Typus der unterforderten Kritikerin, unter zeitökonomischen Gesichtspunkten den Arbeitsaufwand für die Erlangung des Bachelor-Abschlusses zu minimieren, indem sie unterschiedliche Modelle des Studiums vergleicht und sich aufgrund des geringen „Zeitverlustes" für die dreisemestrige Variante entscheidet („aber die drei Semester, das war o.k.").

4.2.1.2.3 Typ: „Mitnehmen"

Die folgende Darstellung beschreibt primär die Motive der Studierenden der Modelle „Ausland" und „Grundständig" (siehe auch Kapitel 1.8 „Studiengänge für die Physiotherapie in Deutschland"). Die Motive differieren deutlich von den bisher beschriebenen, da sie sich eher diffuser und unkonkreter darstellen, und den Studierenden auch nicht recht transparent ist, welches Ziel mit dem Studium eigentlich verfolgt wird. Sie wissen zunächst nicht, was genau sie mit dem Abschluss „Bachelor Physiotherapie" anfangen können bzw. was sich inhaltlich hinter dieser Qualifikation verbirgt. Sieben der acht NovizInnen dieses Typs geben an, dass sie ebenfalls durch einen Zufall auf das Studium gestoßen sind (wie auch die Berufserfahrenen) und sich aufgrund der räumlichen Nähe zwischen Wohnort und Fachhochschule für das Studium entschieden haben (von diesen acht Studierenden gibt nur eine Studierende an, wegen des Studiums umgezogen zu sein). Der „Mitnahmeeffekt" wird durch Aussagen wie „da bin ich zufällig hineingerutscht", „Akademisierung ist immer gut", „möchte gerne die Qualifikation mitnehmen, nachdem ich schon Abi gemacht habe" und „es kann nicht schaden, das Studentenleben kennen zu lernen" unterstrichen. Eine der Studierenden verdeutlicht allerdings, dass sie sich mittels des Studiums ganz klar distanzieren möchte von den RealschülerInnen, die zwar die Ausbildung zur PhysiotherapeutIn, nicht aber das Studium absolvieren können und begründet dieses mit ihrem eigenen hohen Anspruch an sich selber, der in der Ausbildung an einer Berufsfachschule wahrscheinlich nicht bedient werden könnte.

Text: B\H, Position: 21 – 21, Code: Studium\Motivation

> *„Ich hab Abitur gemacht und war dann der Meinung, ich wollte noch einiges mehr lernen, und nur wieder in die Schule zurück um irgend 'ne Ausbildung zu machen war mir in dem Moment zu wenig, also ich wollte mich irgendwie steigern noch, im Anspruch deutlich steigern. Und dachte mir dann einfach, wenn ich mit Real- und Hauptschülern irgendwo zusammen sitze, wär das schwerer möglich als irgendwo zu studieren, und deswegen, also mein Anspruch war dann einfach zu hoch."*

Dieser Ausspruch zeigt ein sich zunehmend herauskristallisierendes Problemfeld in der Physiotherapie auf (die Gefahr der Abgrenzung zwischen den Studierenden und ihren nicht studierenden KollegInnen), welches für sich genommen in dieser Arbeit im Kapitel 4.2.4 unter der Überschrift: „Akademisierung und ihre Problemfelder" aufgegriffen wird. Abgesehen von den diffusen Äußerungen spricht jedoch die Hälfte der NovizInnen konkret die mit dem Studium verbundene Option der Auslandstätigkeit an.

Text: A\D, Position: 61 – 61, Code: Studium\Motivation

> *„ich hab mir gedacht, gut, wenn man's mitnehmen kann, schaden kann's nicht, erst mal gucken, was da auf einen zukommt, mal gucken, also so'n bisschen auch alles offen halten so, dass man halt nachher die Möglichkeiten hat, alles Mögliche zu machen, also es war ja am Anfang gar nicht so klar, was kann*

man jetzt überhaupt machen oder es ist ja immer noch nicht so hundertprozentig klar, was wir damit jetzt eigentlich alles später mal Tolles machen können so, und halt immer wieder dieser Auslandsaspekt und mal ein bisschen auch Studentenleben kennen zu lernen."

Die Studierende erklärt, dass das Studium für sie die bestmögliche Option bedeutet, da man sich vor dem Hintergrund, nicht zu wissen, was einen in diesem Studium überhaupt erwartet, noch nicht festlegen muss und es „nicht schaden kann". Deutlich wird, dass sie es als etwas Positives für sich beschreibt, denn man kann hinterher irgendetwas „Tolles" damit machen. Darüber hinaus möchte sie gerne das Studentenleben mit seinen positiven Seiten wie Selbstbestimmung im Hinblick auf die Teilnahme an Veranstaltungen und der freien Gestaltung des Alltages kennen lernen, wobei an dieser Stelle bereits vorweg genommen werden kann, dass dieser Wunsch leider nicht in Erfüllung geht, denn „eine Studentin, die morgens um 8.00 Uhr zur Schule bzw. Uni und um sechs Uhr nach Hause zurückkehrt, kennt sie nicht". Hier verweist sie darauf, dass gerade die Studierenden des Studienmodells „Grundständig" teilweise ein Wochenkontingent von über 40 Stunden Anwesenheit in der Kombination von Ausbildung und Studium zu verzeichnen haben, welches Ihnen keine Zeit lässt, dass StudentInnenleben wirklich zu genießen.

Insgesamt erhoffen sie sich durch das Studium eine Horizonterweiterung, „einen Blick über den Tellerrand" der „normalen" physiotherapeutischen Ausbildung, der ihnen die Möglichkeit eröffnet, fächerübergreifend zusammenzuarbeiten und Einblicke in sozioökonomische Bereiche zu erhalten. Ihr Wunsch ist es, dass sie das Studium mit den Kompetenzen ausstattet, die sie in die Lage versetzen, in der Gesellschaft für die Physiotherapie einzutreten, ihre Präsenz zu vergrößern und auch das Image gegenüber den Ärzten zu verbessern.

Nachstehend sind die wichtigsten motivationalen Faktoren für die Aufnahme des Studiums nochmals tabellarisch (Tabelle 2) zusammengefasst.

Berufserfahrene:

Typ	Suchende EnthusiastIn	Abwartende Realistin	Aufstiegsorientiert
Motiv/Erwartung	Zusammenfügen der fehlenden Puzzlestücke,	Wiedererlangung des „Spass" am und Idealismus für den Beruf,	Karriere, Statusänderung,
	Herstellung physiotherapeutischer Identität,	Eröffnung neuer Perspektiven,	Mitspracherecht,
	Qualitative Verbesserung physiotherapeutischer Arbeit	Eigene Weiterentwicklung	Moratorium

NovizInnen:

Typ	PragmatikerIn	Unterforderte KritikerIn	Mitnahme
Motiv/Erwartung	„Praktische" Ergänzung ohne großen Aufwand, „Dabeisein", Verbesserung der Ausbildung	Moratorium, intellektuelle Weiterentwicklung mit „Input"	höhere Qualifikation „mitnehmen", Studentenleben kennenlernen, Möglicherweise im Ausland arbeiten zu können

Verallgemeinernd lässt sich für die berufserfahrenen PhysiotherapeutInnen zusammenfassen, dass insbesondere der Sackgassencharakter, die mangelnden Aufstiegschancen, die Monotonie des therapeutischen Alltags in der Kombination mit der Fließbandarbeit die engen Grenzen des Berufes verdeutlichen und als motivationale Faktoren für die Aufnahme des Studiums gesehen werden können. Während sich diese Faktoren bei den Berufserfahrenen relativ konkret darstellen, so sind die Motive zur Aufnahme des Studiums bei den NovizInnen eher pragmatischerer Natur und insgesamt allgemeiner gehalten. Die Tendenz lässt erkennen, dass die Studierenden sich die möglicherweise durch ein Studium entstehenden Vorteile nicht entgehen lassen möchten, obwohl sich die Vorteile noch nicht eindeutig im Vorfeld bestimmen lassen. Ganz eng an die Studienmotivation geknüpft ist die Frage nach den Karrierevorstellungen und beruflichen Perspektiven der Studierenden. Dieser Fragestellung wird in dem folgenden Kapitel nachgegangen.

4.2.2 Karrierevorstellungen und beruliche Perspektiven

Mit welchen mehr oder weniger konkreten Karrierevorstellungen und antizipierten beruflichen Perspektiven studieren die PhysiotherapeutInnen? Da diese Studiengänge ein Novum darstellen und es keine gesetzlich festgelegten konkreten Arbeitsbereiche für die AbsolventInnen gibt, die in irgendeiner Weise finanziell abgesichert oder zugeschrieben sind, geben die Karrierevorstellungen der InterviewpartnerInnen einen wichtigen Hinweis auf die durch ihre hochschulsozialisatorische Entwicklung verinnerlichten und explizierten Hoffnungen und Wünsche. Bereits im Vorfeld lässt sich festhalten, dass dieses Studium für die Studierenden zumeist verbunden wird mit der Hoffnung auf vertikale Aufstiegschancen.

4.2.2.1 Berufserfahrene

Anhand der im vorstehenden Kapitel vorgenommenen Typeneinteilungen hinsichtlich der Motive für die Aufnahme des Studiums lassen sich die unterschiedlichen beruflichen Veränderungen bzw. ihre Wunschvorstellungen aufgreifen und verdeutlichen.

4.2.2.1.1 Typ: „Suchende EnthusiastIn"

Für diesen Typ bedeutete die Aufnahme des Studiums wie genannt das Zusammenfügen der einzelnen Wissensfragmente, die im Laufe des langen physiotherapeutischen Berufslebens erworben wurden. Die TherapeutInnen dieses Typs möchten wieder in die KlientInnenarbeit zurückkehren und das neuerworbene Wissen mit ihrer bisherigen Expertise verbinden, indem sie beispielsweise mittels wissenschaftlicher Verfahren die physiotherapeutischen Behandlungsmethoden evaluieren. Es ist ihre Absicht, aus dem Bereich der KlientInnenorientierung und des Qualitätsmanagements Extrakte mit in ihren Praxisalltag zu integrieren, um die KlientInnenversorgung zu optimieren, Daten sinnvoll aufzubereiten und somit mit Angehörigen anderer Berufsgruppen kommunizieren zu können. Eine weitere Aufgabe sehen sie darin, nicht nur sich selbst, sondern auch ihren Berufsstand anders zu positionieren sowie sich einzubringen in Kommissionen, die die Entwicklung der Physiotherapie vorantreiben und gleichzeitig in verantwortungsvoller Weise ihre BerufskollegInnen zu mobilisieren. Die im Sprachgebrauch häufig vorkommende Abgrenzung zu den BerufskollegInnen wird durch Ausdrücke wie der „träge Haufen, bzw. der „Pudding" verdeutlicht, womit man sich allerdings nicht über die BerufskollegInnen stellen möchte.

Text: E\T, Position: 93 – 93, Code: Studium\Berufsperspektive

„Also diese wissenschaftlichen Grundkenntnisse, die ich letztendlich innerhalb dieses Studiums erworben habe, möchte ich gerne in meine Praxis integrieren, ... ich führe eine gewisse Art von Qualitätsmanagement eben einfach ein, ich werde dafür sorgen, dass meine Behandlungsergebnisse für andere nachvollziehbar sind, dass ich mich damit, ja eben auch anders positionieren kann. Also ich will mich jetzt nicht, das klingt so'n bisschen so, als wollt ich mich von der Masse abheben, darum geht es mir aber eigentlich gar nicht, sondern mir geht es darum, wirklich, das ist eigentlich ein Herzenswunsch, ich möchte mich nicht durch diese Ausbildung über den Pudding stellen, sondern ich möchte unheimlich gerne diesen trägen Haufen mitziehen, also das ist so'ne Hoffnung, die ich irgendwie habe, dass ich Leute ein bisschen motivieren kann. Ich hab angefangen, was ich vorher nie getan habe, Verbandsarbeit zu machen, ich bin da in so'ne Kommission eingetreten."

Text: D\O, Position: 82 – 83, Code: Studium\Berufsperspektive

„Möchte gerne eigentlich zwei verschiedene Dinge machen, aber die miteinander verknüpfen, ich möchte schon am Patienten arbeiten, aber ganz klar unter dem Aspekt, Therapieformen zu evaluieren."

4.2.2.1.2 Typ: „Abwartende Realistin"

Hier zeigt sich deutlich, dass die Bandbreite der Möglichkeiten nach dem Studium noch nicht konkret gefasst werden kann bzw. noch nicht zur Entwicklung konkreter Vorstellungen geführt hat. Dieser Typus zeigt viele verschiedene Möglichkeiten der beruflichen Perspektiven und Ideen auf, wägt die eigene Lebenssituation im Hinblick auf die sozialen Kontakte und die regionale Verwurzelung gegenüber nächsten Karriereschritten ab. Es ist aber nicht eindeutig, in welche Richtung die weitere Entwicklung stattfinden soll. Diese Ambivalenzen und noch nicht klaren nächsten Entwicklungsschritte sind nicht nur bei diesem berufserfahrenen Typ zu finden, sondern auch generell bei den NovizInnen. Auffällig ist auch hier, dass die TherapeutInnen dieses Typs in ihre berufliche Weiterentwicklung ebenfalls die KlientInnenarbeit integrieren möchten und ein berufspolitisches Engagement sowie Verantwortung zeigen.

Text: E\U, Position: 53 – 53, Code: Studium\Berufsperspektive

> *„Es gibt ein paar Sachen, die ich gerne mache würde, und ich schätze aber, dass für mich selber nach Abschluss des Studiums einfach die Entscheidung ansteht, werd ich mich jetzt mit all dem, was ich hier gelernt hab, ins Zeug werfen und sehen, dass ich also wirklich 'ne Stelle finde an der ich vieles zumindest aus dem Studium anwenden kann, also entsprechende Weiterentwicklung darstellen, oder wird 's so 'ne räumliche Frage sein ... Also, interessieren würde mich 'ne Arbeit in Richtung Qualitätsmanagement, also wenn sich da 'ne Möglichkeit böte, da vielleicht nebenbei noch 'ne Auditorenausbildung zu machen, schwebt mir grad noch so im Hinterkopf vor, ich würde mich schon gerne an forschender Arbeit in irgend 'ner Weise beteiligen, die mir trotzdem noch den Rahmen lässt, auch wirklich praktisch zu arbeiten, ich würde nach wie vor gerne am Patienten arbeiten. Ansonsten bin ich ziemlich offen, ich würd mich auch gerne berufspolitisch einbringen, wenn sich das in irgend 'ner Weise kombinieren lässt. Aber ich bin schon an diesen, am Thema Berufsstandsweiterentwicklung sehr interessiert und würde mich da auch schon ganz gerne einbringen."*

4.2.2.1.3 Typ: „Aufstiegsorientiert"

Der dritte Typ unter den Berufserfahrenen (die nach ca. vier Jahren beschließen, neue Wege zu finden) stellt sich als sehr ziel- und aufstiegsorientiert dar. Im Vergleich zum vorstehend beschriebenen Typus äußert er dagegen seine Vorstellungen bereits sehr konkret. Die BerufskollegInnen schreiben sich den Anspruch auf Leitungspositionen zu – eindeutig verbunden mit dem Anspruch höherer finanzieller Vergütung. Hierbei nehmen sie auch in Kauf bzw. kalkulieren sie bereits ein, dass sie andere Berufsgruppen aus ihren Arbeitsbereichen verdrängen. In dem nachstehenden ersten Zitat betont eine der Studierenden, dass sie die Leitung der sporttherapeutischen Abteilung z. B. in einem Rehabilitationszentrum für sich okkupieren möchte, denn aufgrund ihres nun möglichen akademischen Abschlusses bezeichnet sie sich den SporttherapeutInnen gegenüber, deren Ausbildung grundsätzlich akademischer Natur ist, als durchaus ebenbürtig bzw. besser qualifiziert. Lehre oder Forschung gehören zu ihren optionalen Alternativen. Hier spielen insbesondere die Einflussgrößen von Macht und Prestige eine größere Rolle.

Text: D\O, Position: 83 – 86, Code: Studium/Berufsperspektiven:

> *„Also erstens, dass es 'n leitender Job ist doch, ich würd sicherlich nicht für ein normales Physiotherapeuten-Gehalt anfangen, denn, man hat einfach mehr Stress. Und das möchte ich schon erst mal vergütet haben, ohne dem würd ich nicht anfangen, keine Frage."*

Text: D\O, Position: 88 – 88, Code: Studium/Berufsperspektiven:

> *„Das liegt daran, dass zur Zeit diese Stellen sehr von Sporttherapeuten besetzt werden, und viele Reha-Kliniken eigentlich drauf hoffen, dass dann Physiotherapeuten mal diesen Job übernehmen, weil wir von der Ausbildung her, ich hab ja auch diese Sportphysiotherapie-Ausbildung gemacht, ich kann genau so gut Trainingspläne schreiben, wie ein Sporttherapeut, ich hab genauso meine MTT Ausbildung wie ein Sporttherapeut, hab aber noch Zusatzqualifikationen, das heißt, ich kann den Leuten für eventuell dasselbe Gehalt mehr bieten."*

Während in diesem Fall ganz deutlich wird, dass auch eine entsprechende Erhöhung der Vergütung erwartet wird und somit entsprechende Ansprüche erhoben werden, so ist die nachstehend zitierte Therapeutin möglicherweise als Subtyp zu begreifen, der eher durch die Hoffnung geprägt ist. Diese Physiotherapeutin gibt ebenfalls (bedingt) konkrete Vorstellungen hinsichtlich ihrer beruflichen Entwicklung an, und erklärt ihre Begeisterung für die Forschung, die sie durch den direkten Kontakt zu einer Forschungsstelle „für Physiotherapeuten von Physiotherapeuten" bekommen hat und unterstreicht damit eine von den Ärzten abgekoppelte, autonome Durchführung von physiotherapeutischen Forschungsprojekten (siehe auch Kapitel 4.3.5 „Professionalisierung und Handlungsautonomie"). Sie geht aber eher mit einer vagen Hoffnung an mögliche Initiativbewerbungen und betont, dass es eigentlich keine festgeschriebenen Arbeitsmöglichkeiten für sie gibt und es an den Studierenden liegt, ihre neu erworbenen Kenntnisse den Einrichtungen anzubieten. Auch sie macht einen Anspruch auf eine leitende Stelle deutlich, wenn sie in das Berufsleben zurückgeht. Da sie jedoch nicht unbedingt von dem Gelingen ihres Vorhabens überzeugt ist, zieht sie bereits jetzt eine Alternative in Betracht. Bei einem Scheitern ihrer Vorstellungen möchte sie erst einmal eine Familienpause einlegen, d. h. sie würde zunächst keine weiteren Anstrengungen unternehmen, eine ihren Vorstellungen entsprechende Arbeitsmöglichkeit zu finden. Sie spricht von „Pech", wenn ihr dieses nicht gelingen sollte und arbeitet hierbei mit externaler Verantwortungszuschreibung. Hier schwingen bereits die Ambivalenzen und Ängste mit, die dieses neue Studium mit sich bringt. Ihre Zielstrebigkeit bezieht sich primär auf die Angabe ihrer Alternative „des schwanger Werdens". Diese Angabe weist allerdings auch wieder auf die Geschlechterproblematik und damit verbundenen Antizipation scheiternder Karrierevorstellungen hin.

Text: E\W, Position: 121 – 121, Code: Studium\Berufsperspektiven

> *„Vorstellen würd ich mir 'ne leitende Stelle oder eine leitende Position in Forschung und Lehre ... und das, ich würd versuchen, mehr Initiativbewerbungen zu machen, ... da auch meine Vorstellungen so klar machen, zu sagen, o.k.,*

ich möchte die Anleitung von Praktikanten unter den und den Gesichtspunkten machen oder ich möchte, dass die Therapeuten in Richtung Forschung gelenkt werden, und wenn das alles nicht klappt, dann hab ich Pech, dann muss ich privat sehen, und schauen, ob ich vielleicht erst mal schwanger werden kann oder so, also als Übergang erst mal."

Zusammenfassend kann für die berufserfahrenen Studierenden der Physiotherapie festgehalten werden, dass insbesondere diejenigen mit langjähriger Praxis sehr konkrete Vorstellungen zu ihrer beruflichen Weiterentwicklung im Sinne der Umsetzung des Gelernten im klinischen Bereich entwickelt haben. Die KollegInnen, die dem zweiten Typ zugeordnet sind, sind sich hinsichtlich ihrer genauen Zielsetzung nicht ganz bewusst und vornehmlich die Studierenden mit vier Jahren Berufserfahrung, die dem Typ „Aufstiegsorientiert" zugeordnet werden können, sind in ihren Vorstellungen sehr klar, dass sie leitende, lehrende oder forschende Positionen besetzen möchten. Sie haben weniger den Focus auf die Fortführung der KlientInnenarbeit gelegt.

4.2.2.2 NovizInnen

Der NovizInnen, die direkt nach der Ausbildung das dreisemestrige Studium anschließen, zeigen ebenfalls ausgeprägte Unterschiede im Hinblick auf die berufliche Karriere.

4.2.2.2.1 Typ: „Pragmatikerin"

Der Typ „PragmatikerIn" möchte zunächst Berufserfahrung sammeln und Fortbildungen besuchen, bevor er eine „höhere Position" – beispielsweise in der Lehre – bekleidet. In einem Nebensatz erwähnt eine Studierende dieses Typs, dass sie sicherlich anders arbeiten wird als ihre nicht studierten KollegInnen. Sie spricht davon, dass die PhysiotherapeutInnen sie ohne Berufserfahrung nicht ernst nehmen würden, und sie selbst auch keinen Anspruch darauf erhebt, dass sie als „Bachelor" eingestellt wird und verbindet implizit durchaus eine bessere Vergütung, die mit diesem Abschluss in Verbindung stünde. Sie verknüpft aber indirekt einen besseren Status mit dem Abschluss, den sie jedoch erst zu einem späteren Zeitpunkt einzufordern gedenkt; sie möchte sich die Türen entsprechend offen halten. Ihr vorrangiges Ziel ist nicht so sehr die Forschung, weil sie sich nicht entsprechend vorbereitet fühlt, aber ihre Überlegungen gehen in Abhängigkeit vom Studienausgang in Richtung Lehre und persönliche Weiterentwicklung im Sinne des „Master"- Abschlusses. Interessant ist bereits hier, dass sie sich sehr sicher ist, dass sie irgendwann nicht mehr im KlientInnenkontakt arbeiten wird und dafür das Studium bereits den Grundstein legt.

Text: C\M, Position: 96 – 96, Code: Studium\Berufsperspektiven

> *„Diese Berufserfahrung, die ich eben noch nicht habe, dass ich die machen möchte. Unabhängig vom Bachelor-Dasein oder von, mit meinem Hintergrund,*

dass ich natürlich für mich anders arbeite, das denk ich, ist schon klar, aber da erheb ich jetzt keinen Anspruch, dass mich irgendwie jemand als Bachelor einstellt, weil ich einfach denke, dass ich diese Berufserfahrung machen muss, damit ich einfach mitreden kann. Und das mich sonst auch kein anderer Physiotherapeut wirklich ernst nimmt. Ich möchte auch Fortbildungen machen, von denen ich einfach denke, dass sie so gut es irgendwie geht, wissenschaftlich bewiesen sind, um mich auch einfach weiter in ein Themengebiet einzuarbeiten ich erhoffe mir eigentlich dadurch so'n bisschen, dass es irgendwann auch einfacher wird, in den Lehrberuf rein zu kommen, dass wenn ich sage, ich will nicht mehr als Physiotherapeut arbeiten, oder nicht mehr als Physiotherapeut, der eben an der Bank steht, arbeiten, dass ich dann versuche, in den Lehrberuf rein zu kommen und vielleicht je nach dem, wie das hier ausgeht, überleg ich mir auch, den Master eben noch zu machen."

4.2.2.2.2 Typ: „Unterforderte KritikerIn"

Einen ganz deutlichen Unterschied im Antwortverhalten zeigt der eher unzufriedene Typ, der im gleichen Semester an der Fachhochschule studiert wie die Pragmatikerin. TherapeutInnen dieses Typs sind eher verunsichert und können nicht so genau einschätzen, was sie mit dem Studium machen möchten. Dieser Typ ist aber der Meinung, dass man nach dem Studium nicht in die KlientInnenarbeit (zurück-)kehrt (wobei bis auf die Praxiseinsätze in der Ausbildung auch keine weiteren KlientInnenkontakte bestehen), sondern gleich eine leitende Funktion oder eine Praxis übernimmt. Sie betonen, dass „man es ihnen im Studium so erklärt hätte". Interessant ist diese Einschätzung insofern, als dass sie im krassen Gegensatz zur vorstehend zitierten Kollegin steht, die selbstkritisch einschätzt, dass kein Physiotherapeut sie ohne Berufserfahrung ernst nähme. In den Augen des kritischen Typs scheint KlientInnenarbeit in der Physiotherapie als eher sekundärwertig betrachtet zu werden. Das folgende Zitat weist bereits auch auf die Kritik an ihrem Studiengang hin (siehe auch Kapitel 4.2.3.2 „kritische Anmerkung der Studierenden zum Studium"). Es scheint nicht transparent zu sein, welche Intention dieser Studiengang verfolgt, welcher Sinn dahintersteht und welchen Bezug zur KlientInnenarbeit er hat, darüber hinaus wurde in ihren Augen auf therapeutische Belange wenig Wert gelegt. Dieser Typ fühlt sich durch das Studium deutlich besser im Marketing ausgebildet als in ihrer eigentlichen beruflichen Disziplin. Bedingt durch ihre eigene Verunsicherung erhebt sie massive Vorwürfe gegenüber den für die Etablierung der Studiengänge und für die Lehre Verantwortlichen, dass sich im Vorfeld niemand Gedanken zum Verbleib der Studierenden gemacht hätte und auch nicht transparent ist, was sich letztlich hinter dem Abschluss des „Bachelor" verbirgt. Ihre Verunsicherung sieht sie eng geknüpft an die Erfahrungen, die die Studierenden der vorausgehenden Semester gemacht haben.

Text: C\L, Position: 121 – 121, Code: Studium\Berufsperspektive

„Also, ich glaub, mit dem Marketing fühl ich mich jetzt besser ausgebildet, als wieder an den Patienten zurück zu gehen mit diesem Studium. Uns wurd ei-

> *gentlich eher erklärt, dass es darum geht, dass wir die leitende Position einer Abteilung oder halt unsere eigene Praxis übernehmen sollen mit diesem Studium, und eigentlich nicht an den Patienten zurück gehen sollen ... Weil, dazu wären wir ja letzten Endes zu gut qualifiziert nach diesem Studium, dass halt wirklich diese wirtschaftliche Seite, fand ich, hat sehr überwogen hier, weil halt einfach von der therapeutischen Seite nichts kam ... Und was dann noch dazu kam, war, dass, ich glaub, sehr wenig Gedanken darüber gemacht wurde, was mit den Absolventen hinterher passiert, wie die auf den Arbeitsmarkt wieder eingegliedert werden, wenn man sieht, oder wenn man hört, dass der Jahrgang vor uns zu 90 % an die Stellen zurückgegangen sind, wo sie hergekommen sind, dann fragt man sich da nach dem Studium wieder, ob das alles gewesen sein kann, weil viel ändern wird sich nicht, wenn man wieder zurückkehrt."*

4.2.2.2.3 Typ: „Mitnehmen"

Die Studierenden dieses Typs (die im vorstehenden Kapitel betont haben, das es nicht schaden kann, das Studium „mitzunehmen") kann man hinsichtlich ihrer beruflichen Perspektiven zunächst nochmals unterteilen, wobei allen gemeinsam die ambivalente Einstellung und Verunsicherung gegenüber dem Eintritt in die Arbeitswelt ist. Unterteilen lässt sich die Gruppe in diejenigen, die nach dem Studium in die KlientInnenarbeit eintreten wollen und bereits für sich beschlossen haben, an bestimmten Fortbildungen teilzunehmen. Sie schätzen ähnlich wie der Pragmatische Typ ein, dass sie auf dem Arbeitsmarkt ohne Berufserfahrung ihre Qualifikation des „Bachelors" ansonsten nicht werden verwenden können. Diese Studierenden haben aber darüber hinaus auch sehr individuelle Vorstellungen und unterschiedliche mittelfristige Alternativen für sich erschlossen, da für sie durch ihre Praktika ersichtlich ist, dass die Arbeit in der Klinik sie auf die Dauer nicht befriedigen würde. Dieses sind primär die Studierenden des Studienganges „Grundständig".

Text: A\D, Position: 106 – 111, Code: Studium\Berufsperspektive

> *„Ganz normal (arbeiten), wie nach 'nem Schulabschluss, wie ich das jetzt auch machen würde, also in 'ner Praxis oder in der Klinik, das ist mir eigentlich erst mal relativ egal so, auch Fachbereich weiß ich auch noch nicht so genau... Und dann halt nach ein oder zwei Jahren, wenn ich so'n bisschen für mich das alles so 'ne Sicherheit bekommen hab, noch mal ins Ausland gehen halt für ein, zwei Jahre, und dann mal gucken, irgendwann eventuell mal selbständig machen aber das muss dann auch alles passen."*

Eine TherapeutIn, der zu diesem Typus gehört, begründet die berufliche Vorstellung so, dass er/sie den Berufseinstieg zunächst als „normale" TherapeutIn beginnt, weil er/sie sich primär nicht von den anderen „nichtstudierten" TherapeutInnen unterscheidet, da er die gleiche Arbeit verrichten wird und entsprechend auch den gleichen Lohn bekommen müsste. Weiterhin schwingt in diesen Ausführungen die latente Angst mit, überhaupt einen Arbeitsplatz zu bekommen. Er/sie verweist an dieser

Stelle auf das mit dem Studium verbundene Theorie-Praxis-Problem (siehe Kapitel 4.2.4 „Akademisierung und ihre Problemfelder"). Auch für diese StudentIn wird nicht transparent, welche Ziele mit der Absolvierung des Studiums verfolgt werden können. Konkrete Berufswünsche sind noch nicht entwickelt, aber es wird bereits auf latente Forschungsabsichten verwiesen. Darüber wird hier das Problem des Selbstverständnisses als Student versus nicht akademisierten Physiotherapeuten transparent.

Text: A\C, Position: 107 – 107, Code: Studium\Berufsperspektive

> *„Wenn ich den gleichen Job hab, wie jemand anders, der jetzt nur den schulischen Teil absolviert hat, wär ich ja in dem Sinne kein besserer Physio, wär ich ja nicht besser in dem Beruf, den ich grade mach. Wenn jetzt mein Arbeitgeber natürlich daran interessiert ist, irgendwie die bestimmte, die beste Therapieform von 10 verschiedenen zum Beispiel herauszufinden, dass man praktisch nebenbei noch das hier gelernte theoretische Wissen irgendwie in Form da noch anbringen könnte dann an seinem Arbeitsplatz, dann könnte man sich das natürlich überlegen, ob man sich das nun bezahlen lassen würde, aber so lange man die gleiche Arbeit macht? Ich glaub, die Leute, die Physiotherapeuten, die überhaupt 'nen Job kriegen mit dem Gehalt, können sowieso schon froh werden, von daher werden sich da wohl die wenigsten beschweren, wenn das so wär."*

Der zweite (Sub-)Typ macht deutlich, dass die hier zusammengefassten Studierenden mit dem Studium sehr konkrete Berufsziele verfolgen. Zum einen möchte er sich selbständig machen, aber auch forschen, weil die Studierenden da während des Studiums „total heiss drauf gemacht" worden sind, auf der anderen Seite sieht er seine Aufgabe darin, der Öffentlichkeit und der Ärzteschaft gegenüber deutlich zu machen, dass studierte PhysiotherapeutInnen „hochkarätig" sind; dieses sind primär die Studierenden des Studienganges „Ausland".

Text: B\E, Positionen: 105-109, 113-113, 155-155, Code: Studium\ Berufsperspektive

> *„Einfach dieses Forschen und die Physiotherapieeinsicht noch weiter voran bringen. Über eben Forschungsprojekte, einfach auch mal das untermauern, was wir da machen, wir behaupten das immer nur alle, und dann ist natürlich klar, wenn ich keinem beweisen kann, hör mal zu, wir haben die und die Studien gemacht, das wirkt, dann ist klar, dass da irgendwer ankommt, und sagt, das, was ihr macht, das ist alles noch ein bisschen unbegründet ... wir sind ja richtig, richtig heiß drauf gemacht worden, he, Leute, man kann forschen, guckt euch das mal an."*
> *Wenn wir da viel mehr an die Öffentlichkeit gehen und viel mehr so sagen, wir sind hochkarätig, wir haben hier was zu sagen, dann denk ich, es wird sich auch ganz schnell die Meinung ändern. Oder auch auf Kongressen oder auf, es gibt ja so viele, so medizinische Tagungen und so was, das sind ja immer nur Ärzte."*

4.2.2.2.4 Zusammenfassung der Aussagen zu Karrierevorstellungen

Kumuliert man die Aussagen der Berufserfahrenen einmal mit Blick auf ihre Vorstellungen, was sie mit ihrem Studienabschluss verbinden, dann lassen sich ihre Angaben in tabellarischer Form darstellen. Aus den freien Erzählungen der TherapeutInnen sind diese Bereiche herausgearbeitet worden, wobei jede TherapeutIn jeweils mehrere Optionen angegeben hat. Die Angaben zur berufspolitischen Veränderung und der Weiterqualifikation im Sinne des Master-Studiums sind der Vollständigkeit halber schon an dieser Stelle mit aufgenommen worden, werden aber noch ausführlicher in anderen Kapiteln erörtert, da sie zum einen sehr eng mit dem physiotherapeutischen Selbstbild (berufspolitische Veränderung) als auch der Beurteilung des Studiums (Zufriedenheit mit dem Studium) verwoben sind. Hier wird deutlich, dass die Vorstellungen von Leitung und höherer Positionierung, also im Sinne vertikalen Aufstiegs gesehen werden und auch Lehre und Forschung die favorisierten Ziele sind. Die berufspolitische Veränderung liegt ebenfalls mehr als der Hälfte der TherapeutInnen am Herzen und deutet auf die Unzufriedenheit mit der Repräsentanz des eigenen Berufes in der Öffentlichkeit hin. Die Verbesserung der KlientInnenarbeit bildet nach der akademischen Weiterqualifikation das Schlusslicht (siehe hierzu Tabelle 3).

Berufserfahrene:

Karrierevorstellungen	Leitung/ Höhere Position	Berufspool. Veränderung	Lehre	Wissenschaftliche Arbeit/ Forschung	Weiterqualifikation im Sinne des „master"	Verbesserung der KlientInnenarbeit
Von 12 Berufserfahrenen:	9	7	6	6	4	3

Vergleicht man hierzu die Aussagen der 10 NovizInnen, so wird hier ganz deutlich mit dem Abschluss des Bachelor die wissenschaftliche Arbeit bzw. das Forschen in Augenschein genommen, auch die Weiterqualifikation im Sinne des Masterabschlusses sowie die vorläufige KlientInnenarbeit favorisiert. Die von den Studierenden in einem zweiten (Karriere-)Schritt anvisierten Ziele sind dann Leitung/höhere Position, Lehre und Selbständigkeit. Im Hinblick auf die berufspolitische Veränderung spielt eindeutig die berufliche Sozialisation bzw. die Berufserfahrung eine entscheidende Rolle, denn die NovizInnen erwähnen dies im Vergleich zu ihren berufserfahrenen KollegInnen relativ selten.

NovizInnen:

Karriere-vorstellungen	Wissenschaftliche Arbeit/ Forschung	Weiterqualifikation im Sinne des „master"	KlientInnenarbeit	Berufspol. Veränderung	Leitung/ Höhere Position	Lehre	Selbständigkeit
Von 10 NovizInnen: 5	4	4	3	2	2	2	

Insgesamt sind die NovizInnen eher ambivalent und verunsichert, was ihre beruflichen Vorstellungen anbelangt. Dem gegenüber haben die (vierjährig) Berufserfahrenen deutliche Karrierevorstellungen, die sich mit weniger KlientInnenkontakt verbinden.

4.2.3 Bewertung des Studiums

Mit der Absolvierung des Studiums entwickeln die Studierenden sowohl eine neue Identität als auch eine reflektierende Haltung gegenüber dem Studium. Rückblickend oder gegenwärtig beurteilen sie dieses anhand positiver wie auch negativer Kriterien. Interessant ist, dass die Studierenden in ihrer Beurteilung des Studiums trotz des Novums „Studium Physiotherapie" vermehrt negative Kritikpunkte erwähnen bzw. ausführen als positive – ähnlich wie es bei ihren Ausführungen zur Beurteilung der fachschulischen Ausbildung der Fall war. Unabhängig von der Tatsache, ob sich die Berufserfahrenen oder die NovizInnen zu dem Thema der positiven Beurteilung des Studiums äußern, machen sie ihre Anhaltspunkte wiederum an den Dimensionen: Dozenten, Inhalte, Lernformen, Perspektiven und persönlicher Entwicklung fest. In diesem Kapitel erfolgt noch keine Typenbildung, sondern eine ausschließliche Beschreibung der Beurteilung.

An dieser Stelle lässt sich zum Teil der Einfluss der entsprechenden Fachhochschule erkennen bzw. als Kontextfaktor vor dem Hintergrund der verschiedenen Inhalte und Ausrichtungen begreifen. Unabhängig jedoch von der jeweiligen Fachhochschule sind sich die Studierenden (bis auf eine Ausnahme) darüber einig, dass die neuen Inhalte sinnvoll sind, sei es in der „Ergänzung und Fächervielfalt" wie es die Fachhochschulen mit der dreisemestrigen Vollzeitvariante als auch die medizinisch ausgerichtete Fachhochschule mit der primären Vertiefung der medizinischen Grundlagen im Sinne der sechssemestrigen Blockvariante vorsehen.

Aus diesem Grund werden an dieser Stelle in der Beurteilung der positiven Seiten des Studiums die Subkategorien entsprechend der Hauptunterscheidungsmerkmale gemäß der formalen Gestaltung des Studienganges getätigt. Die Subkategorien „Ergänzung" (dreisemestrige Vollzeitvariante) und „Vertiefung" (sechssemestrige Blockvariante) werden für die Berufserfahrenen verwendet, für die NovizInnen „Grundständig" (vierjährig, während der ersten drei Jahre gleichzeitig Ausbildung und Schule) und „Ausland" (Organisation des Studiums durch Kooperation mit einer holländischen Hogeschool).

4.2.3.1 positive Kritik

4.2.3.1.1 Berufserfahrene – Studiengang: „Ergänzung"

Die Studierenden dieser Studiengänge heben insbesondere die neuen Inhalte hervor, von denen sie bislang weder in der Ausbildung noch in ihren Fortbildungen etwas erfahren haben. Dieses sind u. a. die Fächer Betriebswirtschaftslehre, Recht, Gesundheits- und Sozialwissenschaften, wissenschaftliches Arbeiten und Forschung, evidenzbasierte Medizin bzw. Physiotherapie, clinical reasoning, Qualitätsmanagement, etc. Ihnen wird bewusst, welches Wissen ihnen bisher „gefehlt" hat, um Situationen des therapeutischen Alltags adäquat einschätzen zu können bzw. auch ihre Verortung im Gesundheitssystem zu erkennen. Das Begreifen von Zusammenhängen wird als ebenso wichtig unterstrichen wie das eigentliche physiotherapeutische Know-How und die Entwicklung eigener, neuer Interessen. Dieses untermauern einige kurze Zitate, die vermehrt auf die inhaltliche Seite abzielen, aber auch schon Effekte des Studiums auf die persönliche Entwicklung andeuten. Insgesamt bleiben aber diese Aussagen auf einem recht allgemein gehaltenen Niveau. Eine der Studierenden spricht darüber hinaus die positiven Seiten des StudentInnenlebens an, nämlich „neue Leute" kennen zu lernen und gänzlich auf das „physiotherapeutische" Arbeiten verzichten zu können (sie ist eine der ganz wenigen Studierenden, die das Studentenleben offensichtlich auf diese Art und Weise genießen kann). Eine weitere Studierende hebt für sich als besonders beeindruckend das Zusammentreffen mit Persönlichkeiten hervor, die in der Physiotherapie „schon richtig weit" sind und zum Teil in Forschungskontexte eingebunden sind. Für sie selbst als Bereicherung empfindet sie, dass sie so an den neuesten Entwicklungen in der Physiotherapie teilhaben kann. Sie spricht auch dann von der Art, mit neuem Wissen konfrontiert zu werden, und dass sie genießt, dieses „reingeschoben" zu bekommen. Damit meint sie, dass sie dieses Wissen präsentiert bekommt und es sich nicht mühselig selber erarbeiten muss.

Text: C\N, Position: 51 – 52, Code: Studium\Positives

> *„Clinical reasoning schon auch, aber auch Gesundheitsökonomie und diese Dinge fand ich schon sehr interessant, und das hat mich auch wirklich weitergebracht; die gesundheitsökonomischen Aspekte, ich hab halt vom Gesundheitswesen wenig Ahnung gehabt als Physiotherapeut, obwohl ich ja im Gesundheitswesen gesteckt hab, aber hier lernt man dann halt so die Zusammenhänge kennen, und ich finde, das ist mindestens ebenso wichtig, wie die physiotherapeutischen Tätigkeitsbereiche."*

Text: E\S, Position: 180 – 180, Code: Studium\Positives

> *„Am Positivsten find ich eigentlich, noch mal über den Tellerrand gucken zu können, neue Interessen erschließen zu können und einfach zu sehen, ja, es gibt*

auch noch andere Sachen, und Methoden und Mittel an die Hand bekommen zu haben, wie kann ich da überhaupt vorgehen, das war das ganz große Plus neben dem Studienleben überhaupt, und mal neue Leute und, ja, studieren ist schon anders als arbeiten."

Text: E\U, Position: 51 – 51, Code:Studium\Positives

"Was ich total spannend finde, dass man das Gefühl hat, man ist so an den neusten, an den aktuellen Themen dran, die ICF (International classification of functioning) kommt auf den Markt, und wir lernen was davon, die Zukunftsinitiative bildet sich grade, und wir wissen was darüber und werden wohlmöglich auch noch angesprochen, da mitzutun, und das find ich total spannend, so dieses Dabei sein. Leute zu treffen, die in der Physiotherapie schon richtig weit sind, die an Forschungen beteiligt sind ... die Art eben auf vielerlei Hinsicht wissensmäßig angeregt zu werden. Ich hatt gesagt, ich würd gern was über Betriebswirtschaft lernen, weil das interessiert mich zwar ein bisschen, aber ich wär viel zu faul und viel zu träge, mir das selber anzueignen, also ich möchte das ein bisschen rein geschoben kriegen so, und das ist jetzt ein sehr sinnvoller Bestandteil, aber auch die Anregung."

4.2.3.1.2 Berufserfahrene – Studiengang: „Vertiefung"

Die TherapeutInnen dieser Studienvariante haben sich mehr oder weniger bewusst für das relativ medizinisch ausgerichtete Studium entschieden, weil sie für sich die ihnen bereits aus der Ausbildung bekannten Grundlagen medizinischen Wissens vertiefen wollten. Auch sie machen an den gleichen Dimensionen die positive Beurteilung des Studiums fest, legen jedoch andere Schwerpunkte. Besondere Bedeutung haben für sie der Praxisbezug, die therapeutische Nähe der vertieften medizinischen Inhalte, die Behandlung komplexer Themenblöcke – und nicht – wie in der physiotherapeutischen Ausbildung moniert – das „Schubladen"-weise Verabreichen von Wissenssequenzen, die ohne jegliche Verknüpfung nebeneinander stehen. Darüber hinaus unterstreichen sie, dass sie einen globalen Überblick über die Vielzahl der Behandlungsmethoden erhalten, ohne jedoch dogmatische, fortbildungsähnliche Verhältnisse vorzufinden und begrüßen in diesem Zusammenhang die Aufhebung der Konzeptgebundenheit in der Betrachtung physiotherapeutischen Wissens. Bezüglich der Lernform genießen sie die Arbeit in kleinen Gruppen, um ein Thema zu be- bzw. erarbeiten. Sie unterstreichen, dass sie einen neuen Umgang mit Wissen lernen und sie ihr Wissen nun anders organisieren. Die Studierenden beziehen sich insbesondere auf das „role model" der DozentInnen der Physiotherapie, die sowohl fachlich wie theoretisch sehr versiert, kompetent und offen sind. Auffällig ist in dem letzten Zitat, dass die Studierende die Vorteile im Vergleich zu den Studierenden der Medizin aufgreift und nicht mit vergleichbaren anderen physiotherapeutischen Studiengängen, hier lässt sich möglicherweise vermuten, dass sie sich bereits mehr mit der Medizin identifiziert als mit der Physiotherapie.

Text: D\O, Position: 80 – 80, Code: Studium\Bewertung

> *"Pro Semester 3 Blöcke á 3 Wochen, jeder Block steht unter einem großen Thema, was weiß ich, jetzt sind wir grad beim Herz-Kreislauf-System, und dann ist es halt wirklich so, dass, ich sag mal, von der Anatomie, Physiologie, Pathologie, alle Fächer, so zusammengelegt sind, und dann aber auch, immer der Bezug zur Physiotherapie, also das war eigentlich so das Gute, dass sie dann wirklich immer auch Dozenten da hatten zu den speziellen Themen, die wirklich sich auf ihrem Gebiet theoretisch und praktisch auch wirklich gut auskannten, und dass man einfach verschiedene, ich sag mal jetzt, ja, Konzepte kennen lernt. Ich muss jetzt nicht sämtliche Zertifikate haben und ich muss das jetzt auch nicht alles können, Schwachsinn, sondern ich brauch 'n guten, nicht ganz oberflächchen, schon etwas tieferen Einblick und, aber je nachdem, in welche Situation ich komme, dass ich dann weiß, o.k., das ist eins der Konzepte, die da greifen können und damit muss man sich beschäftigen, wenn man da weiter will."*

Text: D\Q, Gewicht: 100, Code: Studium\Bewertung

> *"Ich find's auf der andern Seite super, denn die kleine Gruppe ist natürlich ein ganz anderes Arbeiten. Wenn ich mir vorstell, als Medizinstudent bist du, ich weiß nicht, mit wie vielen, und unsere Gruppe ist schon, also da kann man unheimlich intensiv arbeiten, hat den direkten Kontakt als Student untereinander, hat zu den Dozenten 'nen andern Kontakt, in den Praktikas, also ich find's eigentlich ideal."*

4.2.3.1.3 NovizInnen – Studiengang: „Grundständig"

Die NovizInnen dieses Studienganges (sie nehmen gleichzeitig an Ausbildung und Studium teil) äußern sich ähnlich wie die Berufserfahrenen: sie beurteilen die positiven Seiten bzgl. der Ergänzung der Inhalte ihres Studiums allerdings eher global und leicht verhalten, greifen aber auch die gleichen Dimensionen auf. Die Studierenden haben sehr stark das Bedürfnis, sich mit ihren DozentInnen in irgendeiner Weise über physiotherapeutische Bezüge identifizieren zu können (dieses Phänomen zieht sich im Übrigen durch die Beurteilung jeden Studienganges) sowie etwas „Handfestes, Greifbares" zu haben. In dem ersten Zitat bringt die Studierende es zwar mit ihrem Naturell in Verbindung, dass sie etwas Handfestes, Konkretes benötigt, dieses ist aber als durchaus typisch für PhysiotherapeutInnen (siehe hierzu auch Kapitel 6.1 „physiotherapeutische Identität/physiotherapeutischer Habitus") zu bezeichnen. Das zweite Zitat unterstreicht nochmals deutlich, die Erwartungen, die die Studierenden an die Lehrenden haben. DozentInnen, die keinen therapeutischen Bezug haben, sollten sich zumindest für die Physiotherapie interessieren und sich mit der unbekannten Thematik auseinandersetzen. „Guter Unterricht" wird nur insofern präzisiert, als dass die Studentin davon spricht, dass sie „gefüttert werden bzw. ihnen frontal etwas reingeworfen wird", mit dem sie sich dann auseinandersetzen müssen. Dieses erinnert an die Aussage der Berufserfahrenen des Studienganges „Ergänzung", die ebenfalls davon sprechen, „etwas reingeschoben" zu bekommen. Beides signalisiert zunächst eine relativ passive Haltung im Lernprozess.

Text: A\D, Position: 73 – 73, Code: Studium\Bewertung

> *„Was ich sehr gut fand, waren die Seminare bei XY, der hat, also das ging alles sehr in das Politische mit rein so, weil man da viel Hintergrundwissen einfach über das Ganze bekommt. Dann hatten wir noch mal ein Seminar in einem anderen Fach, das hat auch 'ne Physiotherapeutin gemacht und, das ist dann halt auch mehr in Bezug zu uns irgendwie, find ich. Weil die dann immer ein bisschen mehr Vorstellung davon haben, wie sieht unser Tagesablauf eigentlich aus oder wie sieht ein Ablauf in der Klinik aus oder im Praxisalltag, worauf muss man denn da wirklich achten so, ne?"*

Text: A\A, Position: 53 – 54, Code: Studium\Positives

> *„Andererseits haben wir dann 'nen Dozenten, der hat uns gefesselt, der war unbedarft, was uns angeht. Er wusste überhaupt nicht, was auf ihn zukommt mit uns, fragt uns ganz viel, wie wir das gut finden oder nicht, und gibt uns Futter, erklärt uns was, geht drauf ein, fragt, der macht tollen Unterricht, da gehen wir gerne hin und nehmen auch unheimlich viel mit. Also, durchweg alles dabei, aber es ist einfach spannend. Für mich auch spannend, das alles zu hinterleuchten und auch einfach mal ja, frontal, also so Sachen zu, reingeworfen zu bekommen."*

4.2.3.1.4 NovizInnen – Studiengang: „Ausland"

Die Studierenden in diesem Studiengang, der grundständig vierjährig nach dem holländischen Modell organisiert ist und größtenteils in Deutschland durchgeführt wird, absolvieren von vornherein ein Studium, ohne gleichzeitig an einer Ausbildung zur PhysiotherapeutIn nach deutschen Ausbildungsreglementierungen teilzunehmen. Sie machen ihre Begeisterung für den Studiengang vor allen Dingen an den „kompetenten holländischen Dozenten" und den Rahmenbedingungen wie beispielsweise einer gut ausgestatteten Bibliothek, Internetzugang etc. fest und beziehen sich in ihren detaillierten Ausführungen primär auf ihre zweiwöchige Vorlesungszeit in Holland, die sie während ihres Studium „genossen" haben. (Anmerkung am Rande: als interessant hervorzuheben ist der Sprachgebrauch, den die Studierenden verwenden, sie sprechen explizit von „den Holländern" und nicht von „den Holländerinnen". Aber nicht nur diese Studierenden sondern eine weitere, sehr berufserfahrenen Kollegin des Studienganges „Ergänzung" spricht von den männlichen Holländern, die sie besonders in ihrer Art zu denken und zu therapieren geprägt haben. Die Studierenden stellen einen sehr starken Bezug zwischen Wissen und Geschlecht her. Sie sprechen ihre Begeisterung darüber aus, dass einige der Dozenten sogar ihren Doktortitel haben. Dieses kann darauf hinweisen, dass Wissen in der physiotherapeutischen Betrachtungsweise als männlich assoziiert wird, und die klassische Rollenaufteilung und Hierarchisierung im (deutschen) medizinischen System aber auch im Wissenschaftssystem generell widerspiegelt. Gleichzeitig heben sie die Selbstverständlichkeit und Natürlichkeit des kollegialen Umganges der Holländer untereinander und mit den Studierenden hervor). Eine der Studierenden geht sogar so weit, dass sie berichtet, die Ausbildung ausschließlich in den Niederlanden absolviert zu haben, wenn sie im Vorfeld über die Qualität des Studiums dort informiert gewesen wäre. Sie nimmt hier eine deutliche Differenzierung vor, die sich auf ihre therapeutische Identität als „in Holland ausgebildete Physiotherapeutin" in Abgrenzung zu ihren in Deutschland ausgebildeten KollegInnen bezieht.

Der zweite entscheidende Punkt, der von den Studierenden als besonders positiv beurteilt wird und auch noch an anderer Stelle der Auswertung wiederkehren wird, da er zum Selbstbild der PhysiotherapeutInnen gehört, ist die Aufhebung des „Schubladendenkens", der Vermittlung grundständigen, konzeptunabhängigen Wissens, welches sie zu eigenständigem Denken und Handeln, zur Reflexion ausbildet. Dieses wiederum erinnert an die Aussagen der Studierenden des Studienganges „Vertiefung", die sich in ganz ähnlicher Weise äußern. Auch hier grenzen sie sich deutlich gegenüber ihren zumeist nicht studierenden KollegInnen aus Deutschland ab. Darüber hinaus unterstreichen sie die Lernformen der Kleingruppenarbeit, die, zusammen mit der Tatsache, sich die meiste Zeit „nur halb bekleidet" gesehen zu haben, zu einem persönlichen Kontakt und Zusammenhalt geführt hat. Aber nicht nur die zwischenmenschliche, kreative Basis wird von ihnen betont, sondern auch die medizinischen Inhalte, angefangen mit der Anatomie, Anatomie in vivo, das Spüren und Erfühlen von Strukturen sowie die manualtherapeutische Ausrichtung, die Forschungsinhalte und Wahlmöglichkeiten. Schlussendlich heben sie die Lehrmethoden, die auf die Studierenden zentrierte Sichtweise sowie das pädagogische Geschick der „holländischen" Dozenten, hervor.

Text: B\G, Position: 48 – 57, Code: Studium\Positives

> *„Die zwei Wochen in Holland. die waren echt genial. Also, was die Holländer für Möglichkeit haben, wie sie arbeiten, hab ich auch gedacht, naja, hätt ich das früher gewusst, wär ich vielleicht doch direkt nach Holland gegangen und nicht nach Deutschland. Also, das hat mich wirklich völlig begeistert.*
>
> *F. Können Sie mir das ein bisschen ausführen?*
>
> *A. Ja, also, in Holland haben sie im Prinzip noch verstärkt, drauf geachtet, dass man, sag ich mal ganz allgemein, dass man untersucht und dementsprechend behandelt, es wurde ganz viel Wert drauf gelegt, dass man die Grundlagen kennt und auf die Grundlagen aufbaut, aber nicht, dass man einfach weiter stur was aus dem Buch auswendig lernt, sondern dass es erklärt wurde. Was auch in Holland genial war, war die Riesen-Bibliothek, die wir hier leider nicht haben, die riesen Möglichkeiten im Internet, sämtliche Dozenten, die wirklich alle bescheid wussten, wenn man 'ne Frage gestellt hat. Aber die waren der Hammer da drüben, was die ein Wissen hatten, es war egal, was man gefragt hat, es kam wirklich zurück. Aber auch pädagogisch war das der Hammer, dass die Dozenten dann knallhart gesagt haben, o.k., jetzt machen wir 'ne Pause, so total unerwartet.*

> *Manche Dozenten haben dann wirklich Witze erzählt oder 'nen Schwank aus ihrer Jugend, und plötzlich waren alle wieder da, also, total genial."*

Text: B\E, Position: 91 – 91, Code: Studium\Positives

> *"Da hatten wir Unterricht gehabt bei, also hochkarätigen Physiotherapeuten, die auch ihren Doktor haben und eine Menge publiziert haben und, das war klasse, weil irgendwie, man hat Artikel von denen schon gelesen und plötzlich stehen die vor einem und die sehen aus wie du und ich, und dann halt auch einfach die Kompetenz der Lehrer, man hatte zu irgendwas gefragt und, och, da hab ich doch grad 'nen Artikel, einen Moment, und dann erklärt der einem das. Man hat wirklich das Gefühl, also man sitzt da unter hochkarätigen Physiotherapeuten und bekommt von denen jetzt was erklärt und beigebracht."*

Text: B\E, Position: 171 – 171, Code: Studium\Positives

> *"Nicht dieses, nicht dieses harte, hierarchische Strukturdenken, sondern viel mehr Flexibilität und viel besseres Ansehen und einfach viel mehr Dynamik. Also, ja, ich finde, die sollten alle mal nach Holland gehen, gut, wir hatten da jetzt auch echt wirklich wahrscheinlich die Creme de la Creme da sitzen, also die haben schon gesagt, dass sie da wirklich so ihre besten Dozenten für uns hingesetzt haben, um uns natürlich auch ein bisschen zu beeindrucken."*

Text: B\H, Position: 53 – 53, Code: Studium\Positives

> *"Dass wir ja nun uns, ja, wenn man's mal sagen soll, mehr in Unterwäsche kannten als angezogen, ja, und dadurch muss man zusammenrücken und irgendwo sich arrangieren, und die Gruppenarbeit wurde hier sehr gefördert."*

Text: B\F, Position: 45 – 45, Code: Studium\Positives

> *"Also, dass wir keine vorgegebenen Wege hatten, wie wir Patienten zu behandeln hatten. Wir haben zwar bestimmte Prinzipien gehabt, die für uns aber auch einleuchtend waren, also Prinzipien, nach denen wir einfach die verschiedenen Übungen ausgesucht haben, oder uns verschiedene Konzepte angeguckt haben, ja, das war das, was ich gut fand."*

Fasst man nochmals die positiven Punkte zusammen, dann zeichnet sich sehr deutlich ab, dass sich die Studierenden umso positiver zu ihrem Studium äußern, je mehr sie sich mit ihren DozentInnen identifizieren können und je ausgeprägter sich der Praxis- und Medizinbezug darstellt. Dieses ist vor allen Dingen bei den eher medizinisch ausgerichteten Studiengängen (also Studiengang Vertiefung und Ausland) der Fall, da die Studierenden sehr klar den unmittelbaren Bezug zu ihrem Beruf erkennen und mit ihrer erklärten Absicht, (zurück) in den praxisorientierten Alltag oder aber in Leitung/Lehre/Forschung zu kehren, kombinieren.

An dieser Stelle erfolgt eine kurze vergleichende Gegenüberstellung der Kernaussagen.

Studiengang (Berufserfahrene)	Ergänzung	Vertiefung
Positive Äusserungen	generell die neuen Inhalte (konsumieren können),	der Praxisbezug bzw. die therapeutische Nähe der medizinischen Inhalte,
	An aktuellen Themen „dran" zu sein,	Aufhebung des dogmatischen Denkens,
		Neuer Umgang mit Wissen
	Zusammenfügen von Wissensfragmenten,	Themen- und problemzentriertes Lernen in kleinen Gruppen,
	Entwicklung neuer Interessen,	Kompetente DozentInnen
	Kennenlernen von „Persönlichkeiten" in der Physiotherapie,	
	Neue Leute kennenlernen	

Studiengang (NovizInnen)	Grundständig	Ausland (an dieser Stelle muss festgehalten werden, dass die Studierenden sich in ihren positiven Ausführungen fast ausschließlich auf eine zweiwöchige Studienzeit in Holland beziehen)
Positive Äusserungen	generell die neuen Inhalte (konsumieren können),	Kompetente, hochkarätige Dozenten, die:
	Neue Anregungen, neues Hintergrundwissen, neue Einblicke zu erhalten,	- einen Doktortitel besitzen, - ein immenses Wissen haben, welches sie ohne Hierarchiedenken den Studierenden kollegial zukommen lassen,
	Kennenlernen von „Persönlichkeiten" in der Physiotherapie,	- pädagogisch hochgradig geschickt sind,
	Soweit physiotherapeutische Bezüge bestehen oder sich die DozentInnen bemühen, einen Einblick in die PT zu gewinnen beeindrucken auch sie	der Praxisbezug, bzw. die therapeutische Nähe der medizinischen/theoretischen Inhalte, manualtherapeutische Ausrichtung, Aufhebung des dogmatischen Denkens, welches prinzipiengeleitet und unabhängig von Konzeptgebundenheit vermittelt wird und zur Reflexion beiträgt, Themen- und problemzentriertes Lernen in kleinen Gruppen

4.2.3.2 Kritische Anmerkungen der Studierenden zum Studium

Bevor im Folgenden die kritischen Anmerkungen und Schwierigkeiten der Studierenden in Bezug auf das Studium dargestellt werden, kann bereits hier vorweggenommen werden, dass sich alle befragten Studierenden zu den organisatorischen Stolpersteinen in der Aufbauphase der Etablierung geäußert haben. Diese Anmerkungen reichen von Bemerkungen wie „es lief völlig chaotisch ab" bis hin zu „es hat sich niemand so richtig für uns zuständig gefühlt" (da zum Teil die Professuren entweder nicht besetzt waren oder schnelle Wechsel in der Besetzung erfolgten). Da sich dieses Phänomen – wenn auch in unterschiedlicher Gewichtung – in allen Fachhochschulen wiederfindet, wird es an dieser Stelle insgesamt nicht weiter verfolgt, denn es klingen in allen Bereichen der Organisation, d. h. von der Anmeldung zum Studium, bis hin zur Unklarheit hinsichtlich der Prüfungsleistungen alle Bereiche an. Den Studierenden ist aber sehr wohl bewusst, dass sie zu den PionierInnen einer neuen Ära gehören, welches wiederum für sie einen Vorteil bedeuten kann – insofern relativieren sie die Aussagen mit ihrem Verständnis für die Anfangsschwierigkeiten. Eine typische Äußerung lässt sich aber verallgemeinernd für alle Studierenden in dem folgenden Zitat wiederfinden:

Text: C\M, Position: 77 – 77, Code: Studium\Kritik

„Ja, also die gesammelte Organisation einfach unseres Studienganges, dass hier eigentlich keiner so genau weiß, wann wir irgendwas abzugeben haben, wie das genau gemacht wird, welche Prüfungsleistungen wie sein müssen, das weiß keiner, da müssen wir immer nachhaken. Das hat einfach von Anfang an so nicht gestimmt, da will ich auch keinem irgendwie Schuld in die Schuhe schieben, dass manche Fächer auch neu für die Professoren sind, das haben die auch noch nicht gemacht und müssen sich da ihr Wissen aneignen."

Die Hauptdimensionen, an denen die Studierenden ihre Kritik manifestieren sind die Persönlichkeit der Lehrenden, die Inhalte, der Theorie-Praxis-Bezug sowie die Lernformen, also entsprechend der vorstehend genannten positiven Dimensionen. Nachfolgend werden diese eingehender erörtert.

4.2.3.2.1 Persönlichkeit der Lehrenden

Einer der am häufigsten angesprochenen Kritikpunkte ist die Persönlichkeit der Lehrenden im Zusammenhang mit den zu vermittelnden Inhalten. Die Studierenden finden gerade in den Fächerbereichen, die für sie in ihrer Intensität völlig neu sind (z. B. Sozialwissenschaften), den Bezug zur Physiotherapie nicht, da die DozentInnen zum Teil noch nie Berührung mit PhysiotherapeutInnen hatten bzw. auch ihr Berufsfeld nicht kennen, und damit auch die Lehre nicht entsprechend auf die „Bedürfnisse" der Berufsgruppe zuschneiden können. Die Studierenden müssen ihnen erst „erklären", was PhysiotherapeutInnen überhaupt tun, damit die Lehre diesen Zuschnitt bekommen kann. Die Studierenden greifen hier auch indirekt wieder die Thematik ihrer eigenen Identität auf. So wünschen sie sich DozentInnen, unabhängig davon, ob berufserfahrene KollegInnen oder NovizInnen berichten, mit denen sie sich identifizieren können, die Einblicke in das Berufsfeld der TherapeutInnen haben, die um die Schwierigkeiten innerhalb der Berufsgruppe Bescheid wissen und ein entsprechendes Verständnis entwickeln, aber auch den Blick erweitern. Diese Hervorhebung ist bereits bei der Beleuchtung der positiven Aspekte des Studiums aufgefallen, denn je deutlicher die Identifikation mit den Lehrenden, umso positiver waren die Aussagen. Eine der Studierenden geht sogar so weit, dass sie den Sinn der Lehre bezweifelt, wenn ein Arzt, ein Soziologe, ein Psychologe, der letztlich nicht weiß, was Physiotherapie ist, PhysiotherapeutInnen unterrichtet.

Text: A\D, Position: 73 – 73, Code: Studium\Bewertung

> *„Und es (Kommunikation und Konfliktmanagement) ist sicher auch wichtig im Umgang mit Patienten oder mit Teamarbeit oder so, aber ganz ehrlich, wenn das dann auch nur Sozialpädagogen im Endeffekt machen oder Soziologen, die haben zu wenig Ahnung davon, was für uns wirklich wichtig ist. Dann stellen die sich das immer so vor so, ja, und wenn ein Patient dann das und das sagt, reagieren Sie mal so und so. Ich hab nicht so das Gefühl, dass mir das wirklich viel gebracht hat jetzt, so Kommunikation und so was."*

Text: C\M, Position: 73 – 73, Code: Studium\Kritik

> *„Wir hatten nen andern Professor, und der wusste überhaupt nicht, was Physiotherapeuten in der Ausbildung gemacht haben. Es war ein Arzt und von dem kam immer, boh, das könnt ihr? Er hat überhaupt nicht um das Problem gewusst, was in der Physiotherapie herrscht, glaub ich, und, ja, dass da eben viele Fragen noch so unbeantwortet geblieben sind."*

Text: C\L, Position: 81 – 81, Code: Studium\Kritik

> *„Die Kompetenz der Professoren, das kann nicht sein, dass ein Arzt, der letzten Endes nicht weiß, was Physiotherapie ist, Physiotherapeuten unterrichtet."*

Auffällig ist, dass diese Kritik bereits in der Beurteilung der fachschulischen Ausbildung eine Rolle gespielt hat – und sich hier in der Beurteilung des Studiums fortzusetzen bzw. zu wiederholen scheint.

4.2.3.2.2 Inhalte und der Theorie Praxisbezug

Hinsichtlich der inhaltlichen Komponente lassen sich in der Kritik wiederum fachhochschulspezifische Besonderheiten und Einflüsse erkennen. So zeigen insbesondere die Studierenden der dreisemestrigen Studiengänge und die Studierenden des kombiniert grundständigen an, dass sie sich sowohl vermehrt physiotherapeutisches Theoriewissen als auch vermehrt die Herstellung von Praxisbezügen wünschen. Physiotherapeutisches Theoriewissen fokussieren die Studierenden zum Teil im Vergleich zu ihren ergotherapeutischen KollegInnen, mit denen sie „unter einem Fakultätsdach" sitzen. Sie haben Kontakt zueinander, gleichen Inhalte und Scripten miteinander ab, und teilweise besuchen sie auch gemeinsame Veranstaltungen. Die PhysiotherapeutInnen geben an, dass die ErgotherapeutInnen in der Entwicklung theoretischen Wissens und Auseinandersetzung mit diesem bereits deutlich weiter sind und sie sich ebenfalls gern in diese Richtung entwickeln würden. Allerdings muss hier hinzugefügt werden, dass insbesondere die Studierenden einer der dreisemestrigen Studiengänge und die Studierenden des Studienganges „Grundständig" sich bereits mit Theorie auseinandergesetzt haben und sie sich gerne aufgrund des „spannenden" Themas dort weiterentwickeln würden, während die Studierenden der anderen Studiengänge überhaupt keine Theoriebildung erwähnen. Diese Auseinandersetzung korreliert mit der Entwicklung des beruflichen bzw. professionellen Selbstverständnisses. Insbesondere die Studierenden der dreisemestrigen Studiengänge „Ergänzung" geben an, dass das Studium für sie zu kurz und zu überfrachtet sei, um tatsächlich in die fachliche Tiefe einzusteigen. Dieses wiederum führt zu einem weiteren defizitären Gefühl, denn es wird nicht recht deutlich, was sie nun durch das Studium für ihre eigentliche Entwicklung im Bereich der Physiotherapie gewonnen haben.

Text: E\W, Position: 117 – 117, Code: Studium\Bewertung

> *„Diese Theorien, da könnte man vielleicht noch ein bisschen mehr drauf eingehen, also, mehr erklären, was ist ein Konzept, was ist ein Modell, dass da mehr Hintergrund noch kommt, also nicht einfach nur erklären, das es so und so was gibt, und dass es den und den Aufbau hat, sondern dass man mehr noch dahinter geht und vielleicht das Ganze mit mehr Beispielen noch bringt."*

Text: C\N, Position: 35 – 35; 53-53, Code: Studium\Bewertung

> *„Das ist in der Ergotherapie wirklich anders, also ich hab da halt in dieses Ergotherapiescript auch mal reingeschaut, wir sind ja interdisziplinär, da kann man ja mal bei der Konkurrenz in Anführungsstrichen mal gucken, und die haben dort halt schon 'ne Menge (Theorie) mehr gemacht. Was fehlt, ist halt noch so'n bisschen das Selbstverständnis, das physiotherapeutische Selbstverständnis, da haben wir wenig gemacht. Meiner Meinung nach ist halt das Studium einfach zu kurz, wir riechen überall nur rein, wir kratzen überall mal an der Oberfläche, wir sehen, hier gibt es was und da gibt es was, und das Studium ist eigentlich zu Ende, bevor man richtig angefangen hat, in die Tiefe zu gehen, und das ist halt was, was ich sehr schade finde."*

Text: C\L, Position: 23 – 23, Code: Studium\Bewertung

> *„Ja, mir persönlich hat das Studium als Physiotherapeut nichts gebracht. Weil halt auf therapeutische Dinge überhaupt kein Wert gelegt wurde. Mir kam's vom Studium wieder mal so vor, die Physios hatten jetzt die Chance, 'ne Akademisierung zu machen, das musste dann jetzt innerhalb von, ja, ziemlich schnell halt über die Bühne laufen, und es wurde sich halt, irgendwie kam 's mir so vor, keine Gedanken gemacht, was da rein soll in das Studium. Es war keinem klar, was es heißt, das Niveau eines Bachelors zu haben, weil halt zwei*

> *Dinge auf einmal kamen, einmal die Akademisierung der Physios und einmal, was ist überhaupt ein Bachelor- Studiengang in Deutschland. Keiner wusste, was die Anforderungen dafür sind, und dementsprechend wurde hier wieder alles in diesen Physiotherapie-Studiengang rein gepackt, was man rein packen konnte, dementsprechend wird alles kurz angerissen und ich geh mit sehr vielen offenen Fragen aus dem Studium raus."*

Darüber hinaus unterstreichen einige Studierenden, dass sie sich vermehrt Praxisbezüge wünschen bzw. die Verknüpfung von Theorie und Praxis, die offenkundig nur bedingt oder gar nicht gelingt. Besonders deutlich wird dieses Problem von einer Studierenden angesprochen, die darauf verweist, dass die Theorie des clinical reasonings überhaupt keine praktische Relevanz aufzeigt, obwohl das clinical reasoning einer der Hauptanknüpfungspunkte für die Theorie-Praxis-Transferleistung wäre (vgl. auch Higgs und Jones 2002). Zwar sieht das Studium z. B. an einem Standort vor, dass die Studierenden während des Studiums jeweils an zwei Tagen KlientInnen behandeln. Sie berichten allerdings relativ enttäuscht, dass die Theorie und die Praxis nebeneinander stehen würden, ohne dass diese Transferleistung oder Verknüpfung stattfinden würde. Sie verdeutlichen durch ihre Ausführungen, dass sie sich vermehrt praktische Bezüge wünschen, die gerade auch die neuen Inhalte, die eine veränderte Sichtweise auf den therapeutischen Prozess ermöglichen, integrieren. Sie sprechen die inhaltliche Aufteilung an, dass innerhalb des Studiums zuviel Zeit für die KlientInnenbehandlung zur Verfügung gestellt wird, aber dafür andere wichtige Bereiche wie das physiotherapeutische Selbstverständnis viel zu kurz kommen. Insbesondere geben das Studierende an, deren Lehrstuhlvertretung nicht über eine Sozialisation als PhysiotherapeutIn verfügt.

Text: C\N, Position: 55 – 57, Code: Studium\Kritik

> *„Mich hat ein bisschen gestört, wie dieser Fachbereich clinical reasoning bei uns gehandhabt wurde, wir wurden ja in ein Praktikum gesteckt für clinical reasoning, und es gab aber eigentlich keine Praktikumsauflage. Was man draus gemacht hat, war halt jedem selber überlassen.*
>
> *Im Bereich physiotherapeutisches Selbstverständnis haben wir wenig gemacht, da war ich ein bisschen unzufrieden.*
>
> *Und (ich) würde dann halt wirklich mal sagen, o.k., wir machen mal so'n Minidesign einer Wirksamkeitsstudie oder wir erheben mal 'nen Fragebogen und fragen mal Patientenzufriedenheit ab oder wir machen mal 'ne Evaluation über Patientenprogramme oder irgendwie so was in die Richtung, das hätt ich persönlich wirklich interessant gefunden, weil, in diesem Bereich fühl ich mich jetzt auch noch so'n bisschen unsicher einfach. Und wenn man, ich glaub, so was mal am praktischen Beispiel erlebt, wäre das vielleicht 'ne ganz interessante Angelegenheit gewesen."*

Ferner sind die Studierenden enttäuscht darüber, dass sie keine „Ministudien" oder Forschungsversuche in ihrem Studium unternehmen können. Nur die Bachelorarbeit würde dafür Raum lassen, wobei sie sich jedoch mit der Bewältigung dieser Aufgabe, ein Forschungsprojekt durchzuführen, überfordert fühlen würden. Eine weitere Kritik, vornehmlich von den Studierenden des Typs „Grundständig" ausgedrückt, ist ihre Enttäuschung darüber, dass das Studium ihren Erwartungen, vermehrt Fortbildungsinhalte als integralen Bestandteil des Studiums vermittelt zu bekommen, nicht entsprochen hat bzw. nicht entspricht.

Im letztgenannten Zitat spricht die Studierende an, dass ihnen im Studium verdeutlicht wird, dass die Praxis nicht an die Fachhochschule gehöre, sondern entweder in die Ausbildung oder aber den Fortbildungsmarkt, in der Phase des Studiums würde ausschließlich theoretisch über physiotherapeutische Belange nachgedacht. Darüber hinaus hält sie sich für kompetent genug, auch ohne das Studium bereits über clinical reasoning Kompetenz zu verfügen, hier drückt sie ihre Enttäuschung hinsichtlich ihrer Erwartungen an den Praxisbezug im Studium aus. Diese Kritik wird von einigen NovizInnen der dreisemestrigen Studiengänge „Ergänzung" aufgegriffen, die gegenüber den Verantwortlichen in der Lehre diesbezüglich massive Vorwürfe erheben.

Text: C\L, Position: 117 – 117, Code: Studium\Kritik

> *„Dass man therapeutisch in irgendeiner Form weiter kommt, dafür hätt ich mich hier nicht ein Jahr hinsetzen müssen. Es war auch sehr viel, ja, Gegenwehr auch, von, ja, oberen Strukturen einfach da, dass halt vielleicht, ja so'n Bobath-Instructor oder so, solche Leute vorbeikommen, die Möglichkeit oder das Angebot war da, nur das wurde von der Fachhochschule nicht angenommen. Das gehöre hier nicht hin."*

4.2.3.2.3 Lehrmethoden

Die Studierenden zeigen eine hochgradige Ambivalenz hinsichtlich der von ihnen gewünschten Lehrmethoden. Auf der einen Seite wünschen sich diejenigen, die neben ihrer fachschulischen Ausbildung das Studium absolvieren aber auch diejenigen, die die dreisemestrige Vollzeitvariante des Studiums besuchen, mit neuem Wissen „gefüttert" zu werden, obwohl sie während ihres Studiums durchaus auch die neuen Lehrmethoden wie die des problemorientierten, selbstgesteuerten Lernens in Anspruch genommen bzw. kennen gelernt haben. Bei dieser Art des selbstgesteuerten, selbstorganisierten Lernens haben sie jedoch vermehrt das Gefühl (gehabt), dass die Lehrmethoden nicht absichtlich eingesetzt wurden, sondern in einer Art Notlösung verwendet worden sind – in Ermangelung der DozentInnen, die sie hätten anleiten können; somit waren sie gezwungen, sehr viel in Eigenarbeit zu erarbeiten, ohne jedoch eine Rückmeldung zu erhalten. Sie wünschen sich Frontalunterricht, der sie zum Denken anregt anstatt Problematisieren ohne wirkliches Problem sowie wiederum die Herstellung physiotherapeutischer Bezüge. Gerade im Hinblick auf die Arbeitsbelastung, die einige der Studierenden mit 46 Stunden in der Woche bewältigen müssen, wünschen sie sich eine effizientere Gestaltung des Studiums. Aus einer relativen Überforderung heraus erachten sie einen Unterricht, der sie selbst entlastet, indem sie konsumieren können, als sinnvoll.

Text: A\A, Code: Studium\Kritik

> *„Futter, als Frontalunterricht, und dann so'n bisschen praktisch dazu, das wäre für uns wahrscheinlich das Beste gewesen. Wir haben dann aber mit einer Schildkröte gespielt, die dann uns zugeworfen wurde und wir mussten dann immer irgendwas rausrufen, und wir machten immer Praxis und müssen uns immer öffnen und immer kritisieren und, das war zu viel, uns zu nervig, zu pädagogisch, immer alles ein Stück weit zu hinterleuchten, war uns zu viel Gelaber und zu viel Diskussion um den heißen Brei. Wo gar kein Konflikt war, wurde dann ein Konflikt gelöst und das war für uns ein bisschen kompliziert. Weil, wir sind eher so Leute, die dann mal auf den Tisch hauen. Das haben wir als sehr anstrengend empfunden, weil, man muss bedenken, wir haben einen, einen Wochenrhythmus von 46 Stunden etwa, das ist viel, das ist Futter, das ist ganz schön viel. Und wenn man dann nebenbei noch arbeitet und vielleicht auch noch Hobbys hat oder ein Privatleben, dann ist das kompakt, und wenn man dann in sein Seminar kommt, wo man nicht Futter kriegt oder Frontalunterricht, sondern irgendwie seine Gefühle nach außen kehren soll vor einem Dozenten, wo die Chemie nicht ganz rüberspringt, nicht stimmig ist, dann geht das nach hinten los."*

Ein weiterer, zwar nicht explizit ausgesprochener Punkt ist der der Nicht- Entwicklung eines studentischen Habitus. Dieses deuten nicht nur die vorgenannten Studierenden aufgrund ihrer Arbeitsbelastung an, sondern auch diejenigen, deren Lehrveranstaltungen blockweise und berufsbegleitend organisiert sind und teilweise bis zu 12 Stunden Vorlesung in sozialwissenschaftlichen oder medizinischen Fächern pro Tag vorgeben – wobei die medizinischen Fächer einen sehr viel stärkeren Anwendungsbezug aufweisen und der Physiotherapie insgesamt näher sind. Eine richtige Verortung als Studierende kann demzufolge nicht stattfinden, denn die Assoziation, StudentIn zu sein würde eine freie Zeiteinteilung ohne Anwesenheitspflicht bedeuten (vgl. Friebertshäuser 1992) sowie eine mögliche, interessengemäße Steuerung der Teilnahme an Vorlesungen.

Text: A\B, Position: 69 – 69, Code: Studium\Bewertung

> *„Dann mussten wir halt hier wieder Anwesenheit nachweisen, aber ansonsten ist es nicht so locker wie ein normales Studentenleben."*

Text: D\R, Position: 76 – 76, Code: Studium\Kritik

> *„Was ich sehr anstrengend finde, sind die Frühjahrsblöcke, da werden so 10, 12 Stunden am Tag durchgeschreddert, das ist für die medizinischen (Fächer), da ist das kein Problem, weil man dann auch mal Praxisteile hat, aber wir kommen nun mal nicht unbedingt aus der Sozial, sozialen Richtung, das heißt, mir 5 Stunden Pädagogik anzuhören und dann noch mal Sozialmedizin und dann vielleicht noch mal irgendwie so was, das ist anstrengend, das ist richtig anstrengend, da kann ich nun mal nicht aus meiner Berufserfahrung schöpfen, da muss ich mich hinsetzen und mir das Zeug anhören und auch einbimsen, es hilft nichts."*

Auch in dem vorstehenden Zitat wird deutlich, dass die Studierenden eine Verortung ihrer Profession im medizinisch ausgerichteten System und nicht im sozialen System haben. Sie beschreiben die Mühe, die sie mit den sozialmedizinischen Inhalten haben, sie können nicht aus ihrem Erfahrungsschatz rekrutieren, sondern müssen völlig neu lernen, gegebenenfalls sich die Inhalte „einbimsen", auswendig lernen. Diesen Sachverhalt betonen insbesondere die PhysiotherapeutInnen, die sich für die medizinisch ausgerichtete Variante des Studiums entschieden haben. Sie verdeutlichen, dass sie zunächst keinen direkten Praxisbezug in den sozialwissenschaftlichen Fächern zu ihrer beruflichen Tätigkeit herstellen können und unterstreichen insbesondere, dass aber gerade der Praxisbezug der vermittelten Wissensbestände für die Physiotherapie wichtig und entscheidend ist. Die Ausdrucksweise „10 bis 12 Stunden" Vorlesung in den Sozialwissenschaften „herunterzuschreddern" zeigt darüber hinaus, dass die primäre Verortung als StudentIn nicht gegeben ist, sondern aufgrund der inhaltlichen Fülle eigentlich keine Zeit bleiben kann, das Studentenleben zu genießen.

Eine gänzlich andere Problematik bzw. Kritik greifen die Studierenden auf, die das Studium nach holländischem Modell absolvieren. Sie identifizieren sich zunächst nicht als „deutsche" PhysiotherapeutInnen, sondern als holländische – und betonen die Abgrenzung gegenüber den deutschen KollegInnen. Ihre hauptsächlichen Kritikpunkte belaufen sich auf eine fehlende gemeinsame Fachsprache, die unabhängig von jeglicher Konzeptgebundenheit eingeführt werden sollte. Sie beschreiben ihre Probleme, wenn sie nach niederländischem Modell studieren, welches orthopädisch/ manualtherapeutisch ausgerichtet ist und dann mit ihren deutschen KollegInnen kommunizieren müssen. Ihnen ist die deutsche, konzeptgebundene Sprache in der therapeutischen Anwendung nicht bekannt, obwohl sie zum Teil über das gleiche therapeutische Repertoire verfügen, das sie anhand von Prinzipien erlernt haben. Hier heben sie einen Schwachpunkt der deutschen Physiotherapie hervor, der zu mannigfaltigen Problemen im therapeutischen Alltag führt. Es scheinen Verständigungs- und Verständnisprobleme zwischen den TherapeutInnen der unterschiedlichen Fachrichtungen zu existieren. Weiterhin kritisieren sie die deutsche Regelung, dass ihre Studieninhalte in der spezifischen Richtung der „Manuellen Therapie" nicht gleichgesetzt bzw. als Äquivalent gesehen werden zur in Deutschland zertifizierten Fortbildung „Manuelle Therapie", die eine höhere Vergütung der therapeutischen Leistung nach sich zieht. Diese zertifizierte Fortbildung wird auf dem freien Fort- und Weiterbildungsmarkt angeboten und ist kostenintensiv. Die Studierenden vermuten hier zugrundeliegende monetäre Interessen der Fortbildungsanbieter und/oder Verbände.

Text: B\H, Position: 73 – 73, Code: Studium\Kritik

> *„Das Problem ist für uns zunächst gewesen und wird vielleicht im Anfangsbereich noch sein, dass wir viele Dinge gemacht haben, die die Deutschen eben unter einen bestimmten Namen packen und wir aber eigentlich gar nicht wissen, wie wir es verbinden sollen, ne, das heißt, wir haben's schon irgendwo gemacht, aber uns fällt einfach schwer, dann mit den Deutschen zu kommunizieren, weil da hängt's immer, im Endeffekt. Das im Endeffekt unser Lehrprogramm umgestellt*

wird, verlangt eigentlich keiner, nur es sollte noch ein bisschen mehr an Deutschland angepasst werden, dass wir damit besser umgehen können, denk ich."

4.2.3.2.4 Zusammenfassung der Kritikpunkte

Fasst man die von den Studierenden genannten Kritikpunkte am Studium zusammen, dann würde sich ein sinnvolles Studium durch folgende Merkmale auszeichnen:

- Die vermittelten Inhalte haben einen physiotherapierelevanten Bezug.
- Theorie und Praxis haben einen ausgewogenes Verhältnis zueinander (u. a. sollte die zeitliche Gestaltung so aussehen, dass nicht beispielsweise 10-12 Stunden Theorie nacheinander abgehalten werden, zudem muss das Studium inhaltlich entzerrt werden.
- Das Studium sollte der physiotherapeutischen Identitätsbildung dienen.
- Die DozentInnen verfügen über eine Sozialisation als PhysiotherapeutIn oder haben grundlegende Einblicke in die Physiotherapie.
- Die Unterrichtsformen sollen gemischt sein, d. h. sowohl Frontalunterricht als auch Unterrichten in Kleingruppen, welcher angeleitet und begleitet wird, sollte integraler Bestandteil des Studiums sein, die Lehre an der Fachhochschule sollte sich durch „Exzellenz" auszeichnen.
- Eine gemeinsame Fachsprache würde eingeführt, daran geknüpft würde ein einheitliches Dokumentationssystem, um die geleistete therapeutische Arbeit für alle Beteiligten transparent zu machen.
- Insbesondere wünschen sich die NovizInnen vermehrt Einblicke in die physiotherapeutischen Konzepte und Behandlungsmethoden.
- Kleinere „Forschungsprojekte" sind Bestandteil des Studiums.

Insgesamt weniger kritisch gegenüber ihrem Studium äußern sich die Studierenden der Studienrichtung „Vertiefung" und „Ausland". Beide Studienrichtungen haben, wie schon vorstehend ausgeführt, einen deutlichen und ausgeprägten Praxis- und Medizinbezug, in dem sich die Studierenden wiederfinden. Schwierigkeiten treten insbesondere in Fächern mit sozialwissenschaftlichen Bezügen auf und sind unabhängig vom jeweiligen Fachhochschulstandort festzustellen. Die Hälfte der Studierenden der jeweils dreisemestrigen Vollzeitvariante (Ergänzung) ist durch das Studium zwar ebenfalls sehr begeistert, aber offensichtlich auch kritischer, da sie das Gefühl entwickeln, alles in der Kürze der Zeit nur angerissen zu haben und sich in keinem Bereich wirklich ausreichend auszukennen.

Setzt man an dieser Stelle die kritischen Äußerungen der Studierenden zum Studium einmal mit ihren kritischen Anmerkungen im Hinblick auf ihre berufsfachschulische Ausbildung zur PhysiotherapeutIn (Aussagen im ersten Strang im Kapitel 4.1.3 „Bewertung der fachschulischen Ausbildungdurch die Studierenden") in Bezug, so durchziehen sich drei markante Themenbereiche wie rote Fäden sowohl durch die Ausbildung als auch durch das Studium. Sie unterstreichen auf eindrucksvolle Weise die Bedeutung, die die Studierenden diesen Komplexen beimessen können als wesentliche Desiderate gelten. Dieses sind:

- Die Persönlichkeit, Sozialisation und Identität der Lehrenden im Sinne einer deutlichen Vorbildfunktion sowie ihre sozial- und fachkompetenten Lehr- und Lernmethoden.
- In diesem Zusammenhang schreiben die Studierenden den Lehrenden eine hohe Verantwortung im Hinblick auf die Entwicklung einer physiotherapeutischen Identität, einem gesunden physiotherapeutischen Selbstbewusstsein verknüpft mit einem zu transportierenden, realistischen Bild des Berufes zu – sowohl in der Ausbildung als auch im Studium.
- Der bedeutsame Zuschnitt und die Überprüfung der relevanten Wissensbestände der Bezugswissenschaften auf/für die Physiotherapie – und kein „Überstülpen" dieser Wissensbestände auf die „Physiotherapie".
- Die Vereinheitlichung der Fachsprachen im Sinne der Förderung der Kommunikation zwischen den TherapeutInnen, die im Zusammenhang mit der Erarbeitung und Implementierung eines vereinheitlichten Dokumentations- bzw. Berichtsystems für Transparenz der physiotherapeutischen Leistung Sorge trägt.
- Die Verknüpfung von Theorie und Praxis (siehe hierzu auch nachfolgendes Kapitel 4.2.4 „Die Akademisierung der Physiotherapie und ihre Problemfelder").

4.2.4 Die Akademisierung der Physiotherapie und ihre Problemfelder

Bei der Auseinandersetzung der Studierenden mit der sehr offen gehaltenen Frage, wie sie die Bedeutung der Akademisierung und auch ihre neue Rolle beurteilen, zeigen sie diverse Problemfelder und Ambivalenzen auf, die zum Teil recht eng mit ihren Erwartungen an das Studium sowie ihren Karrierevorstellungen und beruflichen Perspektiven verknüpft sind – somit ergeben sich einige Überschneidungen zu den vorstehenden Kapiteln.

Die von den Studierenden aufgeworfenen Problemfelder bzw. reflektierten Dimensionen sind:

- die Einführung der flächendeckenden Akademisierung,
- die Schwierigkeiten im Umgang mit nicht fachhochschulisch sozialisierten KollegInnen und
- die Theorie-Praxis-Divergenz.

4.2.4.1 Einführung der flächendeckenden Akademisierung

Der erste von den Studierenden aufgegriffene Diskussionspunkt ist, wie sie die Einführung einer flächendeckenden, grundständigen akademischen Ausbildung für PhysiotherapeutInnen einschätzen und wie sie ihre Einschätzung begründen.

4.2.4.1.1 Pro

Von den 22 Studierenden der Physiotherapie geben insgesamt nur sechs Personen an, dass sie eine flächendeckende Akademisierung, d. h. die Einführung eines grundständigen, möglicherweise vierjährigen Studiums, welches sowohl Praxisinhalte als auch theoretische Inhalte aufweist, für alle PhysiotherapeutInnen als sinnvoll erachten. Es lassen sich drei interessante Begründungstypen erkennen, wobei allen drei Typen die Fortentwicklung primär des gesamten Berufsstandes ein Anliegen ist und nicht nur die individuelle Weiterentwicklung ins Zentrum ihrer Reflexionen rückt.

4.2.4.1.1.1 Typ: „Status"

Der erste Typ begründet seine positive Einstellung gegenüber dem grundständigen Studium mit den merkmalsbezogenen, professionstheoretischen Phänomenen der Erlangung von mehr Einfluss, mehr Autonomie und damit mehr Macht. Daran geknüpft ist die Hoffnung nach einer anderen Positionierung ihres Berufes in der Hierarchie des Gesundheits- und Sozialsystems sowie des Wissenschaftssystems. Sowohl die Anerkennung durch die Ärzteschaft als auch durch die KlientInnen ist ihm ein wesentliches Anliegen. Diese Äußerungen werden sowohl von NovizInnen als auch Berufserfahrenen gleichmäßig getätigt, jedoch ist auffällig, dass dies insbesondere die Studierenden sind, deren Studienmodelle vermehrt medizinische Inhalte anbieten. Insbesondere die Ambivalenz gegenüber der Ärzteschaft sowie die Handlungsautonomie sind einer der brisanten Bereiche im Prozess der Professionalisierung. Diese werden im dritten Strang im Kapitel 4.3 „Professionalisierung und Professionalität" einer ausführlichen Auswertung unterzogen. Besonders das nachfolgend zweite Zitat zeigt die Nähe zur Medizin anhand des Statussymbols des Stethoskops auf. Eine Studierende dieses Begründungstyps berichtet, dass die PhysiotherapeutInnen im Ausland auch „ein Stethoskop umhängen" haben und sie der direkte Ansprechpartner für die KlientInnen gleich in der Hierarchie nach dem Arzt sind. Hier drückt sich ebenfalls der Wunsch und die Hoffnung aus, mit dem Arzt auf einer Stufe zu stehen – der Anspruch wäre ihrer Meinung nach durch ein Studium der Physiotherapie durchaus gerechtfertigt bzw. gewährleistet.

Text: B\G, Position: 119 – 119, Code: Akademisierung

> *„Wenn es dann wirklich flächendeckend nur noch Akademiker gibt, könnt ich mir vorstellen, dass Physiotherapeuten von ärztlicher Sicht eher als gleichberechtigter Partner gesehen wird. Zum Beispiel in Holland, wo den Physiotherapeuten überlassen wird, welche Behandlungsmaßnahme sie ergreifen, dass sie*

selbständig entscheiden dürfen, was natürlich auch sinnvoll ist. Ich meine, wir kennen unsere Möglichkeiten und können die dann auch vielleicht patientenorientierter einsetzen, als wenn der Arzt vorschreibt, manuelle Therapie, weil er grade gehört hat, dass es beim andern Patienten gewirkt hat."

Text: B\E, Position: 169 – 169, Code: Akademisierung

„...weil zum Beispiel grade auch in Irland oder England Physiotherapeuten ja 'ne weitaus kompetentere Stellung haben, als hier in Deutschland. Also, die dürfen ja eben diese Diagnosen stellen, die haben ja ein Stethoskop umhängen und machen da auch sehr viel und sind im Prinzip, wenn der Arzt nicht da ist, die erste Ansprechperson, das wär ja bei uns in Deutschland undenkbar."

4.2.4.1.1.2 Typ: „Internationale PragmatikerIn"

Der zweite Begründungstyp macht seine Befürwortung an drei pragmatischen Gründen fest: Erstens der Verbesserung der Qualität der therapeutischen Interventionen, denn mit dem Studium werden die TherapeutInnen in die Lage versetzt, ihre eigenen Behandlungen kritisch wissenschaftlich auf Evidenz und Effektivität zu untersuchen und zu evaluieren. In diesem Zusammenhang ließe sich laut Aussage der Studierenden das Problem der schlechten beruflichen Ausbildung beheben, da Akademisierung hier gesehen wird als die Sicherung der Qualität über Standards, die es in der Physiotherapie bislang nicht gibt. Zweitens führt die Einführung des flächendeckenden Studiums zur Anerkennung und Gleichstellung der deutschen PhysiotherapeutInnen mit den KollegInnen im Ausland (Reduktion des Minderwertigkeitsgefühls) und drittens ließe sich die gesamte „Lerndauer" verkürzen, denn das jetzige gestufte System führe zu viel zu langen Ausbildungs- und Studienzeiten, denen ja eigentlich mittels des Bolognaabkommens entgegen gewirkt werden sollte.

Text: B\H, Position: 81 – 81, Code: Akademisierung

„Ich denke und hoffe, dass man insgesamt für Deutschland einfach ein bisschen mehr Qualität auf Dauer bekommt im Vergleich zum Ausland. Also die Holländer haben so'n sehr guten Ruf, wenn man in die Schweiz gehen möchte, dann muss man erst Nachtests machen oder noch mal 'n Aufbauseminare, wie auch immer, also es ist ja so, dass viel auch im Ausland gesagt wird, meine Güte, was wollt ihr denn? Ihr geht nach der 10. Klasse dahin, und macht das (die Ausbildung), ihr habt nicht mal Abitur, ne?"

Text: E\U, Position: 58 – 60, Code: Akademisierung

„Es kann nicht der Weg sein, in Zukunft sich drei Jahre, ja keine leichte Ausbildung um die Ohren zu schlagen, sich dann noch mal hinzusetzen, um 'nen Bachelor zu haben, und dann für die ganz Engagierten, sich dann noch mal hinzusetzen, und dann noch einmal den Master zu machen oder vielleicht noch weiter zu gehen. Ich denke schon, dass dieser Aspekt, internationale Angleichung 'nen

ganz wichtiger ist, und dass wir uns nicht weiterhin als deutsche Physioassistenten im Weltniveau auslachen lassen sollten."

4.2.4.1.1.3 Typ: „Effektiv"

Der dritte Typ könnte auch als Subtyp des vorstehenden betrachtet werden, macht auch er die Veränderung der Qualität physiotherapeutischen Handelns vordergründig. Er fokussiert jedoch primär das Theorie-Praxis-Phänomen, die Reflexivität und das Selbstbild der PhysiotherapeutInnen, indem er aus der eigenen Erfahrung heraus berichtet, dass die PhysiotherapeutInnen „nur in diesem praktischen Bereich herumtümpeln" und sich nicht mit Theorie, Effizienz und Evidenz auseinandersetzen.

Text: C\K, Position: 133 – 142, Code: Akademisierung

„Der Bachelor wäre sinnvoll, den würd ich als sinnvoll erachten einfach, um die Therapeuten wirklich nicht nur in diesem praktischen Bereich tümpeln zu lassen, in dem ich mich am Anfang auch befunden hab, sondern wirklich auch ein bisschen das Bewusstsein dafür zu schärfen, zu überlegen, was tu ich hier, warum tu ich das und welche Rahmenbedingungen sind mir gegeben, welche brauche ich, welche kann ich nutzen, um hier wirklich effektiv und effizient auch zu arbeiten."

4.2.4.1.2 Contra

Im Gegensatz zu der Gruppe, die das vierjährige Studium begrüßen, sind mehr als die Hälfte der Studierenden (12 von 22) der Meinung, dass es nicht nötig ist, eine flächendeckende Akademisierung einzuführen und weitere drei äußern sich sehr ambivalent. Grundsätzlich erachten sie es als sinnvoll, dass PhysiotherapeutInnen die Wahloption haben, sich zusätzlich bzw. ergänzend für ein Studium zu entscheiden. Ihre Begründungen spiegeln vor allen Dingen ihre eigenen, individuellen Vorstellungen zur beruflichen Entwicklung, ihren Karrierevorstellungen und Wünsche, insbesondere in Forschung und Lehre tätig zu werden, wider. Gleichzeitig scheint auch hier das berufliche Selbstbild durch, welches die Studierenden an anderer Stelle von ihrer Berufsgruppe zeichnen haben. Dass die flächendeckende Einführung von grundständigen Studiengängen nicht nötig ist, wird vermehrt sowohl von den Studierenden der ergänzenden (dreisemestrigen) Studiengänge berichtet als auch von denjenigen, die sich noch in Ausbildung und Studium (gleichzeitig) befinden. Interessanterweise sind dieses zu zumeist NovizInnen bzw. PhysiotherapeutInnen, die eine geringe Berufserfahrung haben (13 von 15) und nur insgesamt zwei der langjährig Berufserfahrenen. Gleichzeitig vermuten und/oder befürchten aber auch neun dieser Studierenden, dass es eine „Zweiklassenphysiotherapiegesellschaft" geben wird.

4.2.4.1.2.1 NovizInnen

Hier lässt sich keine eindeutige Typeneinteilung vornehmen, denn alle Studierende verweisen in ihrer Begründung in irgendeiner Weise auf die Theorie-Praxis-Problematik und das Phänomen der Abgrenzung. Anhand von Beispielen und den eindrücklichsten Argumenten wird dieses Begründungsverhalten gegen die Einführung grundständiger Studiengänge dokumentiert. Es erscheint die Stufigkeit im System deswegen als sinnvoll, weil zunächst über die grundständige berufliche Ausbildung das „Handwerkszeug" und die Techniken zu erlernen sind, also praktische Fertigkeiten, um sich dann in einem weiteren Schritt entweder für das Studium oder die berufliche Tätigkeit zu entscheiden. Einige der Novizinnen geben an, dass nur diejenigen nach der Ausbildung studieren sollten, die bereits während der Ausbildung verstanden haben, dass „Physiotherapie mehr ist als nur Technik" und die bereits vor Aufnahme des Studiums in der Lage sind, wissenschaftliche Texte zu lesen. Sie befürworten ein hierarchisch abgestuftes System im Bereich der Physiotherapie wie es beispielsweise in einigen anglo-amerikanischen Ländern wie u. a. in Amerika vorherrscht (Physiotherapieassistenten, (an-)leitende Physiotherapeuten, den forschenden Physiotherapeuten etc.). Für die praktische Tätigkeit mit der KlientIn ist es ihrer Meinung nach nicht vonnöten, dass alle PhysiotherapeutInnen studiert haben; es ist ausreichend, wenn ein oder zwei der TherapeutInnen in einer Abteilung diese Qualifikation besitzen und dann entsprechend die Leitung übernehmen und ggf. ihr Wissen weitergeben. Gleichzeitig benötigen die akademisch ausgebildeten PhysiotherapeutInnen auch insgesamt weniger Technikrepertoir, da sie vermutlich „weniger am Patienten/an der Bank stehen werden". Die Aussagen verweisen wiederum auf das Theorie-Praxis-Problem und auf die eigene berufliche Identität, deren Darstellungen eigene Kapitel gewidmet sind.

Text: C\L, Position: 89 – 89, 141-141, Code: Akademisierung

> *„Ich denk mal, der Ansatz ist der richtige Weg, dass man die grundständige Ausbildung lässt und dann das als Aufbaustudium macht, weil es letzten Endes ein praktischer Beruf ist, und den kann ich nicht an der Universität lehren, das ist meine Meinung, dass das Studium, so wie es jetzt gedacht ist, schon richtig ist. ...Bei mir war's so, dass ich relativ früh schon halt angefangen hab, gewisse Studien zu lesen, mir halt dieses Niveau der Berufsausbildung zu niedrig war, dementsprechend halt auch schon an Fortbildungen teilgenommen hab und denke, dass nur dies reine Umgehen mit Patienten mich in dem Studium nicht weiter gebracht hat. Also für mich würd ich wieder entscheiden, das direkt nach der Ausbildung zu machen, aber ich würd's nicht jedem empfehlen."*

Die Studierende grenzt ihre eigenen Fähigkeiten sehr stark gegen die der anderen TherapeutInnen ab. Zwar verfügt sie über noch keine Berufserfahrung, schätzt aber ein, dass „nur dieser reine Umgang mit Patienten" sie im Studium nicht weiter gebracht hätte. Mit dieser sprachlichen Hervorhebung unterstreicht sie, dass für sie KlientInnenarbeit einen geringeren Stellenwert hat als andere Tätigkeiten. Diese Studierende hatte bereits bei ihren Erwartungen an das Studium angegeben, dass sie für leitende Tätigkeiten oder die Übernahme einer eigenen Praxis ausgebildet würde und ihr das Studium auch eigentlich für die Entwicklung ihrer physiotherapeutischen Kompetenzen nicht „allzu viel" gebracht hätte. Sie assoziiert, dass sie nicht direkt mit KlientInnen arbeiten, sondern sofort eine andere Position bekleiden möchte und greift auf, dass sie eine hierarchische Strukturierung des Systems für sinnvoll erachtet. Sie begründet ihre Entscheidung für die Abstufung damit, dass die Praxis nicht an der Fachhochschule anzusiedeln sei, so zumindest sei es ihr an ihrer Fachhochschule erklärt worden. Eine ähnliche Abgrenzung nimmt eine Studierende vor, die hervorhebt, dass man auch nicht alle Fachschüler auf das Fachhochschulniveau transferieren kann.

Text: A\B, Position: 166 – 166, Code: Akademisierung

> *„Die kann man ja nicht alle auf 'ne Fachhochschule stecken, die haben ja auch gar nicht alle Abitur. Auf der einen Seite ist es, wie gesagt, die Höherqualifikation aber auf der anderen Seite brauche wir auch Kräfte, die arbeiten."*

Indirekt verbindet die Studierende, dass auch sie nicht „arbeiten" wird im klassischen Sinne, also „mit und an der KlientIn", sondern sich für sie eine andere Tätigkeit ergeben wird. Auf der anderen Seite betont sie, dass das System aber noch TherapeutInnen benötigt, die die „Arbeit" verrichten. Daher zögert sie, die flächendeckende Akademisierung als sinnvoll zu erachten. Ähnlich betrachtet es ihre Kollegin, die sich wie folgt äußert:

Text: A\D, Position: 129 – 129, Code: Akademisierung

> *„Weil jetzt um 'nen Patienten gut zu behandeln, muss ich nicht unbedingt studiert haben, denk ich einfach, also um jetzt mit dem irgendwie das Bein wieder gesund und heil zu kriegen, so irgendwie, was weiß ich, da ist es viel wichtiger, 'ne fundierte praktische Ausbildung zu haben."*

Hier wird nicht nur die wünschenswerte Abstufung innerhalb des Systems unterstrichen, sondern es lässt die tiefe Verwurzelung der reduktionistischen Sichtweise aus der medizinischen Anlehnung erkennen, die „arbeitende PhysiotherapeutIn" benötigt zwar Techniken, aber keine weiteren Hintergrundkenntnisse wie beispielsweise KlientInnenzentrierung und psychosoziale Fähigkeiten oder gar eine holistische Sichtweise.

Auch das folgende Zitat greift die Problematik der Akademisierung vor dem Hintergrund des Theorie-Praxis-Problems auf. Die Studierende ist ebenfalls Novizin, nimmt aber zunächst für sich keine direkte negative Abgrenzung gegenüber ihren nicht studierenden KollegInnen vor. Sie steht der flächendeckenden Akademisierung, die sie an und für sich unterstützen würde, da die PhysiotherapeutInnen hierüber ihr Prestige verbessern könnten, insofern ambivalent gegenüber, weil sie einen Teil der potentiellen PhysiotherapeutInnen ausgrenzen würde. Sie spricht von denjenigen, die nicht über eine Hochschulzugangsberechtigung verfügen. Sie erklärt, dass sie es nicht nur als sehr ungerecht empfinden würde, mit einem Fachhochschulstudium eine Teilgruppe auszugrenzen, sondern dass genau diejenige Teilgruppe ausgegrenzt würde, die über therapeutische Qualitäten verfügt. So sind für sie die TherapeutInnen mit einem Realschulabschluss/Hauptschulabschluss einerseits assoziiert mit den Fähigkeiten, spüren und fühlen zu können (also die intuitiven Fähigkeiten betonend), andererseits jedoch mit weniger kognitiven Kompetenzen ausgestattet. Sich selbst empfindet sie als „theoretisierten Kopf", der zu therapeutischer Arbeit nicht mehr in der Lage sein wird, weil sie „den Kopf dicht hat mit Wissen", sie sieht sich in der Rolle der Denkerin, der Theoretikerin. Damit stellt sie heraus, dass sie mit dem Studium ausschließlich Theoriewissen verbindet, welches ihr auch für die Zukunft andere Arbeitsmöglichkeiten eröffnet (ihr Karriereziel ist die Lehre oder Forschung), während die praktische Seite des therapeutischen Prozesses durchaus den nicht akademisierten TherapeutInnen zukommt. Damit hebt sie ihre anfänglich getätigte, explizierte Nicht-Abgrenzung wiederum auf.

Text: A\A, Position: 68 – 70, 118 – 119 Code: Akademisierung

„Denn, nicht nur, weil ich Abitur hab und dadurch an die Fachhochschule komm oder Abi, Fachhochschulreife hab, bin ich besser als jemand, der quer einsteigt und eben irgendwie über Realschule ohne Fachhochschulreife diese Ausbildung macht und ein super Physiotherapeut ist. Es gibt so viele Physios, die auch von mir aus 'n Hauptschulabschluss haben und diese Ausbildung machen und deswegen nicht schlechtere Menschen sind oder schlechtere Therapeuten, sondern grade die Richtigen, weil sie spüren können, weil sie genau spüren, was der Patient dort hat oder sehen können, was der Patient will. Und ich als akademisierter, theoretisierter Kopf dahin gegen ...! Ich weiß gar nicht, wovon ich rede, aber theoretisch ist das so und so. Schrecklich. Also ich denke, es muss einfach in diesem Beruf ein Mensch arbeiten, der spürt und fühlt, was los ist, und der nicht so verkopft an die ganze Sache rangeht. Das ist das, was ich vorhin meinte, der Horizont ist gut, dass man den hat, das ich weiß, was ich tue, aber ich muss meinen Beruf als Berufung leben und arbeiten können, also ich muss diesen Beruf ausüben können, das kann ich nicht, wenn ich nicht mehr spüre. In diesem Beruf ist Spüren das Wichtigste. Sehen, Anfassen. Und Patienten da abholen, wo er sich befindet, und das kann ich nicht, wenn ich meinen Kopf dicht hab mit Wissen."

Es ist insbesondere auffällig, dass primär die NovizInnen ohne Berufserfahrung ihre Begründung gegen ein grundständiges Studium auf einer starken Abhebung zu ihren KollegInnen und den Bildungsvoraussetzungen fußen lassen, es muss „Arbeiter" geben und „Denker", wobei sie sich zu den letzteren zählen. Teilweise heben sie ihre eigenen Fähigkeiten hervor, qualifizieren die „hands-on-therapie" herab und erwähnen, dass es ausreichend ist, wenn man Techniken beherrscht, um „ein Bein" zu behandeln.

4.2.4.1.2.2 Berufserfahrene

Auch zwei der sehr berufserfahrenen Kolleginnen teilen die Einschätzung, dass das System der Abstufung sinnvoll ist, denn die Theorielastigkeit des jetzigen Studiums in der Kombination mit der praktischen Ausbildung würde vermutlich zu einer deutlichen Überforderung für die meisten Studierenden führen. Eine Studentin begründet es durch ihre eigene Erfahrung und Einschätzung, indem sie retrospektiv ihre eigenen Fähigkeiten zu Beginn der schulischen Ausbildung reflektiert und ihren eigenen Lerntyp als Begründung mit heranzieht. Darüber hinaus hält sie Berufserfahrung und Erfahrungswissen vor Aufnahme des Studiums für sehr wichtig.

Text: D\O, Position: 119 – 122, Code: Akademisierung

„Ich für meinen Teil, also ich find 's klasse und ich würd's wieder genauso machen, also ich würd erst meine Ausbildung machen, dann arbeiten und mir dann überlegen, ob ich das will oder nicht mit dem Studium. Es ist schwierig, aber aus meiner persönlichen Erfahrung her, ich sag mal, so wie ich lerne und wie ich Erfahrungen mache, würde ich's wieder so machen und auch andern Leuten so empfehlen und nicht sofort in ein Studium gehen."

F. Was ist die genaue Begründung dafür? Vielleicht nur ein, zwei Sätze dazu.

A. Ich mach's mal an meinem Beispiel (fest). Für mich war wichtig, dass ich die Basis lerne, jetzt rein medizinisch und physiotherapeutisch, und dann über Erfahrung und Weiterbildung mich weiter qualifiziere und wie gesagt, dieses Beispiel mit der Neuroanatomie vorhin, ich hätte das, ich persönlich hätte das mit Anfang 20 nicht lernen können, ich hätte es tatsächlich nicht begriffen. Und wenn ich damals noch viel mehr Theorie hätte lernen müssen, hätte es mich, glaub ich, abgeschreckt oder es wäre anders gelaufen, und für mich, ganz individuell war das so der absolut perfekte Weg."

Fasst man nochmals zusammen, so hält die Mehrzahl der PhysiotherapeutInnen eine flächendeckende Akademisierung zum jetzigen Augenblick für weder sinnvoll noch durchführbar. Auffällig ist insbesondere, dass vor allen Dingen die NovizInnen ein starkes Abgrenzungsverhalten gegenüber ihren nicht-akademisch ausgebildeten KollegInnen an den Tag legen, und betonen, dass sie die nächste „DenkerInnengeneration" sein werden. Sie begründen es dergestalt, dass die allgemeinen intellektuellen Voraussetzungen bei den meisten KollegInnen nicht gegeben seien – und darüber hinaus müsse es in jedem Fall PhysiotherapeutInnen geben, die weniger denken, sondern arbeiten. Eng im Zusammenhang hiermit stehend sind Aussagen zu werten, die die Theorie-Praxis Klaffung ansprechen (siehe hierzu jedoch auch das Kapitel 4.2.4.4 „Die Theorie-Praxis-Problematik").

4.2.4.2 Schwierigkeiten im Umgang mit SchülerInnen in der Ausbildung und TherapeutInnen ohne fachhochschulische Sozialisation

Das zweite von den Studierenden aufgegriffene Problemfeld steht sehr eng mit ihren Ausführungen zur flächendeckenden Akademisierung im Zusammenhang und bezieht sich auf das Zusammentreffen mit ihren nicht studierten KollegInnen in ihrem Arbeitsalltag. Sie berichten darüber, wie zwiegespalten sie empfangen werden, ein Grossteil der Studierenden stößt auf offene Ablehnung und Skepsis.

Insbesondere die Studierenden, die während des Studiums aufgrund der organisatorischen und räumlichen Nähe mit SchülerInnen in der physiotherapeutischen Ausbildung zu tun haben (Studiengänge: „Grundständig" und Ausland"), berichten von diesen Schwierigkeiten, aber ebenfalls die Berufserfahrenen, die zurück in das Arbeitsleben kehren. Die Einführung der Studiengänge empfinden die Studierenden als deutliche Verunsicherung nicht nur auf „beiden Seiten" innerhalb der Berufsgruppe, sondern auch an den Schnittstellen zu benachbarten Disziplinen. Hervorgehoben wird hier insbesondere die Abgrenzung zur Pflege, denn die Pflegenden seien „sowieso" neidisch auf die PhysiotherapeutInnen – und dieses Phänomen würde sich nun noch verstärken. Es lassen sich deutliche Klischees und Stereotypien ausmachen, die die TherapeutInnen gegenüber anderen Berufsgruppen des Gesundheitswesens verinnerlicht haben bzw. antizipieren. Weiterhin scheint nicht transparent und bekannt zu sein, dass in der Pflege bereits seit langer Zeit die Möglichkeit einer akademischen Ausbildung existiert.

Während sich die zuerst zitierte Studierende nicht sicher ist, ob es ihr eigenes Verhalten gegenüber ihren KollegInnen ist, welches diese Ambivalenzen gegenüber den Studierenden hervorruft, so unterstreicht die Studierende im zweiten Zitat sehr deutlich ihre Andersartigkeit gegenüber ihren „nicht studierten" KollegInnen und AnleiterInnen, indem sie ihr eigenes, vergleichsweise höheres Reflexionsvermögen herausstellt. Dieses höhere Reflexionsvermögen führt zu Unstimmigkeiten innerhalb der therapeutischen Gruppe. Der Sprachgebrauch der „Konkurrenz" greift auch an dieser Stelle latente Abgrenzungstendenzen auf. Interessanterweise lassen sich hier fachhochschulische Besonderheiten aufweisen, denn insbesondere die Studierenden des Studienganges „Ausland" betonen ihre Andersartigkeit.

Text: A\D, Position: 130 – 132, Code: Akademisierung

> *„Aber am Anfang war's schon so, dass da schon immer so'n bisschen Neid mit war, so, die können jetzt studieren und wir nicht, und was lernen die da alles, und die fühlen sich als was Besseres. Ich glaub nicht, dass wir das doll vermittelt haben. Also ich fühl mich auch nicht als was Besseres, aber das wird von einigen schon so aufgenommen und man hört halt von den Leuten, die arbeiten, auch schon manchmal so, ja, warum macht ihr das eigentlich? Was soll das denn? Auch in Zusammenarbeit mit Pflegepersonal kommt das, finde ich, manchmal dazu, ach, jetzt studiert ihr auch noch, so, die haben ja sowieso immer das Gefühl, dass wir das Gefühl haben, noch was Besseres zu sein. Also ich glaub schon, dass an der Klinik, kann ich mir schon vorstellen, dass da schon immer wieder Konflikte auftreten können, ich glaub, wenn man jetzt in 'ner Praxis arbeitet, dass das geringer sein wird, einfach, weil man da nicht noch so'n ganzen Rattenschwanz mit dran hat halt."*

Text: B\H, Position: 79 – 79, Code: Akademisierung

> *„Da hab ich ganz häufig den Unterschied zwischen andern Praktikanten und mir und eben auch dem Betreuer und mir gesehen. Also, dass da dann auch ein bisschen schlechte Stimmung fast aufkam, wenn man zu viel hinterfragt hat und*

die fühlten sich dann fast geprüft, der eben, ja so'n bisschen, die Konkurrenz stand schon ein bisschen vor ihnen. Warum soll ich dich einstellen, du bist studiert, du könntest mehr wissen, als ich, ja? Fand ich teilweise ein bisschen schwierig."

Anhand dieser beiden Zitate lässt sich nicht nur deutlich erkennen, dass die Studierenden nicht auf diese Konfrontation vorbereitet sind, sondern sie zeigen auch ihre Ambivalenzen und Ängste, die damit in Verbindung stehen. In fast allen Aussagen der Studierenden scheint durch, dass sie sich zunächst mit diesen Unsicherheiten allein gelassen fühlen und sie nicht wissen, wie damit umzugehen ist. Im folgenden Kapitel wird nun noch kurz darauf eingegangen, ob und wie ihre Einschätzungen hinsichtlich einer Zwei-Klassen-Physiotherapiegesellschaft aussehen.

4.2.4.3 Umgang mit der Zwei-Klassen-Physiotherapiegesellschaft

Die beiden vorstehenden Kapitel verdeutlichen die Schwierigkeiten, mit denen sich die Studierenden auseinander zu setzen haben und weisen auf die Entwicklung einer Zweiklassengesellschaft hin, die sich möglicherweise nicht nur in ihren Köpfen manifestieren wird. Die Entstehung dieses Phänomens hält die Hälfte aller Studierenden für sehr wahrscheinlich und kann eindrücklich dem folgenden Zitat entnommen werden:

Text: D\R, Position: 82 – 82, Code: Akademisierung

„Dass es in Richtung Zwei-Klassen-Gesellschaft geht, das auf alle Fälle, da geht es auch rein nicht um, um Können oder was auch immer, sondern, dass Posten bleiben. Teamorganisation und so weiter, dass die früher oder später von studierten Physiotherapeuten besetzt werden, weil wir rein formal, was auf dem Papier steht, schon diese Möglichkeit mitbringen, wir haben Personal-Management, wir haben BWL, also wir haben einfach so Geschichten (im Studium) drinne, die uns, sag ich mal, dafür qualifizieren so 'ne Jobs zu übernehmen. Das heißt, dass es einfach schon da zu Spannungen kommt, Wir haben 'ne relativ kleine Hierarchisierung im physiotherapeutischen Bereich, um'n bisschen mehr Geld zu verdienen, wir sind ja nicht grade im Beruf mit sehr viel Geld gesegnet. Und die Leute, die dann wirklich studiert sind, wirklich nur an die guten Posten ran kommen und die andern keine Chance haben, das kann sicherlich mal Konfliktpotential geben, das denk ich mir."

Diese Studierenden unterstreichen im Sinne einer selbstverständlichen Forderung auf der einen Seite ihre Erwartungen und ihren Anspruch auf einen „höheren, leitenden Posten", den sie aus der Absolvierung des Studiums ableiten. Diese Studierenden sehen ihre Rolle darin, insbesondere gegenüber der Ärzteschaft (siehe u. a. auch die Kapitel 4.3.3 „Antizipiertes Fremdbild", Kapitel 4.3.5 „Professionalisierung und Handlungsautonomie") zu unterstreichen, dass er vermehrt Verantwortung für die KlientInnenbehandlung übernehmen wird, sich „nicht mehr hinter dem Ofen" verstecken möchte und die Handlungsautonomie anstrebt, zunächst aber vermehrt auf die eigene Entwicklung fokussiert. Sie nehmen zum Teil bewusst in Kauf, dass dieses zu einer weiteren Spaltung des Berufstandes führen kann, stellen aber ihre eigenen Bedürfnisse klar in den Vordergrund. Dieses sind insbesondere diejenigen Studierenden, die über ca. vier Jahre Berufserfahrung verfügen (also der Typ „Aufstiegsorientiert") und nach dieser Zeit beschlossen haben, dass sie keine Erfüllung ihrer Ansprüche in ihrem bisherigen Beruf finden sowie knapp die Hälfte der NovizInnen.

Die andere Hälfte der NovizInnen beansprucht für sich zwar auch besondere Positionen einzunehmen, ist aber als eher passiv zu beurteilen. Auch sie können sich vorstellen, dass das deutsche System in eine Zweiklassengesellschaft driftet, wobei sie die Hoffnung aussprechen, dass sich diese Gefahr abwenden lässt.

Text: B\G, Position: 106 – 107, Code: Akademisierung

> „Ja, kann ich mir ziemlich gut vorstellen, also dass man wirklich einfach getrennt wird, denn grade in Deutschland, also wenn sich ein Beruf für die Akademiker ergeben hat, ob der jetzt schlecht oder gut ist, das weiß ich nicht, kann ich mir vorstellen, dass es dann schon wirklich zwei separate Klassen werden, beide mit dem entsprechenden Ruf und, dass dann vielleicht auch Konkurrenzprobleme entstehen oder so, könnt ich mir schon vorstellen. Auch wenn ich 's nicht hoffe. Muss nicht sein."

Eine gänzlich andere Umgehensweise und Reflexion zu dieser Thematik verdeutlichen diejenigen Studierenden, die über eine mehr als achtjährige Berufserfahrung und somit über eine lange Beobachtung ihrer Berufsgruppe verfügen und im physiotherapeutischen Selbstbild die Zersplitterung des Berufsstandes besonders anmerken werden (siehe hierzu Kapitel 4.3.2 „Physiotherapeutisches Selbstbild") – sowie eine Novizin. Sie befürchten aufgrund der Einführung der Studiengänge eine weitere Spaltung der Berufsgruppe. Sie schreiben sich selbst mit der Absolvierung des Studiums ein hohes Maß an Verantwortungsübernahme für die gesamte Berufsgruppe zu. In ihrer Reflexion sehen sie sich in der Rolle derjenigen, die auf behutsame Weise ihren KollegInnen die Angst vor dem Fachhochschulstudium nehmen möchten und eine gewisse Überzeugungsarbeit im Sinne eines Plädoyers für die akademische Ausbildung leisten müssen. Ebenso schreiben sie sich die Verantwortung für die Weiterentwicklung des gesamten Berufsstandes zu.

Text: E\T, Position: 157 – 162, Code: Akademisierung

> „Ja, was diese Trennung betrifft der akademisierten und nicht-akademisierten Physiotherapeuten, da stößt man massiv auf Ängste. Ich versuche das wirklich dauernd und ständig zu entschärfen. Ich glaub, das ist unsere absolut wichtigste Aufgabe, die wir momentan haben, also die wenigen, die jetzt eben oder auch langsam mehr werden, die auf den Markt da rausgeschwemmt werden, dass wir unsere eigenen Leute beruhigen, dass wir uns mehr als Zugpferde betrachten, und nicht versuchen, uns von den anderen zu distanzieren, sondern sie einfach mitzuziehen. Dass halt ich für wichtig."

4.2.4.4 Die Theorie-Praxis-Problematik

Eine Thematik, die die Studierenden immer wieder ansprechen und die sehr stark mit ihrem Selbstbild und ihrer Identität korreliert ist die der Theorie in der Physiotherapie. Die Thematik der Theorie-Praxis-Divergenz ist in den Interviews nicht explizit als Frage erhoben worden, sondern hat sich aus den Erzählungen der Studierenden als eigenständige Problematik bei der Reflexion über ihren Beruf/ihre Profession entwickelt. Abgesehen von der Tatsache, dass einige PhysiotherapeutInnen gerne mehr oder überhaupt etwas zur Theorie(-bildung) der Physiotherapie in ihren Vorlesungen und Seminaren gehört hätten (siehe auch Kapitel 4.2.3.2 „Kritische Anmerkungen der Studierenden zum Studium"), wird in diesem Kapitel aufgegriffen, wie PhysiotherapeutInnen „Theorie" begreifen und welchen Stellenwert sie ihr beimessen. Theorie, das sei bereits an dieser Stelle vorweggenommen, wird von den Studierenden der Physiotherapie als nicht mit der Praxis in Verbindung stehendes Phänomen betrachtet, es steht völlig losgelöst von der Verbindung zur Praxis – ein Phänomen, welches aus vielen verschiedenen anderen Disziplinen bekannt ist (Pflege, Sozialwissenschaften, Erwachsenenbildung). Anhand einiger weniger Zitate wird veranschaulicht, was die Studierenden darunter verstehen. Auch der Theoriebegriff an sich stellt sich für sie als sehr ungewiss dar. So verstehen sie unter „Theorie" teilweise das medizinische Faktenwissen (medizinisch ausgerichtete Studiengänge), die sozialwissenschaftlichen Inhalte der Bezugswissenschaften (die keinen direkten Transfer auf die Physiotherapie erfahren), und nur zwei Studierende sprechen explizit vom Theoriewissen der Physiotherapie.

In der Einschätzung der Bedeutung von Theorie für die Physiotherapie konnten keine Typenunterscheidungen vorgenommen werden, da sich das nachstehende exemplarische Exzerpt in fast allen Aussagen (zwar in unterschiedlicher Betonung) erkennen lässt. Die Studierenden assoziieren ihren Beruf als ausschließlich praktisch. Dieses geschieht unabhängig von ihren eigenen Berufswünschen und Karriereplänen bzw. Erwartungen (selbst für diejenigen NovizInnen, die sich als TheoretikerInnen! bezeichnen und hiermit bereits auf einen inneren Widerspruch verweisen) und durchzieht sowohl die Personengruppe der NovizInnen als auch die der Berufserfahrenen. Nachfolgend sind drei kurze Zitate aufgeführt, die den Beruf der Physiotherapie eindeutig als praktischen Beruf identifizieren (siehe hierzu auch Kapitel 6.1 in der Auswertung zur „physiotherapeutischen Identität/physiotherapeutischen Habitus"), und auch die „akademische" Weiterentwicklung ändert an diesem Zustand wenig. Diese Praxiszuordnung unterstreicht, dass die Theorie wenig Eingang findet bzw. zunächst keine Rolle in der Zusammenarbeit mit dem Klienten spielt. Physiotherapie wird mit Praxis gleichgesetzt.

Text: C\L, Position: 89 – 89, Code: Akademisierung

> *„Weil es letzten Endes ein praktischer Beruf ist, und den kann ich nicht an der Universität lehren, das ist meine Meinung."*

Text: C\I, Position: 72 – 72, Code: Akademisierung

„Und das letzten Endes ist die Physiotherapie nicht aus den Augen verliert, was sie eigentlich ist, nämlich ein praktischer Beruf und kein grundsätzlich akademischer. Ich finde, diese akademischen Anteile, die da jetzt mit rein kommen sinnvoll, aber es ist ein praktischer Beruf und soll es auch bleiben.

Text: B\F, Gewicht: 100, Code: Akademisierung

„Wir sind nicht Wissenschaftler nur, wir sind auch Praktiker. Mir ist es schon bewusst, dass ich auch ne Beziehung, ja, zum Patienten aufbauen muss, auch diese ganze persönliche Ebene, ist mir auch bewusst. Und es kam mir immer so vor, als würden wir quasi als Studenten so'n bisschen in die Ecke der Theoretiker gestellt."
F. Und das hat Sie gestört?
A. Das hat mich gestört, ja. Es ist ja schließlich ne praktische Tätigkeit, ja."

Anhand eines einzigen Zitates, welches alle Angaben zur Theorie-Praxis-Thematik umfasst, kann aufgezeigt werden, welche Bedeutung die befragten PhysiotherapeutInnen der Theorie beimessen. Die Studierende, die sich zu dem Sachverhalt äußert, verfügt über mehrjährige Berufserfahrung, hält insgesamt eine grundständige akademische Ausbildung für sinnvoll, die jedoch stufenweise eingeführt werden sollte; sie und ihre KollegInnen betonen die grundsätzliche Äquivalenz von „Akademisierung" und „Theoretisierung".

Interessant und hervorzuheben ist der Abgleich, der zunächst zur Berufsgruppe der ErgotherapeutInnen vorgenommen wird, denn nach Einschätzung der Studierenden sind die ergotherapeutischen KollegInnen in der Entwicklung theoretischen Wissen der Physiotherapie um ein Vielfaches voraus. Die ergotherapeutische Auseinandersetzung mit der Theorie wird allerdings als völlig praxisfern und den Blick für die therapeutische Wirklichkeit verklärend empfunden.

Text: E\S, Position: 334 – 340, Code: Akademisierung

„Das find ich auf der einen Seite auch im Studium vielleicht eher gefährlich, also ich hab mitbekommen, was bei den Ergotherapeuten dann im Bezug auf Berufsbild und Geschichte der Ergotherapie. Da (wurde) auch ganz viel aus dem amerikanischen oder angloamerikanischen Bereich ist da rüber geschwappt, und mit Texten und Wissenschaft, und ich denke, das ist einfach die eine Seite der Medaille, man kann sich damit auseinander setzen, aber in der Praxis, in der Realität sieht's ja doch ein bisschen anders aus. Ich denke, es ist gesünder, erst mal zu wissen, wie es (in der Realität) aussieht und sich dann Gedanken zu machen, wie es aussehen kann, wie es entstanden ist, um daraufhin analysieren zu können. Aber den Bezug einfach zu haben, zu dem, wie es wirklich aussieht in der breiten Masse, und sich auch selber damit identifizieren kann, und dann von da aus starten ... So grad die Ergotherapie fällt mir da ein, weil ich manchmal in Diskussionen dann denke, hallo, komm mal auf den Teppich, also in der Theorie ist das alles wunderbar, aber in der Praxis da läuft's anders, und da kann

ich nicht, wenn's 'nem Patienten jetzt schlecht geht, mir 'ne ganze Stunde Zeit nehmen oder was weiß ich, also auf der einen Seite halt dieser Idealismus, dass der auf der einen Seite erhalten bleiben muss und auch gesund ist, aber dass er auch ab 'nem gewissen Grad ungesund werden kann für einen selber, weil man ihn so nicht leben kann durch die Berufszwänge in der Praxis ... Hands-on ist eigentlich das, was ich vermisse, das was auch Physiotherapie zum großen Teil ausmacht und was auf keinen Fall verloren gehen darf. Also Wissenschaft ist gut und schön, um mir das notwendige Hintergrundwissen anzueignen, um auf dem Stand zu bleiben, aber in der Therapie direkt bin ich Physio von Haus, also chronisch durch und ohne Wissenschaft und alles.

Ich bin in erster Linie Physio, und ich muss auch sagen, ja, akademisiert, was heißt das? Ich fand's sehr spannend, konnte für mich viele Aspekte raus ziehen, aber das ist Beiwerk, um, also ich bin nach wie vor Physio und sonst gar nichts, und ich könnte mir auch nicht vorstellen, was anderes hiermit anfangen zu können. Klar, hobbymäßig, Interesse, aber für'n Beruf, aber ich denke halt, dass das einfach, wenn man nie in der Praxis drin war und man dann so viel über dieses ganze Theorie, und was sich auch so toll anhört und dann sehr, sehr positiv dargestellt und beleuchtet wird und teilweise schon mit 'nem enthusiastischen Idealismus verbreitet wird von manchen Leuten, dass schon ein falsches Bild liefern kann. Ich denk, der Alltag hat nun mal eben auch gewisse Brutalitäten oder einfach Konflikte oder auch Umstände, mit denen man sich auseinander setzen muss, und die auch sich da auch einfließen können, sonst geht man kaputt. Ich denk, es könnte eventuell sein, dass so'n, gerade auch die Berufe an sich, die Leute bringen ja oft schon wahnsinnig Idealismus mit rein, und wenn man den dann in der Praxis, wenn der noch mehr gesteigert ist, könnte ich mir vorstellen, einfach durch's Studium, wenn man den nicht leben kann, dass die Leute es unheimlich schwer haben."

4.2.4.5 Zusammenfassung zur Bedeutung von Theorie

Zusammengefasst können die Aussagen zur Einschätzung der Bedeutung von Theorie wie folgt dargestellt werden:

- Theorie ist Beiwerk,
- Theorie ist (enthusiastischer) Idealismus,
- Theorie ist praxisfremd und erzeugt falsche Bilder,
- Theorie ist desillusionierend, möglicherweise krank machend,
- Theorie erzeugt/vermittelt Anspruchsdenken, dem nicht entsprochen werden kann,
- Theorie ist ein übergestülptes Konstrukt (aus dem Ausland),
- Theorie ist verantwortlich für eine zusätzliche Spaltung der Berufsgruppe,

- die theoretische Auseinandersetzung sollte der Praxis folgen bzw. Praxis ist wichtiger als Theorie und
- Theorie ist nicht identitätsstiftend.

Hier lässt sich als Fazit abschließend festhalten, dass die Theorie nicht verstanden wird als Denkwerkzeug zur Analyse der Praxis und ihrer „Brutalitäten"!

4.3 Ergebnisse des 3. Stranges: Professionalisierung und Professionalität

Nachfolgend wird die Auswertung zum Thema Professionalisierung/Professionalität aus der Sicht der Studierenden dargestellt. Es handelt sich hierbei zum Einen um Themen, die die Studierenden unter der Überschrift „Professionalisierung/Professionalität" aufgegriffen haben bzw. verstehen, aber ebenfalls um Kernbereiche, die durch den Interviewleitfaden vorgegeben waren und anhand derer sich Professionalität bzw. der Grad an Professionalisierung im Zusammenhang der individuellen Verortung im gesellschaftlichen Gefüge festmachen lässt. Bedeutungskontexte sind die Fähigkeit der eigenen Definition, das Selbst- und antizipierte Fremdbild, welche deutlich auf die physiotherapeutische Identität verweisen, wobei hier durchaus einige fachhochschulische Besonderheiten anklingen. Unabhängig jedoch von fachhochschulischer Zugehörigkeit geben alle Studierenden an, dass sie ihren eigenen Beruf als recht unprofessionell empfinden. Diese Aussagen sind bereits als motivationaler Faktor für die Aufnahme des Studiums angeklungen. Die detaillierte Betrachtung der Professionalisierungsthematik wird zeigen, inwiefern und an welchen Punkten sie Professionalisierung, Professionalität und Profession manifestieren. Vorweg genommen sei, dass die Studierenden immer wieder die Themen Reflexionsfähigkeit, autonomes, verantwortungsvolles Handeln, Kommunikationsfähigkeit und die eigene Identität als zentralen Parametern ihrer Einschätzung von Professionalisierung ansprechen.

Der letzte Strang wird zweigeteilt dargestellt. Zunächst werden die Ergebnisse zur Definition von Physiotherapie, dem Selbst- und antizipierten Fremdbild aufgegriffen, um anschließend auf die von den Studierenden vorgenommene Einschätzung des Professionalisierungsgrades ihres eigenen Berufes anhand der von ihnen eingekreisten Foki von Handlungsautonomie, Fort- und Weiterbildungsverhaltens, Berufspolitik sowie der eigenen Rolle einzugehen.

4.3.1 Definition Physiotherapie

Bereits in der Einleitung wurde auf die Tatsache verwiesen, dass die Frage nach der Definition von Physiotherapie große Schwierigkeiten und Ambivalenzen bei den Berufsangehörigen auslöst. Die Studierenden der Physiotherapie, die durch ihre fachhochschulische Sozialisation und theoretische Auseinandersetzung mit diesem

Phänomen als „ExpertInnen" einen erweiterten Blick und eine andere Perspektive entwickeln, wurden in den Interviews explizit gebeten, Physiotherapie zu definieren. Hier waren die Möglichkeiten gegeben, eine individuell konstruierte, eine aus der Literatur bekannte oder eine als Ergebnis von Diskussionen entstandene Definition zu präsentieren bzw. zu beschreiben, was Physiotherapie für sie selbst beinhaltet. Natürlich lässt sich die gegebene Definition nicht von dem physiotherapeutischen Selbstbild, welches die Studierenden bei dieser Frage indirekt oder direkt beeinflusst, loslösen. Nichts desto trotz sollen die Antworten an dieser Stelle zunächst isoliert dargestellt werden, um zu zeigen, dass die so profane anmutende Frage nach einer Definition der eigenen Fachdisziplin durch die Studierenden – wenn überhaupt beantwortet – so mit sehr großen Ambivalenzen behaftet ist. Eine Auseinandersetzung mit dieser Thematik scheint entweder keinen oder wenig Raum weder in der Ausbildung noch im Studium einzunehmen. Dieses scheint jedoch vor dem Hintergrund einer professionellen Entwicklung des Berufes für die Ausprägung der eigenen sowie der kollektiven Identität der PhysiotherapeutInnen und somit auch der Professionalität unabdingbar zu sein, da sich ohne Identität auch kaum eine Professionalität ausprägen kann oder wird.

Von den 19 Studierenden, die sich zur Frage einer Definition von Physiotherapie geäußert haben, beginnen 11 ihre Antwort mit dem Satz, dass es sehr schwierig für sie sei, eine Definition zu finden, da sie sich entweder noch nie Gedanken darüber gemacht haben oder es nicht möglich oder nicht nötig sei, Physiotherapie zu definieren. Nach diesem anfänglichen Statement wurde dann zumeist jedoch der Versuch unternommen, genauer auf die Frage einzugehen. Einleitende Worte wie: „Wie ich das definiere? Ach Gott, da hab ich mir ehrlich noch nie Gedanken drüber gemacht. ... 'ne Definition für Physiotherapie?" (**Text: A\D Position:33 – 35 Code: Definition PT**) kennzeichnen das Dilemma nicht nur bei den NovizInnen, sondern auch bei den Berufserfahrenen. Eine Typenbildung ist aufgrund der Heterogenität der Aussagen kaum möglich gewesen, deswegen erfolgt nachstehend eine Zusammenfassung bzw. Auflistung der angegebenen Begründungen, warum eine Definition von Physiotherapie nicht gegeben werden kann.

Grundsätzlich lassen sich diese in zwei Bereiche gliedern:

A) Eine Definition für Physiotherapie ist nicht möglich

B) Eine Definition ist an das Merkmal Fort- und Weiterbildung gekoppelt

Für jeden der zwei Bereiche fanden sich unterschiedliche Argumentationen, die von mir im Folgenden schlagwortartig angeführt und mit Beispielen belegt werden.

A) Eine Definition für Physiotherapie ist nicht möglich, weil:

1. Physiotherapie zu umfassend ist und sich uneinheitlich darstellt, geprägt durch die Vielgestaltigkeit der Aufgaben der Individuen, die den Beruf erlernen und ausführen – und somit jede PhysiotherapeutIn ihre eigene Definition kreiert.

Text: C\M, Position: 45 – 45, Code: Definition PT

> *„Ich find das schwierig, weil 's eben so viele Bereiche sind, und weil das auch so viele, ja wie ich ja jetzt gesehen habe, Arten von Menschen gibt, die Physiotherapeuten werden." (Novizin)*

Text: C\N, Gewicht: 100, Position: 27 – 27, Code: Definition PT

> *„Ich denke, ist schwierig, also das physiotherapeutische Selbstverständnis, ich glaub, da versteht vielleicht auch jeder Physiotherapeut von sich halt schon was anderes drunter." (Novizin)*

Hervorzuheben ist, dass in dem letzteren Zitat zum Selbstverständnis Stellung genommen wird, obwohl nach einer Definition gefragt wurde. Obwohl Selbstverständnis und Definition sehr eng miteinander korrelieren, so fällt doch der Sprachgebrauch sehr deutlich auf.

2. Physiotherapie nicht ohne weiteres von anderen Berufen abgegrenzt werden kann.

Text: E\W, Position: 145 – 145, Code: Definition PT

> *„Weil ich gar nicht mal genau sagen kann, was macht Physiotherapie aus, weil, wenn ich das anfange zu beschreiben, dann sagen die Ergotherapeuten, das machen wir doch auch, dann sagen die Sportlehrer, das machen wir doch auch, das ist das Problem, deswegen wär es für den Berufsstand an sich vielleicht wirklich nicht schlecht, zu sagen, das und das und das macht uns als Physiotherapeuten aus, also in dem Sinne 'ne Abgrenzung, aber nicht um abzugrenzen." (Berufserfahrene)*

Text: B\E, Position: 43 – 43, Code: Definition PT

> *„Es ist einfach so'n Beruf, der sich immer wieder weiter entwickelt, und der auch nicht nur aus sich da steht, sondern der hängt ja mit so vielen irgendwie so zusammen, also das ist ja wie so'ne Kette, zusammen mit den Ergos, mit den Logos, mit den Psychotherapeuten, und ich denke, wenn ich jetzt Physiotherapie als einen (Bereich) nur definiere, dann grenz ich sie von allem andern ein bisschen ab. Das find ich eigentlich immer so'n bisschen schade." (Novizin)*

Das Thema der Abgrenzung zu anderen Berufsgruppen, die Schnittstellendefinition wird zum einen von den TherapeutInnen als positiv und sinnvoll erachtet, um im Sinne der KlientIn effektiv tätig werden zu können, auf der anderen Seite wird angeführt, dass die Definition von Physiotherapie einen negativen Beigeschmack bekäme, wenn sie auf das Hervorheben des eigenen Berufsstandes hinauslaufen würde und einen negativen Effekt auf die Zusammenarbeit ausüben könnte. Überdies kann dem zweiten Zitat entnommen werden, dass eine Definition das Berufsbild einengen würde, da sich der Beruf ständig weiterentwickelt. Definition wird als ein starres, unflexibles Konstrukt gesehen – dieses kann möglicherweise eine Begründung dafür sein, warum keine konkrete Antwort gegeben werden konnte.

3. Eine Definition erst möglich ist über Berufserfahrung.

Eine weitere Studierende begründet die Unmöglichkeit einer Definition mit ihrer unzureichenden Berufserfahrung, wobei sie die Definition ihres „Selbst" mit der beruflichen Definition gleichsetzt.

Text: D\P, Position: 92 – 92, Code: Definition PT

> „Ich kann mich gar nicht so sehr definieren, weil ich mich, weil ich glaube, zu wenig Berufserfahrung zu haben, um mich festlegen zu können." (Novizin)

Während die vorstehend zitierten Studierenden die Schwierigkeiten einer Definition aufzeigen, so sehen die folgenden Studierenden die Aussagen zu einer Definition an das Phänomen Fort-/Weiterbildung geknüpft.

4. Physiotherapie möglicherweise einen Rahmen zugewiesen bekommt, den sie eigentlich übersteigt.

Damit wird eine Definition auch hier als Einschränkung begriffen. In dem folgenden Zitat wird ebenfalls auf die Schnittstellenproblematik zu anderen Berufen hingewiesen und darauf, dass das „Feld" eigentlich zu weit für eine einheitliche Definition ist. Gleichzeitig spricht die Studierende, die in ihren praktischen Einsätzen Erfahrung in der Onkologie gesammelt hat, wo ihr „reihenweise die Leute weggestorben sind", an, dass man solche „Randbereiche" der Physiotherapie mit einer einheitlichen Definition ausgrenzen würde, sie plädiert eher dafür, wenn überhaupt, für jeden einzelnen (Fach-)Bereich der Physiotherapie eine Definition zu finden.

Text: B\H, Gewicht: 100, Position: 31 – 33, Code: Definition PT

> „Dafür ist mir das Feld zu weit. Manchmal ist es auch einfach nur ein Erhalten des Zustandes, es ist ja nicht immer Rehabilitation, also find ich sehr schwierig. Weiß gar nicht, ob ich da überhaupt mich auf eine Definition fixieren möchte. Also eine übergeordnete Definition fällt mir schwer, ja, weil ich denke, dass es doch häufig in andere Bereiche einfließt und man dann doch für jeden Bereich an sich vielleicht eine Definition finden sollte, also eine übergeordnete, weiß ich nicht, ob das Sinn macht, ob man da nicht der Physiotherapie irgend einen Rahmen zuschreibt, den sie im Prinzip eigentlich noch übersteigt, ja? " (Novizin)

B) Die Definition ist gekoppelt an das Merkmal Fort- und Weiterbildung

Das zweithäufigst erwähnte Thema hinsichtlich der Definition ist der aufgezeigte Zusammenhang zum Fort- und Weiterbildungsverhalten der PhysiotherapeutInnen. Unabhängig von den eigenen Versuchen der Definition verweisen acht TherapeutInnen darauf, dass der Grossteil ihrer BerufskollegInnen sich über die von ihnen absolvierten Fort- und Weiterbildungen definiert bzw. über die nach erfolgreichem Abschluss erhaltenen Zertifikate. Das folgende Zitat unterstreicht nicht nur die Tatsache als solche, sondern auch die Kritik und Frustration, die damit einhergehen. Diese werden ausführlicher bei der Betrachtung des Selbstbildes hervorgehoben. Die Studierende berichtet, dass sie sich im Rahmen ihrer Bachelorarbeit mit der Darstellung und Definition von Physiotherapie im Internet auseinandergesetzt hat. Dort hat sie die Präsentation der unterschiedlichsten physiotherapeutischen Institutionen wie Fortbildungszentren, Schulen und sonstige Einrichtungen untersucht. Während ihres Projektes jedoch steigt ihre Frustration, da niemand wirklich zum Inhalt und Wesen oder aber eine Definition von Physiotherapie angibt, sondern ausschließlich Behandlungsmethoden dargestellt werden – dieses führt letztlich zum Abbruch ihres Vorhabens.

Text: E\V, Position: 27- 27, 29-31, 33-33, Code: Definition PT

> *"Bobath-Therapeut, Manual-Therapeut, so was in der Richtung, darüber definieren sie sich meist. Traurig. Weil's nicht ausreichend ist, nur Bobath oder nur Manuelle ist es auch nicht, es ist ja auch trotzdem noch andere Sachen, die in der Physiotherapie dahinter stehen, und die auch sinnvoll sich ergänzen damit, das ist eigentlich schade. Die Schulen sagen, man kann dann tätig werden in Kliniken oder in Praxen oder in Reha-Einrichtungen, und das war's schon, was genau gemacht wird oder was Physiotherapie in dem Sinne ist, das ist nicht drin, das schreibt keiner. Es war auch frustrierend, dass man einen Menschen behandelt, so 'ne Hauptsache, kam gar nicht vor, sondern nur, wir behandeln mit den und den Methoden."* (Berufserfahrene)

Wie aber sehen nun die Definitionen von Physiotherapie aus, die die Studierenden nach den anfänglichen Abwehrmechanismen und Erklärungsversuchen, warum dieses gar nicht möglich sei, anbringen? Die gegebenen Definitionen variieren nicht nur hinsichtlich der Länge, sondern sehr stark in ihrer inhaltlichen Differenzierung, teilweise sind es aber auch Tätigkeitsbeschreibungen oder aber auch Ausführungen zum physiotherapeutischen Selbstverständnis, die mit einer Definition gleichgesetzt werden. Im Folgenden sollen einige der kurzen Zitate vorgestellt werden, denn hier lassen sich die Schwerpunktsetzungen durch die TherapeutInnen, aber auch ihre Schwierigkeiten bei der Formulierung bereits sehr deutlich erkennen. Eine Typenbildung hinsichtlich der Definition von Physiotherapie ist relativ schwer möglich gewesen, letztlich kann jedoch eine Unterscheidung in einen eher ganzheitlich betrachtenden, patientenorientierten Typus und den defizitorientierten, reduktionistischen Typus, der die Wiederherstellung körperlicher Dysfunktionen vor Augen hat, vorgenommen werden.

Text: A\C, Position: 47 – 47, Code: Definition PT

> *"Irgendwie 'ne Therapie des Körpers und am Körper."* (Novizin)

Text: E\V, Position: 21 – 21, Code: Definition PT

> *"Den Menschen helfen, im Sinne Bewegung helfen, Beweglichkeit."* (Berufserfahrene)

Text: B\G, Position: 27 – 27, Code: Definition PT

„*Physiotherapie ist 'ne Behandlungsart, die ja, durch Mitarbeit des Patienten versucht, seine Funktionsfähigkeitsstörung zu beheben und so mit dem Alltag wieder besser zurecht zu kommen. Im Prinzip, die Alltagsaktivitäten zu optimalisieren, Schmerzen zu lindern, und ähnliches. Was halt mit verschiedenen Behandlungsansätzen auch möglich ist.*" *(Novizin)*

Text: B\E, Position: 39 – 39, Code: Definition PT

„*Ja, im Prinzip 'ne Therapie des Körpers, was aber trotzdem in den gesamtheitlichen Aspekt eingegliedert werden sollte.*" *(Novizin)*

Text: D\Q, Position: 50 – 51, Code: Definition PT

„*Arbeiten mit dem Körper, um 'ne Veränderung von Einschränkungen aller möglichen Art zu erreichen.*" *(Berufserfahrene)*

Text: D\P, Position: 60 – 60, Code: Definition PT

„…*bio-psychospezifisches, bio-psychomedizinische Physiotherapeuten, also im Prinzip Wissen über die Grundlagen, kritisches Umgehen mit denen, psychologisches Wissen mit Symptomen in diesem Bereich umzugehen, die einzuschätzen, einzuordnen, ja, und dementsprechend zu behandeln und sich selbst zu kritisieren, also, nicht zu kritisieren sondern einfach sich zu reflektieren.*" *(Berufserfahrene)*

Text: C\K, Position: 33 – 33, Code: Definition PT

„*Physiotherapie ist einfach ein Gleichgewicht zwischen Zwischenmenschlichkeit und Therapie auf der andern Seite, also das Psychische und das Physische muss einfach stimmen.*" *(Berufserfahrene)*

Text: C\I, Position: 83 – 84, Code: Definition PT

„*Ja, spontan könnte mir Wiederherstellung und Erhaltung einfallen.*" *(Berufserfahrene)*

Text: B\F, Gewicht: 100, Position: 29 – 29, Code: Definition PT

„*Physiotherapie ist eigentlich, den Kontakt zum Patienten haben, das ist, das passiert auf verschiedenen Ebenen, und ist quasi ne Heilung durch Motivation.*" *(Novizin)*

In diesen kurzen Zitaten wird die Bandbreite an diffusen Vorstellungen zu einer Definition von Physiotherapie deutlich. Der primäre Fokus liegt auf der Betonung, dass die Physiotherapie sich mit dem Körper und seinen Funktionen bzw. der Wiederherstellung derselben auseinandersetzt. Als Bestandteil einer Definition erscheint die Bewegung eher randständig relevant zu sein. Dieses ist insofern interessant, als dass Bewegung der eingangs erwähnte, dominante motivationale Faktor für die

Aufnahme der Ausbildung zur PhysiotherapeutIn darstellte. Auf die psychische Komponente in der Definition heben nur zwei Personen ab, auch Alltagsbezug, Klienten-/Patientenorientierung spielen eine untergeordnete Bedeutung.

Anhand des folgenden Zitates kann man erkennen, wie sich im Laufe langjähriger physiotherapeutischer Tätigkeit nicht nur das Bild der Physiotherapie verändert, sondern auch die Einstellung zur Therapie. Die Physiotherapeutin, die über eine mehr als 10-jährige Berufserfahrung verfügt und sich lange mit Physiotherapie in unterschiedlichsten Bereichen beschäftigt hat (Erfahrung im Akutkrankenhaus, im Rehabilitationsbereich und in der Lehre) zeichnet zunächst die Inhalte einer Definition nach, die sie zu Beginn ihrer physiotherapeutischen Berufsausübung hatte und wie sich diese mit anderer Schwerpunktsetzung entwickelt haben. Auch sie beginnt ihre Ausführungen mit den Worten, dass sie eigentlich nicht genau definieren könne, was Physiotherapie ist, kreist jedoch nachfolgend das Thema ausführlicher ein. Während sich die vorgenannten KollegInnen nur rudimentär zu einer Definition äußern (können) und das Thema sehr schnell wieder verlassen (möchten), setzt sie sich in einer intensiveren, kritischen Reflexion damit auseinander.

Text: D\O, Position: 30 – 30, Code: Definition PT

> *„Es ist eine Tätigkeit, die auf einer anatomisch-physiologischen Grundlage beruht, die unterschiedlichsten Erkrankungen insoweit vielleicht beeinflussen kann, dass sie einmal schon ja rehabilitativ arbeiten kann, ja, die auch präventiv eingreifen kann. [...] Weil ich mittlerweile die beratende oder informierende Tätigkeit viel höher ansiedle, als ich das vielleicht noch vor 5, 6 Jahren gemacht habe. Da hatt ich auch noch so das Bild, jeder Physiotherapeut muss den Patienten sofort anfassen. Mittlerweile ist das Informieren des Patienten über das, was mit ihm eigentlich, ich sag mal, los ist, wie kann der Patient sich selber helfen, wie können wir als Therapeuten ihn dabei unterstützen, ihm auch in gewisser Weise weiterhelfen, aber ich hab einfach gemerkt, dass die Information des Patienten häufig ganz, ganz, ganz schlecht ist. Und wenn er 'nen gewissen Informationsgrad hat, dann sind plötzlich ganz andere Dinge möglich, weil das Verständnis einfach dann da ist."*

Die Physiotherapeutin erklärt, dass ein elementarer Bestandteil ihrer „früheren" Definition beinhaltet hat, dass Physiotherapie sehr viel mit „Handanlegen, Anfassen", also körperlichem Kontakt zur KlientIn zu tun gehabt hat, d. h. die TherapeutIn hat an der KlientIn „manuell" etwas geleistet. Hier spricht sie die Rollenverteilung zwischen der aktiven TherapeutInnenrolle und der eher passiven KlientInnenrolle an. Im Laufe der Zeit hat sich ihr Fokus aber immer mehr auf die KlientIn anstatt auf ihre Erkrankung gerichtet, d. h. die Autonomisierung der KlientIn über Information ist ihr ein zentrales Anliegen geworden. Ihre TherapeutInnenrolle hat sich zu einer primär informierenden, beratenden Funktion gewandelt und erst in einem zweiten Schritt, wenn die KlientIn soweit informiert ist, dass sie ihre eigene Entscheidung über therapeutisches Vorgehen einfließen lassen kann, sieht sie sich als TherapeutIn, die „Hand anlegt". Anzumerken an ihren Ausführungen ist hier der Sprachgebrauch

„Patient", denn eigentlich suggeriert dieser Sprachgebrauch die eher defizitorientierte Betrachtungsweise des biomedizinischen Modells, sie spricht jedoch von einer mündigen KlientIn.

Diese Veränderung in der Sichtweise und auch Definition ist typisch für die befragten Physiotherapeutinnen, die über eine mehr als achtjährige Berufserfahrung verfügen und resultiert aus eben dieser Berufserfahrung. Sie ist nicht primär zurückzuführen auf einen integrativen Bestandteil des Studiums, welches sich auch anhand eines Vergleiches mit einer Novizin (bis auf die praktischen Einsätze in der Ausbildung verfügt sie noch nicht über weitere Berufserfahrung als Physiotherapeutin) darstellen lässt.

Auch die Novizin spricht über die ganzheitliche Betrachtungsweise der KlientIn, wobei diese als offensichtlich theoretisches Phänomen im Raume steht, denn in ihren Ausführungen kehrt sie immer wieder zurück zur körperfunktionsbezogenen Sichtweise, d. h. sie hat durch ihr Studium kennen gelernt, was unter Ganzheitlichkeit zu verstehen ist, und auch, dass die Alltagsaktivitäten eine Rolle spielen, ihre Definition hebt jedoch auf Gelenke, Muskulatur und Hautbeschaffenheit ab.

Text: A\A, Position: 45 – 46, Code: Definition PT

> *„So dieses Ganzheitliche, die ganzheitliche Betrachtung, das Zusammenspiel Geist und Körper, und dann halt die großen Gelenke oder die, also die Körperteile im Grunde, dass die physiologisch ablaufen können. Und nicht nur die ADL (activities of daily living), die Sachen für das tägliche Leben, sondern dass der Körper an sich funktionieren kann. Und vielleicht ein Stückchen mehr halt auch auf die Muskulatur zu achten, ein Stückchen mehr auch auf Hautbeschaffenheit so insgesamt, wie der Mensch eigentlich funktionieren kann."*

Aus dem Vorgenannten werden die Schwierigkeiten ersichtlich, die die Studierenden in der Auseinandersetzung mit dem Thema „Definition" haben, da dies auch offenkundig weder in der Ausbildung noch in ihrem Studium eine wesentliche Rolle spielt. Eine der Studierenden, die im Vorfeld einer Definition sehr kritisch gegenübergestanden hat, da das Feld zu weit und eine Definition ggf. als Einschränkung zu sehen ist, und eher den berufserfahrenen KollegInnen die Fähigkeit zur Definition zuspricht, macht eine Aussage, die auf das bereits erwähnte Problemfeld im Kontakt mit SchülerInnen in der Ausbildung verweist. Für sie ist es durchaus logisch, dass ihnen als Studierenden eine Definition sehr viel mehr Schwierigkeiten bereitet als einer Physiotherapieschülerin in der berufsfachschulischen Ausbildung.

Text: B\H, Position: 34 – 37, Code: Definition PT

> *„Ich denke, dass die Auszubildenden in einem viel konkreteren Rahmen gehalten werden, und das ist dann das Format fünf, in dem sie arbeiten. Ich denke und hoffe, und es hat sich auch bestätigt, dass wir da etwas weitläufiger ausgebildet sind, auch doch noch mehr so das eigene Gehirn einzusetzen, wenn ich's mal so ein bisschen böse formulieren darf, und glaub deswegen, das es uns schwieriger fällt, ja."*

An dieser Stelle spricht sie an, dass in der Ausbildung ganz konkretes Wissen vermittelt wird, welches Schubladendenken fördert und „nach Schema fünf" behandeln lässt, der einzelne Physiotherapeut aber nicht befähigt wird, sich differenzierter mit einer Thematik auseinander zu setzen. Da sie als Studierende einen größeren Wissenspool aufweisen und ihr Denken reflektierter ist, fällt es ihnen auch schwerer, sich konkret zur Definition zu äußern. Diese Aussagen sind vor dem Hintergrund von fachhochschulspezifischen Zügen interessant, denn sie werden von Studierenden angesprochen, die während ihres Studiums einen unmittelbaren Kontakt zu in der Ausbildung befindlichen KollegInnen haben. Diese Ambivalenzen und die Brisanz in der Einstellung gegenüber den in der (Fach-)Schule ausgebildeten KollegInnen sind bereits im Kapitel 4.2.4 „Die Akademisierung der Physiotherapie und ihre Problemfelder" ausführlich dargestellt worden.

Betrachtet man die Definition der eigenen Tätigkeit/des eigenen Berufes als einen Parameter von Professionalität bzw. Identität, so zeigt sich hier ein bedeutsames Defizit in der Physiotherapie auf. Die Vielzahl der Begründungsversuche, warum Physiotherapie nicht zu definieren ist, weist darüber hinaus auf ein sehr inhomogenes, verunsichertes Berufsfeld hin- und auch darauf, dass die Fachhochschulen als identitätsstiftende Institution dieses Phänomen mit den Studierenden noch intensiver diskutieren müssten.

4.3.2 Physiotherapeutisches Selbstbild

Nachdem im vorstehenden Kapitel die Studierenden die Schwierigkeiten einer Selbstdefinition aufgezeigt haben, so befassen sich die folgenden Ausführungen mit dem physiotherapeutischen Selbstbild und der kritischen Reflexion des eigenen Berufes. Die Studierenden haben im Laufe ihres Berufslebens und besonders während ihres Studiums eine kritisch distanzierte Haltung gegenüber ihrer eigenen Berufsgruppe entwickelt. Sie zeigen die aus ihrer Sicht vorhandenen Schwachpunkte ihres Berufes auf, wobei ihre Sozialisation als Studierende, und auch die damit für sie verbundene implizite Aufgabe einer möglichen Verbesserung des Zustandes, anklingen. Vorweggenommen sei bereits, dass sich die von den NovizInnen und den berufserfahrenen Studierenden angesprochenen Kritikpunkte häufig überlappen bzw. fast identisch sind (siehe hierzu die zusammenfassende Tabelle am Ende dieses Kapitels). Dieses ist insofern von Bedeutung, da sich bereits hier die Frage aufdrängt, warum die NovizInnen, die noch keine Berufserfahrung gewonnen haben, ein so düsteres Bild ihres eigenen Berufes aufzeigen, den sie gerade studieren bzw. erlernen und den sie zum Teil mit großem Enthusiasmus begonnen haben. In ihrer kritischen Auseinandersetzung beleuchten sie u. a. auch die Schwachstellen in der Zusammenarbeit mit angrenzenden Berufsgruppen und Professionen bzw. nehmen Vergleiche und wiederum mannigfaltige Abgrenzungen vor.

Im Folgenden werden wiederum Berufserfahrene und NovizInnen getrennt dargestellt, wobei eine Typenbildung, wie auch im vorstehenden Kapitel, ausbleibt, in diesem Fall jedoch aus Gründen hochgradiger Homogenität im Aussageverhalten.

Unabhängig voneinander beschreiben beide Gruppierungen einen physiotherapeutischen Habitus, der sich zumeist an gleichlautenden Persönlichkeitsmerkmalen festmachen lässt.

4.3.2.1 Positive Aussagen der Berufserfahrenen zum Berufsbild

Vier der berufserfahrenen Studierenden, die auch angegeben haben, dass sie nach Absolvierung des Studiums wieder in die praktische Arbeit zurückkehren werden (Typ: „Suchende EnthusiastIn"), unterstreichen zunächst die positiven Seiten des Berufes bzw. äußern sich auf eine positive Art und Weise zu dem Berufsbild der Physiotherapie. Sie betonen auf der einen Seite die „Individualität" der PhysiotherapeutInnen (wobei sie individuell zunächst nicht weiter ausführen), die sich auch auf die Interaktion mit der KlientIn überträgt, und auf der anderen Seite, dass sie durch die verschiedenen Techniken im Laufe der Jahre gelernt haben, der KlientIn schnell und effektiv helfen zu können. Es bedarf nur weniger Einsatzgeräte, um Positives zu leisten und möglicherweise wirtschaftlich gut „dazustehen" (Äußerung einer selbständig arbeitenden Physiotherapeutin). Die positiven Aspekte ihrer Tätigkeit sehen sie darin, in jedem Fall mehr Zeit für die einzelne KlientInnenbehandlung zur Verfügung zu haben als die ÄrztInnen. Weiterhin erzielen sie effektive Behandlungsergebnisse zum Wohle der KlientIn. In der Hierarchie sehen sie sich in unmittelbarer Folge nach dem Arzt und die Möglichkeit, sich mit diesem Beruf selbständig machen zu können verleiht ihnen ein relativ gutes Ansehen in der Bevölkerung (hierzu auch Kapitel 4.3.3 „Antizipiertes Fremdbild"). Insgesamt bezeugen die den Spaß an ihrer Arbeit über ihre Effektivität und intensive Auseinandersetzung mit ihren KlientInnen.

Text: E\T, Position: 22 – 24, Code: Selbstbild PT

> *„Das Tolle ist eigentlich der Kontakt zum Menschen und Zeit für den Patienten zu haben, das find ich reizvoll und schön. ...also wir können reden, wie wir wollen, es wird auch viel Physiotherapie verordnet, und insofern passiert da einfach was. Also die positive Einschätzung denke ich, kommt eben daher, dass den Patienten irgendwie tatsächlich geholfen wird."*

Text: D\R, Position: 15 – 15, Code: Selbstbild PT

> *„Hat Physiotherapie 'nen relativ hohen Standard, also hierarchiemäßig unter dem eines Arztes oder eines Mediziners, aber auch immer noch, weil's eben ein Selbständigkeitsberuf und so weiter, hat man relativ hohes Ansehen."*

Die Persönlichkeit der TherapeutIn bei Beginn ihrer Berufstätigkeit (mit der Betonung auf Beginn) wird als sehr individuell und zielstrebig beschrieben. Sie zeigt eine hohe intrinsische Motivation gemessen an der Frequenz der Teilnahme an Fort- und Weiterbildungen (vgl. hierzu Schämann 2001 und diverse Kapitel z. B. 4.3.6 „Professionalisierung und Fort- und Weiterbildung"), in die sie sehr viel Zeit und Geld investieren, um in ihrem Beruf und ihren Behandlungen kompetenter zu werden. Sie berichten, dass dieses Verhalten für Externe schwer nachvollziehbar ist, denn es ist daran keine besondere Erhöhung der Vergütung der physiotherapeutischen Leistungen geknüpft (siehe auch Kapitel 4.3.6 „Professionalisierung und Fort- und Weiterbildung").

Text: D\O, Position: 17 – 17, Code: Selbstbild PT

> *„Physiotherapeutinnen habe ich sehr individuell kennen gelernt, gerade so die am Anfang, die wussten immer ziemlich genau, was sie wollten, haben ziemlich viel rein investiert und ihre Fortbildungen an den Wochenenden gemacht und, wenn andere Berufe sagen, seid ihr eigentlich blöd, was macht ihr da, wieso schlagt ihr euch eure Wochenenden um die Ohren und ihr habt ja irgendwie auch nicht so richtig viel mehr davon."*

Zusammenfassend heben die Berufserfahrenen vor allen Dingen den hohen Enthusiasmus der PhysiotherapeutInnen gerade während ihrer Anfangsjahre, ihre Wissbegierde und damit die Exploration neuer Behandlungsmöglichkeiten sowie die relative Handlungsautonomie hervor. Mit relativer Handlungsautonomie (hierzu weitere Ausführungen im Kapitel 4.3.5 „Professionalisierung und Handlungsautonomie") meinen sie, dass sie zwar von der ärztlichen Verordnung abhängig sind, jedoch zumeist in der Wahl der Behandlungsmöglichkeiten relativ freie Hand haben. Die langjährige Berufserfahrung lässt sie aber dann in ihren Erzählungen umschwenken auf die von ihnen ausgemachten Problemfelder der Physiotherapie, die sie vor dem Hintergrund ihrer Sozialisation als Studierende und dem retrospektiven und momentanen Blick auf ihre Profession schildern.

4.3.2.2 Kritische Reflexionen der Berufserfahrenen zum Berufsbild

Im Folgenden sind die Aussagen der Studierenden wieder schlagwortartig zusammengefasst, in denen sie Problemfelder bzw. Kritik an ihrer eigenen Berufsgruppe benannt haben, exemplarisch werden sie jeweils mit einem oder mehreren prägnanten Originalzitaten belegt und wenn nötig, erläutert. Die Aussagen der Berufserfahrenen werden dann in einem zweiten Schritt den Aussagen der NovizInnen gegenüber gestellt und die Gemeinsamkeiten und Unterschiede herausgestellt.

Die Berufserfahrenen machen an den folgenden, zusammengefassten Merkmalen die Einschätzung ihrer „Profession" fest:

1. Es gibt kein gemeinsames berufliches Selbstverständnis.

Text: E\T, Position: 101 – 101, Code: Selbstbild PT

> *„So dieses eigene physiotherapeutische Selbstverständnis hab ich offensichtlich nie mit der großen Meute abgeglichen. Für mich war das so rund und in Ordnung. Und wenn ich mich aber eben jetzt so da mit einbringe, dann merk ich, dass es offensichtlich nicht rund und in Ordnung ist, sondern dass ich mich schon in so'm Randbereich da bewege, und mich wirklich häufig schlicht und ergreifend gar nicht verstanden fühle."*

2. Ein Teil des physiotherapeutischen Selbstverständnisses basiert darauf, keine Verantwortung zu übernehmen, bzw. nicht übernehmen zu wollen und zu können.

Text: E\T, Position: 117 – 120, Code: Selbstbild PT

> „Dass dieses Selbstverständnis mit dem viele Physiotherapeuten werden, eher so ist, dass sie, also ich will's mal hart ausdrücken, aber dass sie eigentlich Handlanger sind, also, keine Eigenverantwortung übernehmen müssen."

3. PhysiotherapeutInnen benötigen Richtlinien, die bisher nicht existieren, um sich absichern zu können.

Text: E\T , Position: 120 – 124, Code: Selbstbild PT:

> „Vielleicht kann man da einfach noch klarere Richtlinien schaffen, damit die Leute sich auch sicherer fühlen, weil das bisher ja nie zur Diskussion stand, die Verantwortung hat der, in Anführungsstrichen der Arzt, hat er natürlich nicht, weil wenn dir was passiert auf der Bank, dann bist du sowieso dran."

4. PhysiotherapeutInnen sind unpolitisch und als Berufsgruppe zersplittert.

Text: D\P, Position: 15 – 16, Code:Selbstbild PT

> „Man kriegt sie nicht unter einen Hut, was politisch schlecht ist."

5. PhysiotherapeutInnen sprechen keine gemeinsame Sprache und hören sich gegenseitig nicht zu.

Text: E\T, Position: 62 – 70, Code: Professionalisierung \ Fortbildung / Fortbildungsverhalten

> „Ich weiß nicht, wie viele verschiedene Manualtherapeutische Ansätze es gibt, da hab ich zum Beispiel das Gefühl, die Leute unterhalten sich überhaupt nicht. Wir (sind) im Grunde genommen gar nicht in der Lage, uns vernünftig zu unterhalten. Also wenn mir ein Bobath-Therapeut in seiner Sprache erzählt, was er tut, versteh ich Bahnhof. Das ist total bescheuert, also, wie gesagt, wir schaden uns wirklich selber, also wenn wir uns noch nicht mal untereinander unterhalten können, also wie sollen wir uns dann nach außen präsentieren."

Text: D\O, Position: 18 – 20, Code: Selbstbild PT

> „Wo ich dachte, wenn ihr euch mal gegenseitig zuhören würdet und nicht darauf beruft, dass ihr's besser wisst als der Andere, sondern überlegt das doch einfach mal zusammen, dann kommen wir glaub ich deutlich weiter.."

6. PhysiotherapeutInnen der unterschiedlichen Fachbereiche sind unterschiedlich in ihrer Persönlichkeit sowie ihrer Art zu denken; sie zeichnen sich durch unterschiedli-

che Sozialkompetenzen aus, insbesondere unterscheiden sich diejenigen KollegInnen, die in der Neurologie oder Pädiatrie arbeiten von dem Rest der Berufsgruppe – sie sind in ihrer Betrachtungsweise ganzheitlicher, teamorientierter und offener; weiterhin lassen sich diejenigen KollegInnen, die in der Klinik arbeiten von denjenigen, die in der Praxis Fließbandarbeit leisten, abgrenzen.

Text: D\P, Position: 62 – 62, Code: Selbstbild PT

> *„Es ist noch ein Unterschied, in welchem Bereich man arbeitet, aber die Kindertherapeuten oder die querschnitt-neurologisch-arbeitenden Physiotherapeuten, die sind sehr, die sind sehr in ihrer Materie drinne und sind sehr, sehr intensiv Physiotherapeuten. Ich glaub, die sind auch besser, die reflektieren, nicht reflektieren, aber die sind mehr in ihrer Materie drin, sind vielleicht auch dort rein belesener, bewanderter, und haben auch schon immer 'n besseren Draht vielleicht auch in der interdisziplinären Kommunikation, weil da, weil es dort alleine auch nicht geht. Es ist viel mit Ergos zusammen oder mit Logos oder auch mit den Ärzten. Wenn man sich auf Neurologie einlässt, lässt man sich mehr ein. Und es gibt ja auch gar nicht so viele Physiotherapeuten, die ihren Beruf extrem lange ausüben, um so tief einzusteigen, also jetzt nur mal von den ganzen Frauen, die halt sagen, ja, das ist ja ganz gut, da geh ich hin, da mach ich meinen Job und dann geh ich wieder nach Hause, und das ist ja das, was ich wollte, aber damit kommen wir ja nicht vorwärts, und damit, das ist halt auch dann irgendwo zu wenig Engagement oder, nee, das ist nicht das Richtige, aber es ist nicht, man braucht mehr Leute, die ihren Beruf auch als Berufung ausüben."*

Dieses Zitat ist in seiner Ausführlichkeit erwähnt, weil es verschiedene Aspekte der unterschiedlichen fachlichen Zugehörigkeit wiederspiegelt. Insbesondere den PhysiotherapeutInnen, die in der Neurologie und Pädiatrie tätig sind, wird Ganzheitlichkeit bzw. eine positive Andersartigkeit zugesprochen, sie sind „intensivere", „reflektiertere" TherapeutInnen als diejenigen, die beispielsweise in der Orthopädie arbeiten und den Menschen anhand der „gestörten Strukturen" untersuchen und behandeln (diese Aussage tätigen sowohl PhysiotherapeutInnen, die in der Orthopädie tätig sind als auch KollegInnen, die in der Neurologie arbeiten). Die Studierenden sind der Ansicht, dass die TherapeutInnen in der Neurologie mit sehr viel komplexeren Situationen konfrontiert werden und daher ein anderes Einfühlungsvermögen, eine andere Empathie, sehr viel mehr psychosoziale Kompetenzen und ein größeres Wissen mitbringen müssen, um den therapeutischen Interaktionen gerecht zu werden. Sie sind in der Lage, interdisziplinär zu kommunizieren und zu arbeiten, grenzen sich weniger voneinander und auch von den anderen Berufsgruppen ab. Die TherapeutInnen, die neurologisch arbeiten, haben nach Einschätzung der Studierenden eine sehr viel persönlichere Beziehung zu ihren KlientInnen und scheinen auch einen anderen Anteil ihrer Persönlichkeit in diese Situation einzubringen. Die Studentin hat in ihrer differenzierten Beschreibung der Tätigkeit in der Neurologie sehr viel weiblich attribuierte Fähigkeiten erwähnt und plötzlich schwenkt sie in ihren Ausführungen auf das Thema „Frausein" als Erklärung für die Stagnation ihrer Berufsgruppe um, da die Frauen „nur ihren Job" machen und früher oder später aus dem Beruf aussteigen

(Hinweis auf die Geschlechterproblematik in der Physiotherapie). Diese Erklärung kann auch für den folgenden Kritikpunkt gesehen werden.

7. Die große Masse der PhysiotherapeutInnen (von den Studierenden auch bezeichnet als Brei, Pudding, Meute) ist nicht an einer Weiterentwicklung des Berufes interessiert und hat Angst vor Innovationen; Weiterentwicklung wird nicht durch die Berufsgruppe selber initiiert, sondern durch Externe.

Text: E\T, Position: 104 – 106, Code: Selbstbild PT F:

> *„In dem Pudding, damit mein ich die große, die großen physiotherapeutischen Haufen, und den Zustand, der einfach in Deutschland in der Physiotherapie so herrscht, die haben weniger das Bestreben, glaub ich, etwas daran zu ändern, also es ist nicht so aus sich selbst heraus, sondern es ist ein Fremdprodukt, was geholt wurde."*

8. PhysiotherapeutInnen teilen ihr Wissen nicht unbedingt miteinander, grenzen sich gegeneinander ab, haben Angst, sich in die Karten schauen zu lassen, sie sind nicht gruppenfähig, „kochen ihren eigenen Brei" und „wurschteln" vor sich hin. Darüber hinaus konkurrieren sie als EinzelkämpferInnen um die Gunst der KlientInnen.

Text: C\N, Gewicht: 100, Position: 29 – 29, Code: Selbstbild PT

> *„Da herrscht dann halt auch schon so'n bisschen der Konkurrenzkampf oder, war ja immer so 'ne Grundlage von Konkurrenzkampf so, wer ist der bessere Therapeut, wer kommt schneller zum Erfolg, wer ist der beliebtere Therapeut."*

Text: C\I, Position: 89 – 90, Code: Selbstbild PT

> *„Dass man ganz froh ist, wenn man seinen eigenen Brei kochen kann, wenn nicht zu viele andere Leute in das eigene berufliche Handeln Einblick bekommen und man dann vielleicht auch der Befürchtung unterliegt, da Kritik zu bekommen oder 'ne Rüge."*

Text: D\Q, Position: 136 – 141, Code: Selbstbild PT

> *„Die wurschteln vor sich hin, und sind so in ihrer, in ihrem Bereich tätig und sehen aber nicht, was, was dieses Verhältnis mit den Medizinern anbelangt, mit der Öffentlichkeit anbelangt, mit den Patienten anbelangt, und haben da irgendwie überhaupt keinen Drang, raus zu kommen und was zu verändern.*
> *F. Was ist der Grund ist, dass die meisten Physios einfach so rum wurschteln, wie du sagst?*
> *A. Ja, ich glaub erstens, dass es ist, weil's 90 % Frauen sind und die sind halt, die möchten gerne 'ne Arbeitsmöglichkeit haben, die sie mit der Familie kombinieren können. Und dann sind aber auch immer bestimmte Menschen, die Physiotherapie machen.*

> F. Kannst du mir das auseinander pflücken, was hast du für'n Eindruck, was sind das für Menschen?
> A. „Ja, das sind eben Menschen, die zieh'n sich gerne salopp an, tragen gern Birkenstock-Sandalen, wurschteln gerne vor sich hin, sind so'n bisschen chaotisch."

Während im ersten Zitat die Problematik des Konkurrenzdenkens und des fehlenden „Selbstbildes" (nicht zitiert), welches sich jede PhysiotherapeutIn selbst schaffen muss, angesprochen wird, zeigt das zweite Zitat die Angst vor Kritik und Hinterfragung des eigenen therapeutischen Handelns durch BerufskollegInnen, aus diesem Grunde wird der therapeutische Prozess offensichtlich nicht transparent gestaltet. Im dritten Zitat liefert die Studierende eine Erklärung für das „Rumgewurschtel" in der Physiotherapie und weist auf die damit verbundene Stagnation hin. Auch an dieser Stelle wird das Frausein verantwortlich gemacht für diese Situation in der Physiotherapie, hinzukommen die den PhysiotherapeutInnen zugesprochen Persönlichkeitsmerkmale der birkenstocktragenden, strukturlosen Chaotin.

9. PhysiotherapeutInnen sind unreflektiert, sie sind hin und hergerissen zwischen Selbstüberschätzung (absolutes Wissen) und Minderwertigkeitskomplex/ mangelndem Selbstvertrauen.

Text: E\T, Position: 129 – 130, Code: Selbstbild PT

> „Und ich hab immer das Gefühl, die Physiotherapeuten in Deutschland sind so hin und her gerissen zwischen Minderwertigkeitskomplex und Größenwahn, eben auf der einen Seite, dass sie ja dauernd das Maul total aufreißen, wie toll sie sind, also ganz, ganz klasse, aber ja, innerhalb dieses Systems ja dann total kuschen, also da brauch ja nur irgend ein Arzt aufzutauchen, und dann ist plötzlich alles vorbei mit der Großmäuligkeit. [...] Also die Physiotherapeuten gehen gerne auf, in so'ne Abwehrhaltung hinein, also fühlen sich ganz schnell an die Wand gestellt und fangen an, nur noch sich zu verteidigen, ohne mal hinzugucken, ob ihnen das vielleicht auch irgendwelche Vorteile bringen kann."

Die Studierende führt die durch ihre langjährige Berufserfahrung empfundene Ambivalenz ihrer Berufsgruppe an. Als Erklärung für die mangelnde Reflexionsfähigkeit macht die Studierende das momentane Fortbildungssystem verantwortlich, es scheinen die PhysiotherapeutInnen den „Gurus" in der Physiotherapie „hinterherzulaufen" und Fortbildungsinhalte unreflektiert zu absorbieren. An anderer Stelle ist bereits das sog. Halbwissen erwähnt worden, welches als Erklärung für die hier benannte Einschätzung ebenfalls herangezogen werden kann.

Text: E\T, Position: 170 – 171, Code: Selbstbild PT

> „Wir kriegen immer Dinge vorgesetzt, wir haben immer so Gurus, ne, denen die Leute hinterher rennen, es ist schlimm, also es wäre sehr, sehr schön, wenn die Physiotherapeuten wirklich anfangen würden, ihre, also 'ne echte, eigene

Meinung zu bilden, da hab ich schon das Gefühl, das ist nicht immer passiert. Also in bestimmten Gruppierungen natürlich, aber in der breiten Masse fürcht ich nicht."

Auch in diesem Zitat wird unterstrichen, dass aus der Sicht der Studierenden die breite Masse, die das Bild der Physiotherapie prägt, Wissen rezipiert ohne zu reflektieren.

10. PhysiotherapeutInnen definieren sich nicht über ihren eigentlichen Beruf „PhysiotherapeutIn", sondern über ihre Fortbildungen; physiotherapeutisches Denken geschieht über Schubladen.
Text: E\T, Position: 36 – 37, Code: Definition PT

"Wenn man die Leute fragt, was machst Du, und die sagen, ich bin Manualtherapeut, das kommt so vor, sie sagen nicht, sie sind Physiotherapeut, und ganz besonders schlimm ist es bei den Physiotherapeuten, die osteopathische Zusatzausbildungen gemacht haben, die trennen das wirklich massivst, also verraten und verkaufen sich meines Erachtens."

Dieses Phänomen ist bereits ausführlich bei der Definition von Physiotherapie aufgegriffen worden.

11. PhysiotherapeutInnen haben ein Problem mit Nähe-Distanz-Phänomenen, nicht nur untereinander oder in der Auseinandersetzung mit anderem medizinischen Personal, sondern auch in der KlientInnenbehandlung.
Text: D\Q, Position: 142 – 143, Code: Selbstbild PT

"Eine Eigenart, die auch alle Physiotherapeuten haben, dass sie immer sofort „du" sagen müssen und sich nicht wohl fühlen, wenn sie eben 'ne bestimmte, auf 'nem bestimmten Distanz-Niveau sich bewegen sollen. Und wenn die nicht „du" sagen können, dann fühlen sie sich gleich komisch."

Das Phänomen des „Duzens" erklärt eine Studierende wiederum mit dem Aspekt „Frausein" und ein historisches Anhängsel der Orthopädie zu sein. Es dient innerhalb der Berufsgruppe der Entwicklung eines Kollektivitätsbewusstseins sowie der Abgrenzung gegenüber anderen Berufsgruppen des Gesundheitssystems, insbesondere jedoch gegenüber den ÄrztInnen.
Text: D/R, Position 146-146, Code: A.

"Dass es damit zusammenhängt, dass es viele Frauen sind und der Beruf ja schon so'n bisschen als ein Anhängsel der Orthopädie entstanden ist. Und Orthopäden fühlen sich so als ein bisschen was Besseres und wenn du dann „du" sagst, dann hast du ein besseres Zusammengehörigkeitsgefühl vielleicht, und dadurch mehr Halt gegenüber jetzt so'ner Distanz."

Die Problematik der Abgrenzung zur KlientIn ist bereits als Thema bei der Untersuchung der Studienmotivation erörtert worden. Die dort konstatierte, fehlende Distanzierungs- und Abgrenzungsfähigkeit gegenüber den KlientInnen ist als ein Faktor für die Aufnahme des Studiums vor dem Hintergrund einer drohenden Burnout-Problematik herausgearbeitet worden (siehe hierzu Kapitel 4.2.1 „Studienmotivation und Erwartungen an das Studium").

12. PhysiotherapeutInnen lesen keine Fachartikel (männlich attribuiert im Interview E/T) und sind nicht an Wissenschaft interessiert.
Text: E\T, Position: 145 – 146, Code: Selbstbild PT

> *„Das ist 'ne Folge des Studiums, ganz eindeutig, also, dass ich angefangen habe, tatsächlich Fachartikel zu lesen, ich habe vorher nie einen gelesen."*

13. PhysiotherapeutInnen haben so'n Ton am Leibe, sie laufen rum wie die Lehrmeister.
Text: D\O, Position: 18 – 20, Code: Selbstbild PT

> *„Dass es doch auch immer wieder Physios gab, die extrem von sich überzeugt waren, so, was ich sage, stimmt, und ich sage meinem Patienten, was er zu tun hat, und wenn er ein guter Patient ist, dann macht er das so, und wenn er nicht artig ist. Die häufig 'ne sehr bestimmende Art an sich haben und dann mal so'n bisschen wie so'n Lehrmeister rumlaufen oder wie so'n, so'n Lehrer, wo ich immer dachte, das kann's ja auch nicht gewesen sein, die nicht nur ihren Patienten gegenüber so'n Ton am Leib hatten"*

14. PhysiotherapeutInnen müssen sich verkaufen (können).
Text: D\P, Position: 24 – 24, Code: Fremdbild PT antizipiert

> *„Das kommt drauf an, wie man sich verkaufen kann. Es gibt Leute, die sind fachlich supergut, können sich nicht verkaufen."*

15. PhysiotherapeutInnen haben Schwierigkeiten und eine große Ambivalenz im Umgang mit den ÄrztInnen.
Diesem Phänomen wird ausführlich im folgenden Kapitel 4.3.3 „Antizipiertes Fremdbild" nachgegangen.

16. Es gibt einen mangelnden Austausch zwischen berufspolitischer Standesvertretung und den Fachhochschulen; die Studierenden fühlen sich nicht durch berufspolitische Standesvertretungen unterstützt.

Auch dieser Aussage ist ein eigenes Kapitel 4.3.7 „Professionalisierung und Berufsverband" gewidmet.

4.3.2.3 Globale Einschätzung der NovizInnen zum Berufsbild

Bevor der zusammenfassende Vergleich der Aussagen der beiden Studierendengruppen vorgenommen wird, werden die von den NovizInnen als positiv benannten Seiten des Berufes herausgestellt. Sie empfinden ebenfalls den Kontakt zu Menschen/Klienten als sehr angenehm, stellen aber vor allen Dingen den Wesenszug der PhysiotherapeutInnen, einen besonderen Wissensdurst zu haben, in den Vordergrund. Insgesamt sind sie dem Berufsstand gegenüber kritischer eingestellt als die Berufserfahrenen. Eine Novizin skizziert den Berufsstand, indem sie eine Dreiteilung vornimmt: Auf der einen Seite gibt es diejenigen PhysiotherapeutInnen, die über das Studium die Professionalisierung vorantreiben möchten und sich auch dafür verantwortlich fühlen (die Studierenden), dann gibt es die Skeptiker, die der Akademisierung sehr verhalten gegenüber eingestellt sind und diejenigen, die seit „Urzeiten" ein bestimmtes Schema verfolgen, jegliche Innovation ablehnen und die „Probleme der KlientInnen wegmassieren" möchten. Letztere Gruppierung macht bei mangelndem Behandlungserfolg dann den Arzt verantwortlich, da offenkundig eine Fehldiagnose vorgelegen haben muss. Gleichzeitig nimmt die studierende Novizin stellvertretend für ihre KollegInnen eine Verortung ihrer eigenen Position im physiotherapeutischen System vor, indem sie sich zu den reflektierten, selbstkritischen VertreterInnen ihrer Berufsgruppe zählt, die in der Lage sind, sich selbst in Frage stellen zu können, ohne allzu große Probleme zu entwickeln. Weiterhin betont auch sie, dass PhysiotherapeutInnen in ihren Augen den therapeutischen Prozess nicht transparent gestalten.

Text: C\M, Position: 104 – 104, Code: Selbstbild PT

> *„Es sind so drei Typen vielleicht, ... die da wollen, dass das eben professionalisiert wird, dann gibt es diejenigen, die noch nicht den Sinn dahinter sehen, weil sie einfach denken, das kann man nicht alles auf Wissenschaft dann runter brechen Und dann gibt's glaub ich, ja, diese, diese typisch alteingesessenen Physiotherapeuten. ja, also gestern hat mir noch 'ne Freundin erzählt, ihr Chef hätt ihr gesagt, da kommt die Diagnose, da machste dann mal 'ne Funktionsmassage, ne? Also dieses ja dieses wegmassieren wollen von Problemen irgendwie. Weil das schon immer so geholfen hat, mach ich das, oder ich bin in meiner Kabine, da guckt mich ja keiner an, und wenn das immer noch nach sechsmal nicht gut ist, dann war entweder der Arzt schuld oder es ging überhaupt nicht. Die, wenn sie sich selbstkritisch reflektieren würden, viel zu große Probleme dann hätten."*

Da auch die NovizInnen eine hochgradig kritische Position ihrer eigenen Berufsgruppe gegenüber einnehmen, die sie an ähnlichen Parametern festmachen wie ihre berufserfahrenen KollegInnen, wird an dieser Stelle auf eine detaillierte Darstellung der Einzelaussagen verzichtet und nachfolgend die Gegenüberstellung der Aussagen vorgenommen.

4.3.2.4 Vergleichende Gegenüberstellung der Aussagen zum Selbstbild von NovizInnen und Berufserfahrenen

Die nachstehende Übersicht verdeutlicht die Merkmale, an denen die berufserfahrenen KollegInnen im Vergleich zu den NovizInnen das berufliche (Selbst-)Bild in der Physiotherapie festmachen, bevor die Unterscheidungen und Gemeinsamkeiten besonders beleuchtet werden. Vergleichbar angesprochene Themengebiete wurden einander gegenübergesetzt und jeweils die Anzahl der „Thematisierungen" in den Interviews hinzugefügt. Wenn Themengebiete nur von den Berufserfahrenen angesprochen wurden, so ist das entsprechende Feld der NovizInnen nicht ausgefüllt worden und vice versa. Die Angaben zur Häufigkeit der Erwähnungen haben keine Relevanz im statistischen Sinne, sie sind insofern von Interesse, als dass sie die Ähnlichkeit der angesprochene Themengebiete der Berufserfahrenen und der NovizInnen unterstreichen, sich aber hier ebenfalls die Unterschiede, die sich durch die Berufserfahrung ergeben haben, manifestieren lassen.

Berufserfahrene	NovizInnen
Es gibt kein gemeinsames berufliches Selbstverständnis (4)	
Das physiotherapeutische Selbstverständnis basiert darauf, keine Verantwortung zu übernehmen bzw. nicht übernehmen zu wollen und zu können (2)	vielen Physiotherapeutinnen würde die Eigenverantwortung den Boden unter den Füßen wegziehen (2)
Physiotherapeuten benötigen Richtlinien, die bisher nicht existieren, um sich absichern zu können (2)	Physiotherapeutinnen benötigen immer Richtlinien und Leitfäden (2)
Physiotherapeutinnen sind unpolitisch und als Berufsgruppe zersplittert (4)	
Physiotherapeutinnen sprechen keine gemeinsame Sprache und hören sich gegenseitig nicht zu (4)	Physiotherapeutinnen haben keine gemeinsame Fachsprache und hören sich nicht gegenseitig zu (5)
Physiotherapeuten der unterschiedlichen Fachbereiche sind unterschiedlich in ihrer Art zu denken, zeichnen sich durch unterschiedliche Sozialkompetenzen aus, insbesondere unterscheiden sich diejenigen KollegInnen, die in der Neurologie arbeiten von dem Rest der Berufsgruppe; darüber hinaus unterscheiden sich diejenigen Kolleginnen, die in der Klinik arbeiten von denjenigen, die in der Praxis Fließbandarbeit leisten (8)	Physiotherapeutinnen aus der Neurologie sind anders als die beispielsweise in der Sportphysiotherapie. PhysiotherapeutInnen unterscheiden sich je nach Fachgebiet in ihrer Persönlichkeit, viele PhysiotherapeutInnen können nicht interdisziplinär arbeiten PhysiotherapeutInnen in der Praxis leisten Fließbandarbeit (3)
Die große Masse der PhysiotherapeutInnen (auch bezeichnet als Brei, Pudding, Meute) ist	Die meisten PhysiotherapeutInnen ruhen sich aus und bewegen sich nicht vom Fleck und

nicht an einer Weiterentwicklung des Berufes interessiert und hat Angst vor Innovationen; Weiterentwicklung wird nicht durch die Berufsgruppe selber initiiert, sondern durch Externe (5)	haben Angst vor Innovationen (3)
PhysiotherapeutInnen teilen ihr Wissen nicht unbedingt miteinander, grenzen sich gegeneinander ab, haben Angst, sich in die Karten schauen zu lassen, sie sind nicht Gruppenfähig, „kochen ihren eigenen Brei" und wurschteln vor sich hin. Darüber hinaus, konkurrieren sie als Einzelkämpfer um die Gunst Patienten (5)	PhysiotherapeutInnen haben ein Konkurrenzdenken und gehen asozial miteinander um, PhysiotherapeutInnen wollen nicht, dass ihnen die Schüler über die Schulter schauen, „jeder kocht sein Teechen" (7)
PhysiotherapeutInnen sind unreflektiert, sie sind hin und hergerissen zwischen Selbstüberschätzung (absolutes Wissen) und Minderwertigkeitskomplex/mangelndem Selbstvertrauen (5)	PhysiotherapeutInnen sind unzufrieden, weil sie sich nicht reflektieren können, haben Angst, sich zu reflektieren, denn dann fällt ein Kartenhaus zusammen; PhysiotherapeutInnen „reißen sich seit 20 Jahren ihren Stremel runter", würden sie sich reflektieren, so würde ihnen der Boden unter den Füßen weggezogen werden; PhysiotherapeutInnen sind nicht sehr selbstbewusst mit Argumenten, sondern mit sturen Behauptungen, PhysiotherapeutInnen sind übereifrig und haben einen Minderwertigkeitskomplex (5)
PhysiotherapeutInnen definieren sich über ihre Fortbildungen; physiotherapeutisches Denken geschieht über Schubladen (8)	PhysiotherapeutInnen definieren sich über Fortbildungen, PhysiotherapeutInnen haben ein Schubkastendenken und sind konzeptorientiert (7)
PhysiotherapeutInnen haben ein Problem mit Nähe-Distanz-Phänomenen, nicht nur untereinander oder in der Auseinandersetzung mit anderem medizinischen Personal, sondern auch in der Patientenbehandlung (3)	
PhysiotherapeutInnen lesen keine Fachartikel (männlich attribuiert) und sind nicht an Wissenschaft interessiert (2)	Die meisten PhysiotherapeutInnen lesen keine Fachartikel (3)
PhysiotherapeutInnen haben so'n Ton am Leibe, sie laufen rum wie die Lehrmeister (3)	
PhysiotherapeutInnen verkaufen sich (1)	PhysiotherapeutInnen sind Selbstdarsteller und verkaufen sich (2)
PhysiotherapeutInnen haben Schwierigkeiten im Umgang mit den Ärzten (9)	PhysiotherapeutInnen erfinden immer neue Techniken, um die Ärzte und die Berufsgruppe zu verwirren und Schwierigkeiten im Umgang miteinander (3)
Der Austausch zwischen beruflichen Interessensvertretungen und den Fachhochschulen ist nicht befriedigend (3)	Es gibt keinen Austausch zwischen den Verbänden und den Fachhochschulen (2)

Interessant ist, dass sich in beiden Gruppierungen die nachstehenden Themen hinsichtlich der Einschätzung des physiotherapeutischen Selbstbildes bzw. der Beschreibung der Wahrnehmung ihrer Berufsgruppe herauskristallisiert haben. Feststellen lässt sich ebenfalls eine nicht nur sprachliche, sondern auch inhaltliche Distanzierung von der eigenen Berufsgruppe.

- PhysiotherapeutInnen definieren sich über ihre Fortbildungen und haben ein Schubladendenken (15 von 22).
- PhysiotherapeutInnen haben ein Konkurrenz- und Abgrenzungsverhalten, lassen sich nicht gerne in die Karten schauen und behalten ihr Wissen für sich (12 von 22).
- PhysiotherapeutInnen sind unreflektiert und bewegen sich zwischen Selbstüberschätzung und Minderwertigkeitsgefühl (10 von 22).
- PhysiotherapeutInnen haben ein Kommunikationsproblem (9 von 22).
- PhysiotherapeutInnen sind nicht an der Weiterentwicklung des Berufes interessiert, sondern haben Angst vor Innovationen (8 von 22).
- PhysiotherapeutInnen lesen keine Fachartikel und sind nicht an Wissenschaft interessiert (5 von 22).
- Der Austausch zwischen berufspolitischen Instanzen (z. B. Berufsverband) und Fachhochschulen ist unbefriedigend (5 von 22).
- PhysiotherapeutInnen haben ein Problem mit der Eigenverantwortung (4 von 22).
- PhysiotherapeutInnen benötigen Richtlinien (4 von 22).
- PhysiotherapeutInnen müssen sich verkaufen können (3 von 22).

Wie bereits erwähnt, entspricht die Mehrzahl der von den NovizInnen angesprochenen Themenbereiche denen der Berufserfahrenen. Dieses lässt den Schluss zu, dass diese Einstellungen gegenüber der Berufsgruppe bereits in der Ausbildung mit ihren integrierten Praktika entstehen und sich dann durch das gesamte Berufsleben hindurchziehen. Das deckt sich mit den Aussagen, die die Studierenden hinsichtlich der Einschätzung ihrer Ausbildung getätigt haben. Besondere Relevanz erhält in diesem Zusammenhang das schubkastenförmige Denken, welches über die Fortbildungen weitergeführt und begünstigt wird. Diese Einschätzung verweist auf das von den Studierenden bereits aufgeworfene Problemfeld der Art und Weise der Vermittlung der zu lernenden Inhalte sowie die damit verbundene Einschränkung der Entwicklung vernetzten, reflektierten Denkens. Insbesondere die Studierenden, die in ihrem Studium nach dem holländischen System dieses vernetzte Denken gelernt haben, berichten von ihrer Mühe im Umgang mit ihren „Deutschen KollegInnen", da sie nichts mit diesen Schubkästen anfangen können. Daraus erwachsen vor allen Dingen die bereits erwähnten Kommunikationsprobleme im Austausch mit den in Deutschland ausgebildeten KollegInnen.

Darüber hinaus wird insbesondere von den NovizInnen (7 von 10) hervorgehoben, dass die lehrenden und anleitenden PhysiotherapeutInnen (primär in den praktischen Einsätzen) sich nicht „über die Schulter schauen lassen", obwohl sie insbesondere während der Ausbildung den Auftrag und auch die Verpflichtung dazu haben. An dieser Stelle drängt sich dann die Frage auf, wie der von den Studierenden als praktisch identifizierte Beruf zu erlernen sei, wenn ihrer Einschätzung nach gerade die Praxis, bei der Lernen über visuelle Nachvollziehbarkeit und Modellhaftigkeit und Reflexion erfolgt, unbefriedigend ist. Auch dieses Phänomen scheint sich durch das Berufsleben hindurchzuziehen und verweist auf die von den Studierenden aufgegriffene Diskrepanz zwischen Minderwertigkeitsgefühl, mangelndem Selbstbewusstsein und Unsicherheit (aufgrund des Halbwissens) auf der einen Seite und der Selbstüberschätzung andererseits.

Obwohl die nachstehend aufgeführten Themen von beiden Gruppen angesprochen werden, so wird aufgrund der Frequenz und der Intensität der Ausführungen deutlich, dass dieses primär Themen sind, die durch Berufserfahrung an Brisanz zunehmen bzw. sich immer mehr herauskristallisieren.

Die Studierenden heben hervor, dass die Art des Denkens und des Umganges mit Menschen je nach physiotherapeutischem (medizinischem) Fachbereich differiert. Zwar stellen dies insgesamt 11 der 22 befragten Studierenden heraus, davon aber nur drei der NovizInnen. Der Unterschied ist nicht nur zahlenmäßig, sondern auch hinsichtlich der Kontrastsetzung von Bedeutung. Während die Berufserfahrenen insbesondere die Neurologie gegen die Orthopädie abgrenzen, so nehmen die NovizInnen eine Mehrfachabgrenzung vor: Neurologie versus Sportphysiotherapie/ Orthopädie versus Innere Medizin und Gynäkologie. Die Auflistung impliziert bereits eine Wertung, empfinden die NovizInnen letztgenannte Bereiche als weniger relevant (siehe auch im Kapitel 4.1.3 „Bewertung der fachschulischen Ausbildung"). Dem Fachbereich der Neurologie sprechen sie wie die Berufserfahrenen ebenfalls hinsichtlich der Komplexität und Kompliziertheit der zu leistenden Arbeit und der einzubringenden menschlichen Kompetenzen die höchsten Anforderungen zu.

Die zweite Thematik, bei der sich die Berufserfahrung bemerkbar macht, ist die der ÄrztIn-TherapeutIn-Relation. Obwohl sich diese Problematik im Umgang miteinander bereits den NovizInnen darstellt, so werden diese Schwierigkeiten dreimal so oft von den Berufserfahrenen betont. Aufgrund ihrer langjährigen Erfahrung sprechen die berufserfahrenen Studierenden Problemfelder an, die sich den NovizInnen nicht vordergründig darstellen. Die ausschließlich von den Berufserfahrenen angesprochenen Themengebiete sind:

- Es existiert kein gemeinsames berufliches Selbstverständnis (4 von 12 Berufserfahrenen).
- PhysiotherapeutInnen sind als Berufsgruppe zersplittert und unpolitisch (4 von 12 Berufserfahrenen).
- PhysiotherapeutInnen haben ein Nähe und Distanz Problem, sowohl im Hinblick auf die KollegInnen als auch auf die PatientInnen (3 von 12).
- Physiotherapeuten laufen herum wie die Lehrmeister und haben einen bestimmten Ton „am Leibe" (3 von 12).
- Das ausschließlich von Novizinnen angesprochenen Themengebiet ist:

- Physiotherapeuten sind Selbstdarsteller und verkaufen sich (2 von 10 Novizinnen).
- Betrachtet man die vorstehenden Ausführungen, so wird transparent, dass sich die Studierenden deutlich von ihrer eigenen Berufsgruppe distanzieren. Auch hier fällt wiederum auf, dass sich die Kritikpunkte primär auf soziale und nicht auf die fachlichen Kompetenzen beziehen.

Vorstellung zum Idealtypus PhysiotherapeutIn
Im Zusammenhang mit dem Vorstehenden skizzieren die Studierenden dann einen Idealtypus „PhysiotherapeutIn", wie er durch Ausbildung und Studium die Berufsgruppe im medizinischen System und in der Gesellschaft repräsentieren sollte. Im Hinblick auf diese Äußerungen lassen sich gewisse fachhochschulische Besonderheiten finden (vgl. hierzu auch Kapitel 1.8 „Studiengänge für die Physiotherapie in Deutschland").

Studiengang Vertiefung (Variante 3 Jahre Ausbildung + 2 Jahre Berufserfahrung + 3 Jahre Studium): Insbesondere die Studierenden mit Berufserfahrung des medizinisch ausgerichteten Studienganges stellen die fachwissenschaftlichen Kompetenzen wie medizinisches Fachwissen, Technikwissen, clinical reasoning, Problemlösestrategien und das Erkennen von Kontraindikationen in den Vordergrund ihrer Aussagen. Darüber halten sie es für unabdingbar, über kommunikative Kompetenzen wie Ausdrucksvermögen sowohl verbal als auch schriftlich sowie über aktives Zuhören zu verfügen. Weiterhin sollte eine PhysiotherapeutIn über Sozialkompetenzen verfügen (wobei Sozialkompetenz jedoch nicht weiter spezifiziert wird) und sich des eigenen Modellcharakters gegenüber KlientInnen wie auch SchülerInnen bewusst sein.

Studiengang Ergänzung (Variante 3 Jahre Ausbildung + 1,5 Jahre Studium): Hier kann wiederum unterschieden werden in NovizInnen und Berufserfahrene. Die NovizInnen heben neben der fachwissenschaftlichen Kompetenz im Hinblick auf adäquaten Einsatz medizinischen Wissens, Technikrepertoire, Befund und Problemlösestrategien, Reflexionsvermögen, kommunikative Kompetenzen, ganzheitliche Betrachtungsweise der KlientIn als auch Erlangung von Selbstbewusstsein hervor. Die Berufserfahrenen zielen zumeist auf die Erlangung von Interdisziplinarität, Interaktion und Transparenz, Sozialkompetenz sowie fachwissenschaftliche Kompetenz ab.

Studiengang Ausland (vierjährig nach niederländischem Modell): die Studierenden haben etwas differenzierter ihre Vorstellungen zu einem Idealtypus einer PhysiotherapeutIn dargelegt. Sie beginnen ihr Ausführungen mit einer auf die KlientIn zentrierenden Sichtweise, indem sie die Besonderheit der KlientIn und ihre Ansprüche, ihre Mitsprache und Zielorientierung in der Gestaltung des therapeutischen Prozesses fokussieren. Die TherapeutIn ist in der Lage, individuelle Befund- und Behandlungspläne zu erstellen, und ihre therapeutische Intervention geschieht nicht nach „Schema F". Sie ist empathisch, selbstkritisch, selbstbewusst und geduldig. Sie ist in der Lage, interdisziplinär zu arbeiten und zeichnet sich durch Flexibilität und Kreativität in der Behandlung aus. Sie zieht die neuesten wissenschaftlichen Erkenntnisse heran, kann evidenzbasiert arbeiten, kann je nach Bedarf auch forschen oder vermitteln. Sie steht mit den Ärzten auf einer Stufe, hat viele internationale Kontakte und ist an einer Weiterentwicklung ihres Berufes und ihrer eigenen therapeutischen Fähigkeiten interessiert.

Studiengang grundständig (die Studierenden absolvieren gleichzeitig Ausbildung und Studium): Die Studierenden unterstreichen relativ pauschal, dass eine PhysiotherapeutIn sowohl über Technikrepertoire, Methoden- und Handlungskompetenz verfügen als auch um sozialkompetente Fähigkeiten ergänzen sollte. Sie führen ihre Äußerungen jedoch nicht weiter aus.

Abgeleitet aus der Kritik der Studierenden ließe sich der Idealtypus einer physiotherapeutischen Persönlichkeit folgendermaßen darstellen: Die Berufsangehörigen treten geschlossen in der Öffentlichkeit auf, sie sind politisch aktiv und verantwortlich für ihre eigene Entwicklung. Sie entwickeln u. a. Standards und Leitlinien, die es ihnen ermöglichen, eine reflektierte, verantwortliche Therapie durchzuführen. Grundlagen ihres Handelns sind eine Patienten/Klienten zentrierte Sichtweise, sozialkompetenter Umgang inter-, intra- und transdisziplinärer Natur. Sie sind sich ihrer eigenen Grenzen (fachlich wie persönlich) bewusst und gestalten ihre Therapie transparent, um einen fachlichen Diskurs zu etablieren, der auf einer gemeinsamen Fachsprache basiert und die unterschiedlichen Sichtweisen nebeneinander ohne Dogmatismus bestehen lässt. Die Therapie integriert neueste fachwissenschaftliche Erkenntnisse im Sinne der KlientIn, wobei die forschenden PhysiotherapeutInnen das Wissen für die Praxis aufbereiten und entsprechend in Fachmagazinen veröffentlichen.

4.3.3 Antizipiertes Fremdbild in der Bevölkerung und in der Ärzteschaft

Nachdem das vorhergehende Kapitel der Darstellung des „Selbstbildes" gewidmet war, so wird nachstehend das antizipierte Fremdbild eruiert. Hier bringen die Studierenden zum Ausdruck, welches Bild nach ihrer Meinung die Physiotherapie in der Gesellschaft verkörpert, und explizieren, welche Einstellungen, Meinungen und Vorstellungen ihnen bisher entgegengebracht wurden. In ihren Erzählungen und Meinungsäußerungen rekurrieren sie primär auf zwei verschiedene Personengruppen: zunächst allgemein auf die Bevölkerung als potenzielle KlientInnen und weiterhin auf die Berufsgruppe der ÄrztInnen, von deren Verordnungsverhalten sie zum größten Teil abhängig sind. In ihren Schilderungen wird deutlich, dass im Hinblick auf die Ärzte vermehrt die Phänomene Hierarchie, Abgrenzung, Autonomie und Macht eine Rolle spielen, (welches im Übrigen auch die Parameter/Merkmale sind, an denen sie insgesamt „Professionalisierung" festmachen). Zunächst erfolgt die Präsentation des in der allgemeinen Bevölkerung existierenden Bildes (aus der Sicht der Studierenden), sich daran anschließend das der Spezifizierung als KlientIn. Der letzte Teilbereich greift dann auf, wie sie sich durch die Brille der MedizinerInnen verstanden fühlen.

4.3.3.1 Bevölkerung

Die Studierenden lassen sich grob in zwei unterschiedliche Meinungstypen unterscheiden, diejenigen Studierenden, die der Ansicht sind, dass die Bevölkerung nicht weiß, was sich hinter dem Berufsbild „Physiotherapie" verbirgt und diejenigen, die gegenteilige Erfahrungen gemacht haben, wobei die erste Gruppierung mit 17 von 22 Studierenden überwiegt und nachfolgend Typ „Unbekannt" genannt wird und dem Typus „Bekannt" gegenüber gestellt wird.

4.3.3.1.1 Typ: „Unbekannt

Einige Studierende beschreiben eindrücklich ihr eigenes Erstaunen darüber, wie wenig die Bevölkerung Einblick in das Berufsbild der PhysiotherapeutIn hat. Ein häufig skizziertes Erlebnis ist die Verwechslung von Psycho- und Physiotherapie; wird Physiotherapie jedoch erklärt als Krankengymnastik, so ist die Assoziation „Massage" oder zum Teil auch „Wellness" vorhanden. Eine Studentin berichtet, dass sie gefragt wurde, ob sie an Krankengymnastik „glaube", hier wird impliziert, dass Physiotherapie von fraglichem therapeutischen Nutzen ist. Erst durch unmittelbaren Kontakt zu PhysiotherapeutInnen, sei es durch familiäre oder freundschaftliche Beziehungen oder schlussendlich als KlientIn selbst wird transparent, was sich hinter der Berufsbezeichnung verbirgt.

Text: D\O, Position: 21 – 21, Code: Fremdbild PT antizipiert

> *„Mir wird das eigentlich immer nur dann bewusst, wenn ich mal mit Leuten zusammen bin, die zum Glück mal nichts mit Medizin zu tun haben, und die dann sagen, was bist du? Physiotherapeutin? Physiotherapeutin, mhm, wenn du dann sagst, Krankengymnastin, ach ja, die. Ich sag dann meist gar nichts dazu, weil ich immer echt gespannt bin, was denn als erster Kommentar kommt. So, oh ja, ich habe auch Rückenschmerzen, ich glaub, da kann man zu euch gehen, ach ihr seid doch die, die massiert. Aber häufig auch, was macht ihr eigentlich? Es gibt tatsächlich Leute, die einfach definitiv nichts damit anfangen können."*

Eine weitere Studierende berichtet davon, dass selbst an ihrer Fachhochschule nicht bekannt ist, was sich hinter dem Berufsbild „Physiotherapie" eigentlich verbirgt. Sie macht in ihren Erzählungen ihre eigene Frustration über diese Tatsache transparent; sie würde gern in der Bevölkerung verdeutlichen, dass sie zu mehr in der Lage ist, als „nur zu massieren", und dass sie auf keinen Fall mit den Masseuren verwechselt werden möchte.

Text: C\K, Position: 23 – 25, Code: Fremdbild PT antizipiert

> *„Also im Studentenbüro (hat) jemand zu mir gesagt, welcher Studiengang bist du? Und ich so, Bachelor-Physiotherapie, und er so, ach so, die Knetmäuschen. Wo wir uns eigentlich, denk ich, deutlich von abgrenzen möchten. Wir sind nicht nur die Knetmäuschen oder irgendwelche Hupfdohlen, sondern ich denke, in uns steckt mehr Potential, aber dieses Bild ist leider noch weit verbreitet."*

Während es der Großteil der TherapeutInnen unabhängig von der Dauer der Berufserfahrung bedauert, dass ihr Beruf so wenig bekannt zu sein scheint, und seine Aufgabe darin sieht, diesen bekannter und transparenter zu gestalten, so hält ein Novize es für nicht notwendig, dass die Bevölkerung einen erweiterten Einblick in die Tätigkeit eines Physiotherapeuten habe. Seiner Ansicht nach ist es ausreichend, wenn sie diesen als KlientInnen bekämen. Für ihn kommt Physiotherapie erst dann zum Tragen, wenn sich in der gesundheitlichen Situation des Menschen etwas verändert, was ihn dann in die physiotherapeutische Behandlung bringt. Er hält es allerdings für unabdingbar, dass den angrenzenden Berufen im medizinischen System transparent ist, worum es sich bei Physiotherapie handelt.

Text: A\C, Position: 59 – 59, Code: Fremdbild PT antizipiert

„Für die andern wär es natürlich schon wesentlich wichtiger, also für Ärzte, für Pflegepersonal, das man ungefähr weiß, was man macht Ich sag mal, 'ne Person, der es gut geht, und die nicht in Behandlung ist, muss nicht unbedingt wissen, was ein Physiotherapeut alles kann oder macht."

4.3.3.1.2 Typ: „Bekannt"

Vier der berufserfahrenen Studierenden (hier wiederum der Typ: „Suchende EnthusiastIn" und eine Novizin) sind davon überzeugt, dass das Ansehen der Physiotherapie ein relativ hohes ist und stetig zunimmt. Die Bevölkerung hat durchaus einen Einblick in die Tätigkeiten einer PhysiotherapeutIn (gerade durch die von den Medien gezeichneten Bilder der Physiotherapie, die im Zusammenhang mit Sportlern dargestellt werden), dergestalt, dass sie einen sportlichen, fitten Typ verkörpern, der Erfolge in der KlientInnenbehandlung aufweist. Sie sind überzeugt, dass der hohe Standard der Physiotherapie in der Bevölkerung bekannt ist. Die Novizin erklärt, dass die Physiotherapie ein „einigermaßen gutes" Bild in der Gesellschaft von sich zeichnet, und gibt als Begründung an, dass die PhysiotherapeutInnen so „viele passive Maßnahmen" (C/L Position 165) durchführen und sich der Klient somit verwöhnen lassen kann. Sie bringt die Zunahme passiver Maßnahmen in der KlientInnenbehandlung mit der Tatsache in Verbindung, dass mit zunehmender KlientInnenautonomie auch deren Eingriff in die therapeutische Situation grösser würde – und somit im Sinne des „Wohlfühlens" vermehrt passive Maßnahmen gefordert würden.

4.3.3.2 KlientInnen

Sobald die Bevölkerung einen Kontakt zur Physiotherapie bekommt im Sinne des KlientInnenstatus, verändert sich das Bild, welches sie von der Physiotherapie haben, gravierend.

Je nach medizinischer Einrichtung empfinden die KlientInnen offenbar die therapeutischen Interventionen als sehr relevant. Die berufserfahrenen Studierenden stellen die Bedeutung primär der therapeutischen Berufe im Rehabilitationsprozess, an dem der Arzt nur bedingt beteiligt ist, heraus.

Text: D\O, Position: 25 – 25, Code: Fremdbild PT antizipiert

> *„Wenn die (KlientInnen) nach 3 Wochen dann auch gefragt wurden, was hat denn am meisten geholfen, sagen sie, na ja, die Physiotherapie. Oder die Therapeuten allgemein, nur der Arzt in der Rehaklinik hilft dem Patienten nicht primär weiter."*

Zwei weitere Befragte (Berufserfahrene und Novizin) differenzieren das antizipierte Fremdbild je nach Bildungsstand und Alter der KlientIn. Zumeist die älteren KlientInnen verbinden laut Aussagen der PhysiotherapeutInnen die Physiotherapie mit „Massagemäusen, Hupfdohlen, Turnmäusen", und gerade die jüngeren männlichen Klienten sehen in ihnen die „Quäler", die sie „fertig machen" wollen, aber auch gleichzeitig den Ansprechpartner, der „fast" auf der Ebene eines Arztes rangiert. Und für diejenigen, die es sich leisten können, bedeuten physiotherapeutische Behandlungen Luxus.

Text: B\H, Position: 27 – 27, Code: Fremdbild PT antizipiert

> *„Ich sag mal so, die 70jährige, für die ist das die Turnstunde. Der mittlere Bevölkerungsbereich, da ist es, denk ich, eher gemischt. Bei den Jüngeren ist es wieder deutlich, dass es doch für die entweder, je nach Therapeut, eher 'ne langweilige Sache ist, oder auch sehr fordernd ist, die sagen, oh Gott, so anstrengend, es hilft mir zwar viel, aber ich werd da fertig gemacht. Und dann, der mittlere Bereich sieht das für sich dann auch als 'ne Art Luxus, den sie sich da gönnen."*

Text: B\E, Position: 27 – 27, Code: Fremdbild PT antizipiert

> *„Grade, wenn man so mit jüngeren Patienten zusammen arbeitet, die sehen uns jetzt auch nicht irgendwie, ja nur als so Handlanger, sondern teilweise auch so'n bisschen auf der Ebene von Ärzten."*

Den weniger „gebildeten" KlientInnen wird zugesprochen, dass sie die TherapeutIn mehr vereinnahmen, fordernder sind und die TherapeutIn als zur Familie gehörig (C/N Position 21) empfinden, während den akademisch gebildeten KlientInnen eine größere Distanz und Reflexionsfähigkeit im Hinblick auf die Physiotherapie zugesprochen wird. Hier spiegeln die Studierenden wieder, wie sie selbst gerne gesehen werden möchten bzw. welchen KlientInnentypus sie vermehrt behandeln möchten, nämlich den reflektierten, interessierten Akademiker, mit dem sie sich auch besser auseinandersetzen können. Nicht das Behandlungsergebnis, sondern die interaktionelle Seite der TherapeutIn-KlientIn-Interaktion, in der sie sich selbst mit ihren Potentialen verstanden fühlen möchte, wird vordergründig. Die KlientIn weiß nicht nur die Leistung zu würdigen, sondern auch das entsprechende Selbstwertgefühl der TherapeutIn mit einzubeziehen.

Text: C\N, Position: 23 – 23, Code: Fremdbild PT antizipiert

> *„Und wenn man dann vielleicht wieder 'nen Patienten mit höherem Bildungsniveau hat, der geht schon wieder anders mit einem um. Während halt immer so viele Patienten aus dem etwas niedrigeren Bildungsstand, die vereinnahmen einen eher so. "Bring mich auf die Beine", egal wie, Hauptsache, ich kann hinterher wieder laufen, alles andere ist mir egal-, und reflektieren sich selber halt auch wenig, während ich immer das Gefühl hab, dass ein höherer Bildungsstand schon auch wieder sich selber mehr reflektiert."*

Wie eingangs erwähnt ist der allgemeine Tenor unter den Studierenden, dass sobald sich die KlientInnen in der Behandlung befinden, sie ein differenziertes Bild von dem Beruf entwickeln, was u. a. dazu führt, dass sie sich bei Problemen zum Teil direkt mit den TherapeutInnen in Verbindung setzen, auch ohne Verordnung des Arztes, denn die KlientInnen haben offensichtlich bereits *„sehr viel mehr geschnallt, was PhysiotherapeutInnen tun, als diejenigen, die es verordnen."* (Text: E\T, Position:41 – 44, Code: Fremdbild PT antizipiert)

Insbesondere für KlientInnen mit orthopädischen Beeinträchtigungen scheint festzustehen, an wen sie sich wenden können: an die „taffen, sportlichen" PhysiotherapeutInnen, die in der Hierarchie einen relativ hohen Stellenwert einnehmen und unmittelbare Hilfe bieten können.

Text: E\S, Position: 22 – 27, Code: Fremdbild PT antizipiert

> *„Das klassische Bild, sportlich, taff, wenn ich irgendwo was an der Schulter oder am Knie hab, dann frag ich mal da nach und dann krieg ich sofort die passende Antwort."*

Zusammenfassend lautet die Einschätzung der Studierenden, dass ihr Berufsbild in der Bevölkerung nur rudimentär – wenn überhaupt – transparent und bekannt ist und wiederum erst durch einen direkten Kontakt ein Einblick in die Fähigkeiten von PhysiotherapeutInnen gewonnen werden kann. Die Studierenden differenzieren bereits in fachbereichsabhängige Reputationen, wie sich auch in der nachfolgenden Einschätzung aus der Sicht der Ärzte fortsetzen bzw. bestätigen lässt. Das vorherrschende Bild ist ihrer Meinung nach abhängig vom Alter und Bildungsstand der KlientInnen, je höher der Bildungsstand, umso mehr Würdigung erfahren die TherapeutInnen.

4.3.3.3 ÄrztInnen

Wie bereits aus dem Vorgenannten und anderen Kapiteln ersichtlich wird, ist das Thema „Arzt" und die damit verbundene Nähe zur Medizin eines der zentralen Themen in der Physiotherapie. Bei der Beschreibung des Bildes, welches die ÄrztInnen von der Physiotherapie haben, stoßen die Studierenden immer wieder auf mangelnde Akzeptanz, hierarchische Strukturen und ungleiche Verteilung von Macht innerhalb des Systems. Da durchweg alle Studierenden diese Probleme ansprechen und ein relativ negatives Bild ihres eigenen Berufes durch die Brille der Mediziner abbilden, entfällt ebenfalls an dieser Stelle eine Typenbildung. Nach Meinung der Studierenden haben die MedizinerInnen nicht nur ein „queres", sondern auch falsches und veraltetes Bild von der Physiotherapie. Als Begründung wird die konservative Ausbildung der ÄrztInnen gesehen, die während ihres Studiums keine Vorlesungen zu physiotherapeutischen Behandlungsmöglichkeiten besuchen (bis auf wenige Ausnahmen, beispielsweise den medizinischen Reformstudiengängen; Anmerkung der Verfasserin). Es scheint, als hätte die von den Studierenden empfundene Entwicklung ihres Berufes keinen Eingang gefunden in das Verständnis von Physiotherapie (gerade im Bereich der Orthopädie). Eine der Studierenden verdeutlicht dieses anhand der Tatsache, dass sie seit einigen Jahren zwar mit zwei Orthopäden in einer Praxis arbeitet, sie sich aber fragt, ob überhaupt bekannt ist, was sie eigentlich an Behandlungen appliziert. Die Orthopäden wissen zwar, dass sie physiotherapeutisch behandelt, aber was sich dahinter verbirgt, entzieht sich offenkundig ihrer Kenntnis. Diese Studierende berichtet, dass die beiden Ärzte sie jetzt nicht mehr so sehr bedrängen, „richtige" Krankengymnastik, verstanden als Muskeltraining, Spannungsübungen, Einsatz von Stab und Keule, durchzuführen.

Dem Zitat der Berufserfahrenen wird ein Zitat einer Novizin gegenübergestellt. Während die Berufserfahrenen die Unkenntnis der MedizinerInnen und dafür Erklärungen suchen, so greifen die NovizInnen in diesem Zusammenhang das Hierarchieproblem auf und stellen kämpferisch die Frage, wie viel Sinn es macht, jemanden „Physiotherapie" verordnen zu lassen, der augenscheinlich keinen Einblick in die Physiotherapie hat. Auffällig häufig werden diese Äußerungen von den Studierenden des Studienganges: „Ausland" getätigt:

- **Berufserfahrene:**

Text: E\T, Position: 39 – 39, Code: Fremdbild PT antizipiert

> *„Also mit den Ärzten, leider Gottes ist ja sehr erschütterlich, ja, weil ich meine, da bin ich ja nicht die Einzige, die dieses Problem hat, Ich fürchte, es liegt an der sehr, sehr konservativen Ausbildung, die die Ärzte so im Hintergrund haben, also ich hab wirklich das Gefühl, dass die Ärzte den Beruf des Physiotherapeuten so sehen, wie er vor 50 Jahren gewesen ist."*

- **NovizIn:**

Text: B\H, Position: 29 – 29, Code: Fremdbild PT antizipiert

> *„Das ist häufig das Problem, dass die Ärzte eigentlich gar nicht informiert sind über die Möglichkeiten, die man in der Physiotherapie eigentlich hat, und meinen aber trotzdem, alles selbständig verschreiben zu können."*

Beide Zitate sind in ihrer Aussage für die interviewten TherapeutInnen als typisch anzusehen. Eine weitere Verallgemeinerung lässt sich herausarbeiten: Bild und Verständnis für den Beruf hängen von zwei wesentlichen Faktoren ab:

1. von der Institution und
2. vom Fachbereich

Diese beiden Faktoren spiegeln die wesentlichen Einflussgrößen bei der Auswertung des antizipierten Fremdbildes wider und sollen im Folgenden kurz skizziert werden.

4.3.3.3.1 Institutionsabhängiges Bild

Das Bild, das die Ärzte von der Physiotherapie laut Aussage der Studierenden haben, ist deutlich differenzierter, wenn sie in Kliniken und nicht in Praxen tätig sind. Je differenzierter das Bild, umso größeres Ansehen ergibt sich offenbar für die Berufsgruppe.

Text: D\P, Position: 24 – 24, Code: Fremdbild PT antizipiert

> *„In der Klinik hat man komischerweise ein sehr viel höheres Ansehen von Ärzten, als in der Praxis."*

4.3.3.3.2 Fachbereichabhängiges Bild

Das differenzierteste Bild haben laut Aussagen der Studierenden die in der Neurologie oder in der Pädiatrie tätigen ÄrztInnen. Insbesondere berichten das diejenigen TherapeutInnen, die langjährige Erfahrung in diesen Fachbereichen gesammelt haben, aber auch die NovizInnen, die in ihren Praxiseinsätzen in der Neurologie gearbeitet haben. Gerade die in neurologischen Kliniken tätigen MedizinerInnen sehen die TherapeutInnen als annähernd gleichwertige Partner im therapeutischen Prozess.

Dieses korreliert mit den Aussagen zum Selbstbild der PhysiotherapeutInnen. Dort haben die Studierenden bereits betont, dass sich diese beiden Fachbereiche und die dort arbeitenden PhysiotherapeutInnen durch bestimmte Besonderheiten ausweisen, wie beispielsweise interdisziplinäres Arbeiten, Teamfähigkeit, intensive Auseinandersetzung mit den KlientInnen. In den übrigen medizinischen Fachbereichen haben nach Einschätzung der Studierenden die Mediziner sehr wenig Einblicke in die Tätigkeit der TherapeutInnen und erachten auch den Stellenwert der physiotherapeutischen Behandlungen als gering, eine der Studierenden gibt an, dass die Physiotherapie manches Mal als Notlösung hinzugezogen werden kann, da sie ja nichts schadet.

Text: D\Q, Position: 27 – 27, Code: Fremdbild PT antizipiert

> *„Der Physiotherapeut, na gut, er kann nicht groß schaden. Also in der Pädiatrie ist es vielleicht noch ganz anders, ich hab die Zusammenarbeit mit den Pädiatern, grad eben im Bereich Körperbehinderte, eigentlich schon als anders empfunden als mit andern Ärzten."*

Text: B\E, Position: 27 – 27, Code: Fremdbild PT antizipiert

> *„Mit den Ärzten, da hab ich halt leider schlechtere Erfahrungen gemacht. Weil es hieß halt immer so, naja, was wollt ihr denn, was wisst ihr denn schon vom Patienten, wobei ich wiederum der Neurologie, und da war's auch wirklich Teambesprechung"*

Fasst man die Aussagen zusammen, so schätzen die Studierenden ein, dass der größte Teil der ÄrztInnen aufgrund der konservativen Ausbildung nicht nur keinen Einblick in den Beruf der PhysiotherapeutIn hat, sondern auch die Entwicklung der Physiotherapie für sie nicht nachvollziehbar ist. So kommt es dazu, dass u. a. die Verordnungen wenig mit der physiotherapeutischen Alltagsrealität zu tun haben.

Text: A\C, Position: 55 – 56, Code: Rolle PT/Med.System\Arzt

> *„Ja bei Ärzten ist es auch auffällig, dass die Verordnungen zum Beispiel halt nicht auf der Grundlage von „Bobath" sondern von „Boberg" ausgestellt sind, da merkt man halt schon ein bisschen die Unwissenheit."*

Untermauert wird diese Anmerkung zusätzlich von einer Physiotherapeutin, die von einem gemeinsam mit Neurologen ausgerichteten Kongress berichtet, auf dem sich die Ärzte selber dazu aufgerufen gefühlt haben, vermehrt Einblicke in die Behandlungsmöglichkeiten der PhysiotherapeutInnen zu bekommen und als eine gute Möglichkeit zum interdisziplinären Austausch die Organisation „professionsübergreifender" Veranstaltungen gesehen werden könnte.

Text: B\H, Position: 143 – 143, Code: Rolle PT/Med.System\Arzt

> *„Wir haben da mal ein ganz interessantes Treffen hier gehabt. Mit Ärzten und Physiotherapeuten zusammen, das waren Neurologen, und genau diesen Aspekt haben sie dann auch genannt, dass die Ärzte auch mehr dazu aufgerufen werden sollten, da sich weiterzubilden."*

Aus den Ausführungen ist deutlich ersichtlich, dass die PhysiotherapeutInnen sehr intensive Anstrengungen unternehmen müssen, um das in ihren Augen nur rudimentär existierende Bild von Physiotherapie in der Ärzteschaft und in der Bevölkerung zu vervollständigen. Wenn man jetzt jedoch das gezeichnete, sehr kritische und teilweise negative Selbstbild und die Schwierigkeiten bei der Eigendefinition mit diesem Vorhaben in Bezug setzt, dann schließt sich die Frage an, wie die Studierenden dieses Bild in eine positive Richtung hin verändern möchten bzw. welche Rolle sie sich selbst in diesem Prozess zuschreiben (siehe hierzu im Kapitel 4.3.8 „Die Rolle der einzelnen PhysiotherapeutIn im Professionalisierungsprozess").

4.3.4 Relevante Themen im Professionalisierungsprozess

Nachdem im ersten Teil des dritten Stranges zum separat aufgegriffenen Thema Professionalität/Professionalisierung die Definition von Physiotherapie, das Selbst- und antizipierte Fremdbild als mögliche Parameter einer physiotherapeutischen

Identität im Kontext von Professionalität ausgewertet und dargestellt wurden, so interessiert an dieser Stelle die Einschätzung der Studierenden hinsichtlich der Fragestellung: Welche Punkte/Themen sind für sie im „Professionalisierungsprozess" und im Bedeutungskontext „Professionalität" relevant bzw. woran machen sie Professionalisierung und Professionalität fest? Nicht nur gemeinsam mit dem ersten Teil des dritten Stranges, sondern auch aufgrund der Aussagen aus dem ersten und zweiten Strang soll dann zusammengefasst werden, wie professionell sie ihren eigenen Berufsstand skizziert haben.

Relevante Themen

Die PhysiotherapeutInnen machen Professionalisierung und die Professionalität an deutlich merkmalsorientierten Parametern fest. Immer wieder greifen sie die Dimensionen „Hierarchie", „Macht", „Handlungsautonomie", „Berufsständische Vertretung", und im Zusammenhang mit „Wissen" die Bedeutung des „Fort- und Weiterbildungsverhaltens" auf. Die damit in Verbindung stehenden weiteren Ausführungen zu Verantwortungsübernahme, Selbstbewusstsein und Abgrenzung sind bereits sehr eng mit ihrer möglichen neuen Rolle verwoben. Die bereits in allen Strängen der Auswertung entweder direkt oder indirekt angesprochenen Dimensionen wie die der Geschlechtsspezifik sowie des fehlenden Berufsethos kehren auch an dieser Stelle wieder. Überaus selten greifen sie Professionalität im Hinblick auf den Umgang mit der KlientIn in der konkreten Handlungssituation und die damit im Zusammenhang stehende Reflexion auf. Es scheint in der gesamten Darstellung und Reflexion ihres eigentlich praktisch verorteten Berufes die praktische Tätigkeit selten Gegenstand ihrer professionellen Betrachtung zu sein – KlientInnenorientierung als solche oder Verbesserung der therapeutischen Interaktion werden zunächst als nicht relevant oder sekundär relevant für die Professionalisierung bzw. die professionelle Entwicklung gesehen. Vor allen Dingen die Akademisierung und die damit verbundenen neuen Möglichkeiten wie Forschung, Lehre und Leitung spielen im Sinne einer Statusanpassung an die ärztliche Profession eine überragende Rolle. Im Folgenden werden die von den Studierenden aufgegriffenen Themen in der Reihenfolge der Brisanz einzeln dargestellt und wenn möglich einer entsprechenden Typisierung zugeführt.

4.3.4.1 Hierachie und Macht

„Hierarchie" und die damit verbundene Machtverteilung im medizinischen System beschäftigt die PhysiotherapeutInnen als Thema prioritär. Diese Thematik ist bereits in der Darstellung des antizipierten Fremdbildes und des beruflichen Selbstbildes angeklungen; sie ist außerdem eng verwoben mit der Betrachtung von „Professionalisierung" – Überschneidungen der drei Bereiche lassen sich an dieser Stelle nicht vermeiden.

Die PhysiotherapeutInnen verorten sich selber in der Hierarchie des medizinischen Systems – je nach beruflicher Erfahrung und Typus etwas unterschiedlich. Auffällig ist jedoch, dass die hierarchische Struktur fast ausschließlich mit dem Zuschnitt auf den Stand der MedizinerInnen vorgenommen wird und nur hin und wieder auch die

Abgrenzung zur Ergotherapie und Pflege vorkommen. Insbesondere wird diese Thematik durch die NovizInnen und diejenigen Studierenden, deren Studiengang sehr eng an die Medizin angelehnt ist, aufgegriffen (9 von 10 NovizInnen und 6 von 12 Berufserfahrenen) Im Zusammenhang mit der Dimension „Hierarchie" kristallisieren sich die folgenden Themen heraus:

- Feststellen und Betonen der strukturellen Hierarchie in Krankenhäusern,
- Auswirkungen der Hierarchie auf die eigene Einstellung/das eigene Verhalten
- Konkurrenz Physiotherapeut – Arzt
- Resignation,
- Akademisierung und Verwissenschaftlichung als Abhilfe und Kompensation in Bezug auf die hierarchische Kluft sowie
- Ausnahme: gute Erfahrung

4.3.4.2 Feststellen und Betonen der strukturellen Hierachie in Krankenhäusern

Die NovizInnen berichten, dass sich PhysiotherapeutInnen gerade als SchülerInnen nicht nur selbst mit einer geringeren Bedeutung im medizinischen System identifizieren, sondern sie darüber hinaus auch räumlich getrennt von anderem Personal – zumeist im Keller der Krankenhäuser – ihre Räumlichkeiten zur Ausübung ihres Berufes vorfinden. Verbunden mit dieser räumlichen Zuordnung verbinden sie das Gefühl, in der Behandlung ihrer KlientInnen die „letzten Rechte zugesprochen" zu bekommen, da unabhängig von der couleur des medizinischen Personals die SchülerInnen der Physiotherapie immer „hinten an stehen müssen", und sie sich nicht wirklich ernst genommen fühlen. Sie empfinden eine große Unzufriedenheit mit der alltagspraktischen Realität, da sie sich durch die ÄrztIn, der immer Vorrang im Kontakt mit der KlientIn zugesprochen wird, in ihren Behandlungen unterbrochen fühlen.

Text: A\D, Gewicht: 100, Position: 113 – 113, Code: Rolle PT/Med. System\Arzt

> „Also die Ärzte kommen, gehen immer vor, die müssen auch gar nicht fragen, ob sie rein dürfen." (Novizin)

Die strukturelle Hierarchie führt in einigen Fällen zur Entwicklung einer selbstzugeschriebenen, minderwertigen Einordnung, in anderen Fällen jedoch zur Ausprägung eines intensiven Konkurrenzverhaltens mit der ÄrztIn (siehe hierzu auch Kapitel 4.3.4.3.1). Eine Auffälligkeit soll an dieser Stelle erwähnt werden: Besonders die NovizInnen des Studienmodells: „Ausland" heben vermehrt die Unterschiede zur Ärzteschaft über die entsprechenden Statussymbole wie beispielsweise „weisser Kittel" und „Stethoskop" hervor, deren Erlangung sie auch für sich selbst als erstrebenswert erachten. Sie führen wiederkehrend den Vergleich zum Ausland an, wo die PhysiotherapeutInnen ebenfalls diese Statussymbole tragen dürfen und als Ersatz für den Arzt in dessen Abwesenheit fungieren.

Text: B\E, Position: 169 – 169, Code: Rolle PT/Med.System\Arzt

"Zum Beispiel grade auch in Irland oder England (haben) Physiotherapeuten ja 'ne weitaus kompetentere Stellung, als hier in Deutschland. Also, die dürfen ja eben diese Diagnosen stellen, die haben ja ein Stethoskop umhängen und machen da auch sehr viel und sind im Prinzip, wenn der Arzt nicht da ist, die erste Ansprechperson, das wär ja bei uns in Deutschland undenkbar." (Novizin)

Die berufserfahrenen PhysiotherapeutInnen bestätigen diese Aussagen der NovizInnen und verweisen insbesondere auf die ausgeprägte Hierarchie an Universitätskliniken. Ein allgemeiner Tenor ist, dass man sich als „kleiner Physiotherapeut unter den großen Ärzten" bewegt.

Text: D\R, Position: 33 – 33, Code: Rolle PT/Med.System\Arzt

"Ich hab an der Uni gelernt, das ist immer noch was ganz anderes, also da gibt es, um Gottes Willen, Chefarzt vor allen und dann laufen alle, aber den gleichen Weg hinterher." (Berufserfahrene)

Sie betonen insbesondere die empfundene Abgrenzung zwischen AkademikerInnen und Nicht-AkademikerInnen in Abhängigkeit von der Institution, auch hier wird wieder die Ausnahme neurologischer Kliniken hervorgehoben. Allerdings unterstreichen sie, dass sie der Physiotherapie in der „therapeutischen Rangfolge" eine besondere Relevanz im Vergleich zu anderen Berufen zusprechen.

Text: E\S, Position: 28 – 28, Code: Rolle PT/Med.System\Arzt

"Dass eigentlich innerhalb des Teams 'ne deutliche Hierarchisierung da war, da kam zuerst der Arzt, dann die Psychologie, also die Akademiker vorne weg, dann die Physiotherapie und dann die andern. Auch was funktioneller Status bei den Besprechungen oder so anging wurde doch eher auf das gehört, was die Physiotherapie gesagt hat, falls es sich mal widersprochen hat zu dem, was die Ergotherapie gesagt hat." (Berufserfahrene)

4.3.4.3 Auswirkungen der Hierachie auf Einstellung und Verhalten

4.3.4.3.1 Konkurrenz PhysiotherapeutIn – ÄrztIn

Die Hierarchie im medizinischen System führt gerade bei den NovizInnen zu unterschiedlichen Reaktionen und Erklärungsversuchen, warum dieses Missverhältnis zwischen MedizinerInnen und PhysiotherapeutInnen existiert und zum Teil von ärztlicher Seite auch aufrechterhalten werden muss. Einige der NovizInnen sind davon überzeugt, dass die Ärzte aus Angst vor der zunehmenden Kompetenz der PhysiotherapeutInnen, die sie durch Studium und Fortbildung erlangen, das hierarchische Gefälle erst recht aufrechterhalten müssen. Erklärungen sind beispielsweise, dass die TherapeutInnen den MedizinerInnen den Rang ablaufen und eine weitaus größere Allroundkompetenz aufweisen könnten, denn sie sehen sich in der Lage, nahezu jede KlientIn adäquat behandeln zu können – unabhängig vom Fachbereich. Zum Teil unterstreichen sie ihre Äußerungen durch einen deutlichen Abwehrmechanismus, der mittels eines kämpferisch, aggressiven Erzählstils betont wird. Ein Novize spricht davon, dass er sich „nach oben bringen muss", wenn die Ärzte unsicher gegenüber den TherapeutInnen sind, um ihnen eindeutig zu definieren, was die Physiotherapie zu bieten hat und über welche Kompetenzen und Fähigkeiten PhysiotherapeutInnen verfügen.

Text: A\C, Position: 29 – 30, Code: Rolle PT/Med.System\Arzt)

> *„Das jetzt Ärzte, oder die verordnenden Personen für die Krankengymnastik, wenn man denkt, dass die sich unsicher sind, dann muss ich natürlich versuchen, mich irgendwie nach oben zu bringen und auch denen das klar zu definieren."*

Nachfolgend sind zwei Zitate von NovizInnen aufgegriffen worden, die die Problematik der Selbstüberschätzung der TherapeutInnen transparent macht und das Abgrenzungsverhalten und Geltungsbewusstsein unterstreicht.

Text: B\E, Position: 31 – 31, Code: Rolle PT/Med.System\Arzt

> *„Manchmal hab ich auch so'n bisschen das Gefühl, die haben mehr Angst, dass wir irgendwie denen vielleicht den Rang ablaufen könnten, grade, wenn sie dann noch so hören, naja, vielleicht Studium, dann gewisse Fortbildungen und dann doch ein bisschen engagiert, dann merkt man schon so manchmal so, naja, ich glaube, ich muss der mal zeigen, dass ich hier der Arzt bin. Das heißt, die haben oft so dieses Denken, ich bin Gott in weiß, und das find ich ziemlich schade.*

Text: C\L, Position: 149 – 149, Code: Rolle PT/Med.System\Arzt

> *„Der Hauptgrund ist, warum Ärzte mit uns nicht reden, dass sie eigentlich doch sehr neidisch darauf sind, auf das weit gefächerte Wissen, was wir haben. Wir können nun mal nicht sagen, das ist ein neurologischer Patient, dann schicken wir ihn zum Neurologen, wir müssen auch behandeln können, obwohl wir vielleicht eher orthopädisch oder so spezialisiert sind. Und ich denk mal, dass wir da sogar kompetenter sind als Ärzte, allein, wie Physiotherapeuten befunden können, ohne dafür ein Gerät zu brauchen, dahin gehend müssten allein schon mehr Entscheidungskompetenz uns zustehen, weil, ich denke, dass das Physiotherapeuten besser können, weil sie aber letzten Endes auch 20 Minuten Zeit für den Patienten haben als ein Kassenarzt Terminzeit hat, das muss man auch sehen."*

4.3.4.3.2 Resignation

Bei fast der Hälfte aller Studierenden löst die hierarchische Struktur im Gegensatz zu dem eher kämpferischen Typ eine relative Resigniertheit aus. Sie fühlen sich als „kleine Nummer", es wird auf sie „herabgeschaut" und sie fühlen sich als Fachpersonal nicht wahrgenommen. Gemäß ihrer eigenen Wahrnehmung glauben die ÄrztInnen, sie seien nicht genügend gebildet und das vorhandene Wissen rekrutiere sich nur aus nicht bewiesenem Erfahrungswissen, welches gegenüber wissenschaftlichem Wissen auch an dieser Stelle eine deutliche Abwertung erfährt. Auch hier spielt Wissen wieder die entscheidende Rolle – der Arzt wird in seiner „Wissensallmacht" wahrgenommen.

Text: B\F, Position: 16 – 20, Code: Rolle PT/Med.System\Arzt

> *„Ich glaub, dass die Physiotherapie oft, sehr oft, unterschätzt wird. Ich hab immer das Gefühl, es wird auf mich runtergeguckt. In Deutschland ist es ja eigentlich so, dass die Ärzte uns gar nicht richtig ernst nehmen, weil wir immer nur auf dieser Stufe bleiben, was wir erfahren, was wir beobachten, und uns gar nicht richtig beweisen. Ich denke, dass wir da gar nicht anerkannt sind und in unserer Ausbildung das auch gar nicht so richtig mitbekommen, also wie man sich selbst beweisen könnte oder wie man seine Therapie beweisen könnte."*

Das Zitat verweist bereits auf die Hoffnung, mittels der akademischen Ausbildung und der erwünschten, damit einhergehenden Verwissenschaftlichung den Anspruch auf Einflussnahme und egalitäre Kommunikation zu legitimieren.

4.3.4.3.3 Akademisierung und Verwissenschaftlichung als Abhilfe und Kompensation in Bezug auf die hierachische Kluft

Die Studierenden (sowohl NovizInnen als auch Berufserfahrenen) sprechen im Hinblick auf die Hierarchisierung die Bedeutung des Studiums zur Behebung der Dilemmasituation der eigenen Verortung im medizinischen System aus. Sie empfinden die Hierarchie als störend und halten die Angleichung an den Stand der MedizinerInnen nicht nur für sinnvoll, sondern auch realistisch. Ihr Bestreben ist es, auf einer Augenhöhe zu kommunizieren und beweisen zu können, dass auch sie in der Lage sind, u. a. selbständige Entscheidungen zu fällen und Forschungsvorhaben ohne einen Arzt durchführen zu können. (siehe auch das Kapitel 4.2.1 „Studienmotivation und Erwartungen an das Studium" und Kapitel 4.3.5 „Professionalisierung und Handlungsautonomie").

Text: D\Q, Position: 89 – 89, Code: Rolle PT/Med.System\Arzt

> *„Ein wichtiger Grund ist, dass ich schon glaube, dass sich in der Physiotherapie unbedingt was ändern muss, von dieser Diskrepanz zwischen Arzt und Physiotherapeut, und das wird man nur machen können, wenn man als Physiotherapeut eben 'nen entsprechenden Hochschulabschluss hat, dann wird man vielleicht sich langsam was erarbeiten können, dass das in etwa auf den gleichen Level kommt."* (Berufserfahrene)

Text: B\F, Position: 181 – 181, Code: Rolle PT/Med.System\Arzt

> *„Also ich denk, das Studium ist unheimlich wichtig. Wir müssen einen ganz tollen Stand, oder müssen einen guten Stand gegenüber den Ärzten haben, um auch wirklich ne Kommunikationsebene zu haben, damit die uns wahrnehmen, dass wir auch Akademiker sind, dass wir auch was, dass unser Wissen, wir sind*

keine Gymnastiklehrer, wir sind Physiotherapeuten und wir haben unsere Berechtigung, unser Stand hat seine Berechtigung." (NovizIn)

4.3.4.3.4 „Die Ausnahmefälle"

Einige (wenige) der berufserfahrenen PhysiotherapeutInnen (wiederum Typ: „Suchende EnthusiastIn") wissen zwar um die empfundene hierarchische Problematik, haben jedoch selber wenige dieser Negativerfahrungen innerhalb des Systems gemacht. Sie schlagen u. a. zur Lösung des Problems vor, gemeinsame Kongresse mit den Medizinern zu veranstalten, um die Kluft zu verringern und um Transparenz auf diesem Wege herzustellen. Sie sehen allerdings ganz klar, dass gemeinsame Kongresse nur dann einen Sinn und Effekt haben, wenn die PhysiotherapeutInnen auch wirklich Ergebnisse einzubringen haben.

Diese Studierenden heben ihre empfundene Handlungsautonomie (siehe hierzu auch das Kapitel 4.3.5 „Professionalisierung und Handlungsautonomie") hervor, indem sie erklären, größtenteils „Blanco" Rezepte ausgestellt bekommen zu haben, um eigenverantwortlich die therapeutischen Interventionen zuordnen zu können. Dieses bescheinigt das entgegengebrachte Vertrauen und die symbolische Bedeutung, auf diesem Gebiet als SpezialistInnen wahrgenommen zu werden. Sie betrachten die medizinischen Leistungen im Sinne der KlientIn und halten es für unabdingbar, dass sich die unterschiedlichen Wissensbestände zum Wohle der KlientIn ergänzen, und nicht hierarchisch-systemgebundene Strukturen dieses verhindern.

Text: E\U, Position: 27 – 27, Code: Rolle PT/Med.System\Arzt

„Wenn wir Kontakte mit Ärzten hatten, haben wir ganz selten in irgend'ner Weise negativ kommuniziert, weil wir mit den Ärzten der nahe liegenden Kliniken sowieso 'nen regen Austausch hatten und, also zum Teil Blanco-Rezepte bekommen haben. Wo dann klar war, Sie sind die Fachleute, tragen Sie ein, was Sie für richtig halten, und, wo ja schon ein enormer Vertrauensvorschuss gegeben ist"

Aus den vorgenannten Ausführungen zur Hierarchie lassen sich insgesamt drei Typen ableiten, die teilweise auch fachhochschulische Einflussfaktoren zeigen:

der aggressiv-kämpferische Typ, der davon ausgeht, dass er in bestimmten Bereichen mehr kann als die MedizinerInnen und ihnen beweisen möchte, was er kann und ein Anrecht auf ähnliche Statussymbole geltend macht. Mit der Einführung der Studiengänge ergibt sich für ihn die logische Konsequenz, Anspruch auf eine ähnliche Stufe in der Hierarchie zu erwirken sowie das Recht auf eine bessere Vergütung zu verknüpfen. Auffällig häufig sind das Studierende der Studiengänge: „Ausland" (NovizInnen) und „Vertiefung" (also Studiengängen, die einen ausgeprägten Medizinbezug haben), sowie einigen Studierenden des „grundständigen" Studienganges (NovizInnen).

der resignierte Typ, der unter der vermeintlichen Minderwertigkeit leidet und die Situation, so wie sich darstellt, sehr bedauert. Dieses sind grundsätzlich vermehrt NovizInnen und Studierende der ergänzenden Studiengänge

der lösungsorientierte Typ, der durch Transparenz des eigenen Handelns eine Verringerung der Hierarchisierung für möglich und nötig erachtet. Hier finden sich primär die langjährig Berufserfahrenen (über achtjährige Berufserfahrung) unabhängig von der Zugehörigkeit zum Studiengang wieder.

4.3.5 Professionalisierung und Handlungsautonomie

Sehr eng mit der Hierarchisierung und Machtverteilung verbunden ist die Frage nach der Handlungsautonomie. Bereits in den vorstehenden Kapiteln ist dieses Thema immer wieder direkt oder indirekt angesprochen worden. Nachdem insgesamt 15 der 22 Studierenden entweder unter der mangelnden Akzeptanz ihrer Berufsgruppe primär durch die Ärzteschaft „leiden" oder sich zumindest verkannt fühlen, ist die Auseinandersetzung mit dem Thema der eigenen Handlungsautonomie von besonderem Interesse. Vorweg genommen sei, dass die in die Studie einbezogenen PhysiotherapeutInnen Handlungsautonomie verstehen als die Lossagung von jeglicher ärztlichen Verschreibungs- und Kontrollpflicht, so wie sie momentan per Gesetz vorgegeben ist. Das Ziel ist, als sog. „first-contact-practitioner" im medizinischen System zu agieren, d. h. die TherapeutIn ist bei Bedarf unmittelbar für die KlientIn zuständig, sie kann sie diagnostizieren und entsprechende Behandlungen – ohne Umweg über die ärztliche Verordnung (so wie es in vielen andern Ländern bereits der Fall ist) – durchführen und abrechnen.

In den Interviews hat sich ein breites Spektrum von Überlegungen für und gegen die Handlungsautonomie herausarbeiten lassen. Zunächst werden die befürwortenden Begründungsmuster dargestellt.

4.3.5.1 Begründungsmuster für Handlungsautonomie

Nur insgesamt fünf der Studierenden, drei davon Novizinnen, halten eine Handlungsautonomie der Physiotherapie für sinnvoll, unabdingbar und erstrebenswert, schätzen aber eine Loslösung von der ärztlichen Kontrolle zum jetzigen Zeitpunkt für noch nicht flächendeckend durchführbar ein. Letztlich sprechen sie primär davon, ihre eigenen kreativen Ideen hinsichtlich der Behandlungsmöglichkeiten entwickeln und durchsetzen zu wollen, kommen aber immer wieder auf das Phänomen der „Teamarbeit" zurück. Offensichtlich lässt sich Handlungsautonomie aus der Sicht der Studierenden nicht mit Interdisziplinarität verbinden. Anhand zweier Beispiele sollen Begründungsmuster **für** das autonome Handeln aufgezeigt werden, wobei ersteres Beispiel die Argumentation einer Novizin und letzteres die einer vierjährig Berufserfahrenen aufgreift. Beide begründen den Anspruch auf Handlungsautonomie primär mit ihrer eigenen, verantwortungsvollen Persönlichkeitsstruktur. Es ist interessant festzustellen, dass niemand der langjährig Berufserfahrenen die sofortige gesetzliche oder rechtliche Einführung der Autonomie für sinnvoll erachtet und auch die mittelfristig Berufserfahrenen dieses als nicht vordergründig für die Entwicklung ihres Berufes sehen.

1. Beispiel: Die Studierende argumentiert, dass ihre verantwortungsbewusste Persönlichkeitsstruktur und ihr Bestreben, ihr eigener Chef sein zu wollen sowie die Tatsache des mangelnden Einblicks der Mediziner in die physiotherapeutische Materie die Erlangung der Handlungsautonomie legitimieren (siehe auch Kapitel 4.3.3 „antizipiertes Fremdbild"). Der ihr zur Verfügung stehende zeitliche Behandlungsrahmen bzw. die Kontaktzeit mit der KlientIn übersteigt bei weitem den der ÄrztInnen und macht eine intensivere Betreuung der KlientIn möglich. Der Zeitfaktor, und hier meint die Studierende, dass sie mehr Zeit für die KlientIn hat als der Arzt, wird auch als Begründung für ganzheitlicheres Arbeiten (wobei Ganzheitlichkeit an dieser Stelle gleichgesetzt wird mit „Ganzkörperlichkeit") und psychologische Unterstützung der KlientIn gesehen. Sie geht davon aus, dass die intensivere und individuellere Auseinandersetzung mit der KlientIn und die Kenntnis der eigenen Kompetenzen autonomes Handeln voraussetzt bzw. legitimiert. Im Laufe der weiteren Ausführungen schränkt die Studierende jedoch ein, dass sie Handlungsautonomie nur für sich selber nicht aber für die gesamte Berufsgruppe als sinnvoll erachtet, da die hohe Verantwortungsübernahme, die sie als Voraussetzung für Handlungsautonomie sieht, den meisten KollegInnen „den Boden unter den Füßen wegreißen" würde. Hiermit spricht sie den KollegInnen ab, Verantwortung zu übernehmen/übernehmen zu können (siehe auch Kapitel 4.3.2 „physiotherapeutisches Selbstbild"). Sie unterstreicht allerdings deutlich, dass ihre Äußerungen nicht wertend zu verstehen sind und sie viel Verständnis für die KollegInnen hat, die sich an Vorgeschriebenem bzw. an Anweisungen/Rezeptvorschriften orientieren. Je länger ihre Ausführungen zur erklärten Handlungsautonomie jedoch sind, umso diffuser wird der Anspruch auf autonomes Handeln. Letztendlich schließt sie jedoch den Bogen, dass für sie eigentlich Teamarbeit und Transparenz im Vordergrund stehen sollten.

Text: A\A, Position: 100 – 101, Code: Professionalisieung\ Handlungsautonomie

„Ich für mich, ja, sofort, ich find's schöner, nicht anweisungsgebunden zu sein, weil wir doch mehr Zeit haben, uns Patienten anzugucken, als es beispielsweise ein Arzt kann, der ja dann aufschreibt, nach Bobath oder so behandeln. Oftmals, wissen Ärzte auch gar nicht so genau, was Physios machen. Ich denke, das wäre schon sinnvoll bedingt, dass man eben da nicht weisungsgebunden ist, weil man dann eben adäquat auf den Patienten auch reagieren kann und auch handeln kann und nicht nur die Schulter, Schulter-Arm-Syndrom behandelt, sondern sieht, ah, der hat da auch noch 'ne Schiefstellung des Beckens, und das könnte da alles her kommen, dass man eben ganzheitlich, mein Schlagwort auch immer wieder, behandeln kann. Oder wenn jemand eben Fibromyalgie hat, dass man den nicht behandelt, weil er da grad was am Zeh hat, sondern dass man auch psychologisch auf den eingehen kann, ist natürlich auch der, was ich vorhin auch schon sagte, wieder 'ne große Herausforderung, und ein ziem-

lich hoher Anspruch so, das wäre für mich toll. Auf der andern Seite denk ich, dass es für viele Physiotherapeuten auch schwierig wäre, weil die das vielleicht grade gut finden, dass sie eben diese Verantwortung nicht haben, was nicht negativ ist oder positiv wieder, ohne Wertung, für viele ist das aber vielleicht grade gut, dass sie eben weisungsgebunden sind, weil sie dann das, was sie gelernt haben, auch sehr gut, aber eben genau das anwenden können. Nur für mich wieder, es wär toll, weil ich bin sowieso lieber mein eigener Chef. Aber ich denk, für viele würde das auch so 'n Boden unter den Füßen wegreißen sein. Ich weiß nicht, ob man das einfach so gutheißen soll. Es ist schwierig. Da müsste halt auch wieder an der Transparenz zu den Ärzten gearbeitet werden, dass die auch wirklich wissen, was sie dort verschreiben und das, es gibt ja viele Praxen, die auch Rücksprache halten zu ihren Ärzten und, wo das dann hin und her geht, was meinst denn du dazu, und kennst du den Patienten, guck dir den doch mal an, was hälst' davon? Das ist toll, Transparenz dabei. Teamwork."

Die Studierende des zweiten Beispiels hält es mit Rückgriff auf den internationalen Vergleich für sehr realistisch, dass die ÄrztInnen den PhysiotherapeutInnen in Zukunft vermehrt Handlungsautonomie zugestehen (müssen), da transparent wird, dass sie unterschiedliche Bereiche „bearbeiten" bzw. sie unterschiedliche Schwerpunktsetzungen bzgl. der KlientIn aufweisen. Ähnlich wie im ersten Zitat spricht auch diese Studierende die eigene Übernahme von Verantwortung an, d. h. sie hält sich für durchaus in der Lage, Verantwortung für die KlientInnenbehandlung zu übernehmen – und zwar von der Diagnosestellung hin bis zur Durchführung therapeutischer Interventionen. In dem Maße, in dem PhysiotherapeutInnen Verantwortung übernehmen, „wälzen sie die Verantwortung nicht mehr auf den Arzt" ab und können sich nicht mehr „hinter dem Ofen verstecken". Sie reflektiert aber darüber hinaus, dass PhysiotherapeutInnen bereits jetzt über eine relative Handlungsautonomie verfügen, denn ein Rezept wird selten – aufgrund der unterstellten Unkenntnis der MedizinerInnen und des diffusen Verschreibungsverhaltens – als verbindliche Vorschrift gesehen. Mit der Übernahme vermehrter Verantwortung verknüpft sie darüber hinaus aber auch eine verbesserte Vergütung ihrer eigenen Tätigkeiten.

Text: D\R, Position: 95 – 95, Code: Professionalisierung\ Handlungsautonomie

„Das hat Vor- und Nachteile, den Vorteil, dass wir sicherlich irgendwann mal ein höheres Gehaltsniveau bekommen, dass wir sicherlich immer mehr wissenschaftlich arbeiten, wie das die Mediziner ja nun auch schon versuchen. Schwierig wird es, wir können uns nicht mehr hinterm Ofen verstecken und sagen, haha, wir geben die Verantwortung an den Arzt ab, der ist ja der, der unterschreibt und wir behandeln nur. Der Vorteil, wir können hoffentlich irgendwann auch mal gewisse eigene, selber Entscheidungen treffen, wieviel Behandlungseinheiten, wie was gemacht werden kann. Gesetzmäßig dürfen wir ja eigentlich noch gar nichts entscheiden Auf der einen Seite machen sie's heute schon, wenn man überlegt, wenn mir ein Arzt schreibt, Rückenschmerz, mach mal Krankengymnastik, muss er davon ausgehen, dass ich den Patienten diagnostizieren muss, weil Rückenschmerz ist ein relativ weiter Begriff für mich, und

mit Krankengymnastik sagt er mir auch nicht, was ich zu tun und zu lassen hab. Die wenigsten Ärzte wissen eigentlich, was wir mit dem Rezept oder was sie mit dieser Ausstellung des Rezeptes bewirken, nämlich, dass ich da freie Hand habe, im Endeffekt. Irgendwann mal über kurz oder lang muss der Arzt die Entscheidungsfreiheit abgeben, einfach durch internationalen Druck."

Zusammengefasst sehen die **Begründungsmuster für Handlungsautonomie** wie folgt aus:

- **Begründung 1:**

PhysiotherapeutInnen sollten Verantwortung übernehmen und nicht alles auf die MedizinerInnen abwälzen.

- **Begründung 2:**

PhysiotherapeutInnen haben mehr Zeit für die KlientIn und können sich individueller und intensiver um die KlientInnen bemühen als die MedizinerInnen.

- **Begründung 3:**

MedizinerInnen haben einen mangelnden Einblick in die physiotherapeutische Materie und sind somit auch nicht adäquat in der Lage, physiotherapeutische Leistungen einzuschätzen bzw. diese zu verordnen.

- **Begründung 4:**

Der Angleich an die KollegInnen der internationalen Fachgemeinschaft muss geschafft werden, denn diese besitzen zumeist als first-contact-practitioner eine hohe Autonomie.

- **Begründung 5:**

Höhere Vergütungsforderungen könnten mit der Übernahme von mehr Verantwortung einhergehen.

4.3.5.2 Begründungsmuster gegen Handlungsautonomie

Diejenigen TherapeutInnen, die zunächst in der Erlangung von Handlungsautonomie zur Weiterentwicklung des Berufes kein vorrangiges, sondern eher ein Fernziel sehen, begründen dieses auf fünf Weisen.

Begründung 1: Die Persönlichkeitsstruktur von PhysiotherapeutInnen und das Selbstverständnis, mit dem sie diesen Beruf erlernen (siehe auch Kapitel 4.3.2 „physiotherapeutisches Selbstbild") nämlich explizit unter der ärztlichen Verordnung zu arbeiten, „Handlanger" zu sein, macht die Übernahme von Eigenverantwortung schwierig.

Text: E\T, Position: 116 – 117, Code: Professionalisierung\Handlungsautonomie

„Also offensichtlich ist es ja so, dass dieses Selbstverständnis mit dem viele Physiotherapeuten werden, eher so ist, dass sie, also ich will's mal hart ausdrü-

cken, aber dass sie eigentlich Handlanger sind. Und nicht, also, keine Eigenverantwortung übernehmen müssen. Also so lange das im Hintergrund ist, und Physiotherapeuten und Physiotherapeutinnen unter diesen Voraussetzungen die Ausbildung antreten, werden sie auch sich schlecht davon lösen können, dass sie auf einmal Verantwortung für etwas übernehmen sollen." (Berufserfahrene)

Begründung 2: PhysiotherapeutInnen können gerade nach ihrer Ausbildung nicht die ärztliche Untersuchung ersetzen bzw. eine adäquate Diagnose stellen. Die Ausführungen der hier zitierten Novizin rekurrieren in ihrer Ausdrucksweise deutlich auf die reduktionistische Betrachtungsweise medizinischer Modelle, wenn sie von Lendenwirbelsäulen- und Schulter-Arm-Syndromen und nicht von KlientInnen spricht.

Text: C\M, Position: 112 – 112, Code: Professionalisierung\ Handlungsautonomie

„*Ich fühl mich nicht dazu in der Lage, da eine Diagnose stellen zu können. Von den Mitteln nicht, von meiner Ausbildung her nicht, gut, dass ich mir schon zutraue, dass, wenn da ein LWS-Syndrom (Lendenwirbelsäulensyndrom) kommt zum hundertsten mal, oder ein Schulter-Arm-Syndrom, das ich dann sage, gut, vielleicht guckt der sich noch mal die Halswirbelsäule an oder so. Aber das ich da 'ne große Diagnose stell oder so, ja, trau ich mir jetzt nicht zu, trau ich ganz vielen nicht zu, vielleicht können's manche. Aber da kommt das Wissen auch einfach nicht aus der Ausbildung, aus Fortbildungen, glaub ich.*" (Novizin)

Text: D\O Position: 108 – 108, Code: Professionalisierung\Handlungsautonomie

„*Auf der einen Seite denk ich mir, dass ich es vielen, vielen Kollegen zutraue, dass sie so pflichtbewusst, ich sag jetzt mal, untersuchen können, dass sie 'ne klare Aussage treffen können, ob das für alle so die glückliche Lösung wäre, würd ich sagen, nein. Ich weiß nicht, ob ich mit 20 die Tragweite hätte erkennen können, dass ich jetzt sage, o.k., das trau ich mir durchaus zu. Ich fand es bisher nicht unangenehm, die Möglichkeit zu haben, was weiß ich, Ärzte oder andere Berufsgruppen zu fragen oder gewisse Richtungen vorgezeigt zu bekommen und dann aber zu sagen, o.k., das ist jetzt ganz klar dein Bereich, da kannst du weiter untersuchen. Mittlerweile denk ich mir, ich sag mal, auch mit dem Studium, sind wir natürlich noch keine Ärzte, das ist nach wie vor ganz klar. Und, in manchen Bereichen sag ich ganz klar, also ich möchte da irgendwie nicht die Verantwortung für übernehmen und ich möchte eigentlich auch die klare Diagnose nicht stellen müssen.*" (Berufserfahrene)

Begründung 3: Handlungsautonomie ist letztlich deswegen nicht vordergründig, weil die PhysiotherapeutInnen bereits im Arbeitsleben autonom genug sind.

Text: E\S, Position: 246 – 246, Code: Professionalisierung\Handlungsautonomie

„*Auf der andern Seite muss ich sagen, hab ich in der Behandlung selber auch im Klinikverbund da nie irgendwelche Bevormundungen oder so was erlebt, also da hab ich mich schon autonom gefühlt in allem, was ich entschieden habe oder* konnte letztendlich machen, was ich wollte. Von daher stellt sich jetzt die Frage innerhalb der Therapie oder innerhalb 'ner Klinik nicht." (Berufserfahrene)

Begründung 4: PhysiotherapeutInnen zum jetzigen Zeitpunkt Handlungsautonomie zuzusprechen, wäre verfrüht, weil die wissenschaftliche Untermauerung physiotherapeutischen Wissens noch nicht genügend fortgeschritten ist.

Text: E\S, Position: 247 – 259, Code: Professionalisierung\ Handlungsautonomie

„Ich denke an, ja, an Empirie letztendlich, oder an EBM, einfach an Nachweise, dass wir wirklich auch belegen können, so, und wir sind wer und die Behandlung nützt aus den und den Gründen und es ist wissenschaftlich nachgewiesen. Das hängt jetzt auch zusammen, ich denk, Unabhängigkeit, wenn man jetzt einfach schreit, wir wollen unabhängig werden, ich denke, es wird ohnehin ein harter Kampf und dann muss man schon ein bisschen was im Rücken haben." (Berufserfahrene)

Text: B\E, Position: 150 – 152, Code: Professionalisierung\Handlungsautonomie

„Wir müssen jetzt quasi erst mal von diesem Turnmaus-Klischee wegkommen, wir müssen jetzt erst mal zeigen, o.k., wir werden akademisiert, zum Beispiel, wir lernen empirisch zu arbeiten, wir können begründen und belegen, was wir machen, und dann, wenn wir diesen, auch diesen Wissenspool haben, und über den Tellerrand raus gucken, dann könnt ihr uns eigentlich auch mal zugestehen, dass wir in der Lage sind, Diagnosen richtig selber zu stellen. Ich finde das ja jetzt übertrieben, zu sagen, so wir wollen jetzt von heute auf morgen diese Handlungsautonomie, es würde in die Hose gehen, knallhart, weil ich denke, dass sich auch ganz viele davon einfach überfordert fühlen würden." (Novizin)

Begründung 5: Handlungsautonomie bzw. das komplette Lossagen von den Ärzten wird insgesamt für nicht erstrebenswert erachtet, da es eine unnötige Abgrenzung der Berufe gegeneinander bedeuten würde. Die TherapeutInnen, die dieses Begründungsmuster angeben, schätzen ihre eigenen Handlungskompetenzen ein und erkennen die Limitierung ihrer Zuständigkeiten. Sie fokussieren sehr stark auf interdisziplinäre Zusammenarbeit und Ergänzung der Wissensbestände zum Wohl der KlientIn.

Text: E\U, Position: 85 – 85, Code: Professionalisierung\Handlungsautonomie

„Was ich mir gut vorstellen könnte, ist, eben da 'ne enge Zusammenarbeit zu schaffen, dass der Arzt eben, beispielsweise, wirklich wenig investiert und sagt, das können wir gleich weitergeben, und dass ich wiederum sage, an der und der Stelle ist mir das zu heikel, ich möchte gerne, dass der (Patient) noch mal 'nem Arzt vorgestellt wird, also das ist schon noch mal so 'ne, wie ein Filter ist, aber auch in Form 'ner engen Zusammenarbeit. Also ich würd mich nicht gerne völlig unabhängig machen, ich denk auch im Hinblick auf Vernetzung und integrierter Versorgung ist ein völliges Unabhängigmachen vielleicht gar nicht unbedingt anzustreben, ich denke aber trotzdem, dass der weitere Weg sich schon sehr in Richtung unabhängige Leistungen entwickeln wird aber dieses völlige

Lossagung von ärztlicher Verordnung halt ich nicht für gut oder erstrebenswert." (Berufserfahrene)

Text: A\B, Position: 156 – 156, Code: Professionalisierung\Handlungsautonomie

„Aber warum muss es diese, auf dem Papier diese Handlungsautonomie sein, wenn's 'ne Teamarbeit sein könnte. Ist zwar vielleicht was Gutes und ich kann viel tun, aber schwarze Schafe gibt's dann immer und dann gerät das Berufsbild auch wieder in die Kritik und, es wär doch eigentlich da viel besser, wenn's 'ne Handlungsautonomie in soweit wär, dass man mit mehreren Fachkräften zusammen arbeitet und zum Ziel findet und nicht jetzt alleine davor steht, sondern wirklich Arzt, was weiß ich, Logopäde, Physiotherapeut zusammen dann das Ziel entwerfen." (Novizin)

Auffällig häufig wird von den Studierenden bei ihren Begründungen auf die pauschale Einschätzung ihrer eigenen Berufsgruppe verwiesen, der sie die Übernahme von Verantwortung nicht so recht zutraut. Sie halten den überwiegenden Teil der BerufskollegInnen für nicht kompetent genug, die Verantwortung auch der Diagnosestellung übernehmen zu wollen bzw. können, da die wissenschaftliche Untermauerung physiotherapeutischen Wissens noch nicht ausreichend vorhanden ist. Das Studium bedeutet jedoch einen wesentlichen Schritt in Richtung autonomer Handlungspraxis. Das zweite große Thema, welches die Studierenden ansprechen, ist der Wunsch nach einer gelingenden interdisziplinären Zusammenarbeit. Interdisziplinarität wird verstanden als das Zusammenwirken der unterschiedlichsten medizinischen Fachbereiche zum Wohle der KlientIn, geknüpft an die Reflexionsfähigkeit der einzelnen Berufsangehörigen.

4.3.6 Professionalisierung und Fort- und Weiterbildung

Im Zusammenhang mit Professionalisierung und Professionalität und den dazugehörigen Wissenskomponenten äußern sich die PhysiotherapeutInnen zum Fort- und Weiterbildungsverhalten ihrer Berufsgruppe, die auch im Kontext von lifelong learning Aspekten betrachtet werden können.

Normalerweise gibt es zwei idealtypische Muster für die Teilnahme an Fortbildung/Weiterbildung (FB/WB). Zum einen existiert das klassische Modell der freiwilligen Teilnahme an FB/WB. Dieses beinhaltet einen Verlauf, der die freiwillige Befriedigung von Lerninteressen zum Ziel hat. Hier stehen am Anfang Lerninteressen, die sich zu konkreten Weiterbildungsabsichten entwickeln, und letztendlich zu einer Weiterbildungsteilnahme führen. Das andere Modell greift die subjektiv empfundene Weiterbildungspflicht als Reaktion auf tatsächlichen oder vermeintlichen äußeren Druck auf. Dieses bedeutet, dass der betreffende Teilnehmer glaubt, sich der Weiterbildung nicht entziehen zu können. In diesem Modell finden sich also solche Faktoren wieder, die entweder extern z. B. durch Arbeitgeber initiiert worden sind oder aber subjektiv als Pflicht empfunden werden. Ein Beispiel hierfür könnte der drohende Arbeitsplatzverlust sein.

Die beruflichen Lerninteressen kann man laut BSW VI[5] grundsätzlich in zwei große Bereiche eingliedern. Zum einen in den Bereich, der das Interesse an der Anpassung und der Erweiterung der vorhandenen Kenntnisse beinhaltet. Zum anderen in den Bereich, der das Interesse am Nachholen von Abschlüssen und Umschulungen, die sog. kompensatorische WB aufgreift. Diese kompensatorische WB soll jedoch an dieser Stelle unberücksichtigt bleiben.

1994 wurden im BSW VI (s.o.) auf die Frage nach den Motiven für die Fortbildungsteilnahme drei im Antwortverhalten vorgegebene Antworten favorisiert.

An erster Position rangiert „das Interesse an der Anpassung an neue Entwicklungen und Anforderungen im Beruf"; auf Position zwei und drei „das Vermeiden beruflicher Verschlechterungen sowie das Erreichen von beruflicher Verbesserung"[6]. Behringer gibt im SOEP (Sozio-ökonomischen Panel)[7] die folgenden Motive für Fortbildung an:

- sich ständig neuen Entwicklungen im Beruf anzupassen,
- sich weiterzuqualifizieren, um beruflich aufsteigen zu können,
- berufliche Kenntnisse, die zum Teil veraltet sind, wieder aufzufrischen und
- neue Gebiete kennen zu lernen, um beruflich nicht so festgelegt zu sein.

Wie bereits an anderer Stelle erwähnt, sind Angehörige medizinischer Berufe vermehrt in Fort- und Weiterbildungsveranstaltungen anzutreffen. Sie nehmen sehr viel stärker aus eigenem Antrieb an beruflicher WB teil als vergleichsweise die Angehörigen anderer Branchen (zum Beispiel der Metallbranche – 60% versus 20%).[8]

In der Auswertung einer 1997 und 1999 erfolgten Längsschnittstudie zum Fort- und Weiterbildungsverhalten von PhysiotherapeutInnen (Schämann 2001) hat sich in der Berufsgruppe eine sehr hohe intrinsische Motivation, an Fortbildungen teilzunehmen, dargestellt. Von den damals knapp 680 befragten TherapeutInnen hatten bereits 85% während des ersten Jahres nach Abschluss ihrer Ausbildung an einer Fortbildung teilgenommen (zum damaligen Zeitpunkt gab es noch keine Studienmöglichkeiten für

---

[5] Kuwan, H.; Gnahs, D:; Kretschmer, I.; Seidel, S.: Berichtsystem Weiterbildung 1994. Integrierter Gesamtbericht zur Weiterbildungssituation in Deutschland, hrsg. Vom Bundesministerium für Bildung, Wissenschaft, Forschung und Technologie, Bonn 1996

[6] Kuwan, H., Gnahs, D., Seidel, S. (VerfasserInnen); Berichtsystem Weiterbildung VII – Integrierter Gesamtbericht zur Weiterbildungssituation in Deutschland; Hrsg: Bundesministerium für Bildung und Forschung, Bonn 2000, 76

[7] Behringer, Friederike; Qualifikationsspezifische Unterschiede in der beruflichen Weiterbildung – das Resultat unterschiedlicher Interessen und selektiver betrieblicher Förderung. In: Sozialwissenschaften und Berufspraxis, 21 (4) 1998, 295-305

[8] vgl. Kuwan et al., 2000,

Physiotherapie in Deutschland). Es zeigte sich, dass die Teilnahme an Fortbildungsveranstaltungen während der ersten fünf Jahre nach Berufsabschluss enorm hoch war und danach kontinuierlich abgenommen hatte.

Die von den damals befragten PhysiotherapeutInnen angegebenen Motive ließen sich in fünf Kategorien unterteilen, von denen nur die ersten vier für die vorliegende Arbeit als relevant zu bezeichnen sind:

In die **erste Kategorie** wurden diejenigen Antworten gefasst, deren eindeutige Kernaussagen die Wissenserweiterung beinhalteten. Häufig vorkommende Antworten waren z. B. „Ich möchte mein Wissen erweitern, ich möchte etwas Neues lernen, Interesse an der Thematik, etc."

Die **zweite Kategorie** beinhaltete diejenigen Antworten, die explizit das Wohl der KlientIn als zentralen Punkt des Antwortverhaltens erkennen ließen. Das typische Antwortverhalten in dieser Kategorie war: „Ich möchte dem Patienten besser helfen, ihn besser therapieren können, effektiveres Arbeiten und Verbesserung der Therapie".

Die **dritte Kategorie** enthielt alle Antworten, deren Motivation eindeutig auf eine Verbesserung der Vergütung hinwiesen: „Höherbezahlung, bessere Abrechnungsmöglichkeiten nach Zertifikaterlangung".

In der **vierten Kategorie** wurden dann all jene Antworten gebündelt, die Aufstiegsabsichten bzw. -tendenzen erkennen ließen und die Konkurrenzfähigkeit in den Mittelpunkt stellten: „Leitungsfunktionen zu übernehmen; besser zu sein (therapieren zu können) als die Kollegen, um die Chancen auf dem Arbeitsmarkt zu verbessern".

Bei der kumulierten Betrachtung der ersten beiden Kategorien ließ sich dann aufzeigen, dass im Jahr 1997 85% der befragten Physiotherapeutinnen und 1999 83% die Teilnahme an Fortbildungen im Sinne einer Anpassungsfortbildung begründeten und eine hochgradige intrinsische Motivation aufwiesen.

Genauso konnten die Kategorie drei und vier kumuliert betrachtet werden, denn die Motivation ging eindeutig in Richtung Aufstiegsfortbildung. Insgesamt waren es jedoch nur 13% (1997) bzw. 16% (1999) der befragten TherapeutInnen, die beim Besuch der Fortbildungen einen beruflichen Aufstieg oder eine bessere Vergütung vor Augen haben.

Während die 1997 und 1999 befragten PhysiotherapeutInnen eine positive Einstellung gegenüber Fortbildungen hatten (sie nahmen zum Zeitpunkt der Befragung an einer Fortbildung teil), äußern sich die hier befragten Studierenden sehr kritisch zur Situation auf dem physiotherapeutischen Fort- und Weiterbildungsmarkt.

4.3.6.1 Einschätzung der Studierenden zum Fort- und Weiterbildungsverhalten

Bevor im folgenden die Einschätzungen der Studierenden hinsichtlich des bestehenden physiotherapeutischen Habitus, an vielen Fort- und Weiterbildungen teilzunehmen dargestellt werden, verdeutlicht ein Zitat exemplarisch, wie die Fort- und

Weiterbildungskarrieren von PhysiotherapeutInnen aussehen können. Die Studierende, die über fünf Jahre Berufserfahrung verfügt, berichtet von ihrem Werdegang, der als relativ typisch für PhysiotherapeutInnen gesehen werden kann. Sie hat sich zunächst im Fachbereich der Neurologie spezialisiert und an entsprechenden Fort- und Weiterbildungen teilgenommen. Nach einer gewissen Zeit sucht sie jedoch nach weiteren Ergänzungen und Erweiterungen ihres Wissens. Der Abbruch einer zunächst begonnenen Fortbildung wird sowohl mit der inhaltlichen als auch der personellen Seite begründet. Die Inhalte der Fortbildung waren auf der einen Seite bereits Bestandteil der Ausbildung gewesen – also ergibt sich kein Zugewinn an Wissen, auf der anderen Seite ist die Persönlichkeit des Fortbildungsleiters/Instruktors abschreckend. Die PhysiotherapeutIn beschreibt ihn als jemanden, der ein „Papst-Denken" an den Tag legt (dieser Ausspruch erinnert an den Vergleich von „Physiotherapie" mit der „katholischen Kirche" im Kapitel 4.3.2 „Physiotherapeutisches Selbstbild"). Er ist intolerant anderen therapeutischen Denkrichtungen gegenüber und stellt sein Wissen als Alleingültiges dar. (Eine weitere Studierende spricht in einem ähnlichen Zusammenhang von „Gurutum"). Sie begründet die Fortbildungsteilnahme mit ihrem eigenen Wissensdurst und der Weiterentwicklung ihrer therapeutischen Kompetenz. Sie stellt heraus, dass Informationen zur Qualität einer Fortbildung nur in Form der Mund zu Mund Überlieferung existieren, d. h. bei guten Erfahrungen werden die entsprechenden Fortbildungen von KollegInnen weiter empfohlen.

Text: E\S, Position: 124 – 130, Code: Professionalisierung \ Fortbildung \ Fortbildungsverhalten

„Ich hab mich spezialisiert in erster Linie in neurologischer Richtung, hab da einige Fortbildungen gemacht. Das fing an mit 'nem Schädel-Hirn-Trauma-Kurs, ein Ataxie-Kurs, ein normaler Bewegungskurs, ein Bobath-Kurs, dann hab ich gedacht, mir fehlt ein bisschen was, die orthopädische Richtung, was mit Rücken und Gelenken zu tun hat und hab dann auch Manuelle angefangen. Und dann hatt ich glaub ich mal 'ne FBL-Fortbildung gemacht, aber die dann schnell wieder über 'n Haufen gekippt.
F. Warum?
Weil wir, unsere Orthopädie-Ausbildung in der Schule war reine FBL, und die war relativ gut, und mir ist dieser, dieser, ja, dieser Instructor, ich hab nicht neues gelernt, und so wie die nächsten zwei Kurse sich zum Beispiel gelesen haben, hätt ich auch nichts Neues gelernt und hab dann gedacht, nee, also, das ist Geld zum Fenster raus geworfen, da gibt's andere Sachen, die einen eher weiter bringen, und diese Art von dem Instructor hat mich auch abgeschreckt, weil er halt noch dieses Papst-Denken hat und alles andere ist schlecht. Und dann haben mich halt die neurologischen Sachen wesentlich mehr interessiert, bzw. hab ich da einfach selber dieses Bedürfnis nach Wissen
F. Ich wollt grad fragen, nach welchen Kriterien haben Sie die Fortbildungen ausgewählt?
Ja, danach was mich oder meinen Berufsalltag in erster Linie ausgemacht hat und wo ich am meisten Defizite gesehen habe, dann auch nach den Leuten. Wir

> *waren ein Team von 18 oder 20 Leuten, die auch schon etliche lange Jahre Berufserfahrung hatten, die dann auch wussten, wer gut ist. Und Bobath war für mich ohnehin klar, dass ich's machen möchte, der normale Bewegungskurs war auch so'n Ding, der hat mich absolut überzeugt, weil ich danach einfach, das war 'ne Anleitung zum selber lernen für mich."*

Die Studierenden hatten bei der Beleuchtung ihrer schulischen Ausbildung berichtet, dass sie bereits während ihrer Ausbildung darauf vorbereitet werden, dass mit dem Abschluss der Ausbildung zur „PhysiotherapeutIn" das Lernen erst richtig losgehen werde, da dann die üblichen Fortbildungen absolviert werden müssten. Gerade die NovizInnen zeigen eine hohe Unzufriedenheit mit diesem Zustand, da die zu besuchenden Fortbildungen nicht nur einen hohen finanziellen und Freizeitaufwand bedeuten, sondern mittlerweile als Zwang empfunden werden, dem man sich kaum entziehen kann. Sie sprechen von einem Teufelskreis, wenn sie erklären, dass die Teilnahme an bestimmten Fortbildungen geknüpft ist an eine gewisse Berufserfahrung, auf der anderen Seite aber beim Einstieg in das Berufsleben von den Arbeitgebern bereits Fortbildungen gefordert werden. Zudem unterstreicht es das defizitäre Gefühl, von dem sie nach Beendigung ihrer Ausbildung berichtet haben (siehe Kapitel 4.1.3 Bewertung der fachschulischen Ausbildung). Sie wünschen sich vermehrt Fortbildungsinhalte als integralen Bestandteil ihrer Ausbildung/ihres Studiums, der es ihnen ermöglicht, Prinzipien zu erlernen anstelle dogmatischen Wissens. Eine Novizin schlägt vor, ein ähnliches Punktesystem einzuführen wie es bei den Ärzten existiert, welches Fortbildung ermöglicht und nötig macht, um sich den neuesten Entwicklungen und Erkenntnissen anzupassen, und erhoffen sich die Reduktion der bestehenden „Fortbildungshysterie". Sehr frustriert berichten die Studierenden, die ihr Studium nach dem holländischen Modell absolvieren, dass ihnen die in das Studium integrierte manualtherapeutische Ausbildung, die den Umfang des deutschen Zertifikatskurses erheblich überschreitet, in Deutschland zur Abrechnung der (Leistungskatalogs-) Position „Manuelle Therapie" nicht angerechnet wird.

Text: C\L, Position: 174 – 175, Code: Professionalisierung\Fortbildung/Fortbildungsverhalten

> *„Ich weiß nicht, wie die Entwicklung kam, dass man so viele Fortbildungen machen will, auch machen muss, wie das entstanden ist, dass würd mich mal brennend interessieren, muss ich ehrlich gestehen, weil ich einfach denke, dass das der falsche Weg ist, also es kann nicht sein, dass man eigentlich die Ausbildung beendet und eigentlich schon wieder bei Null anfängt. Und, es ist halt, letzten Endes, 'ne riesen Geldmacherei mit den ganzen Fortbildungen, da fragt man sich, ob man denn wirklich so grundlegend viel Neues erfährt. Wobei ich halt schon denke, dass halt von dem Inhalt die Ausbildung relativ dicht gepackt ist, so dass wir nicht als Anfänger, so wie man dargestellt wird, aus dieser Ausbildung heraus kommt und wieder bei Null anfangen muss. Ich kann eher so was, mir so'n Punktesystem bei den Ärzten, dass man Fortbildungen nicht weg lässt, aber das halt nicht mit so'm, ja, Ehrgeiz und Hobby betreibt, wie's betrieben wird, sondern einfach es darum geht, dass man auf dem neuesten Stand ist." (Novizin)*

Text: A\B, Position: 79 – 79, Code: Professionalisierung/Fortbildung/Fortbildungsverhalten

> „Warum muss es diese Fortbildungslandschaft geben, warum kann nicht ein gewisser Anteil da (in die Ausbildung) mit integriert werden, das wär eigentlich meiner Meinung nach ein bisschen angenehmer und das, ja, die Lehrer werden ja dafür bezahlt, uns was beizubringen, also warum können die nicht in gewisser Weise einige Fortbildungen, in Anführungsstrichen, machen dürfen."

Eine weitere Besonderheit ist einer Studierenden während einer Fortbildungsteilnahme im Zusammenhang mit der inhaltlichen Ausgestaltung der Fortbildungen aufgefallen. Sie erwähnt, dass ihre „deutschen" KollegInnen in den Fortbildungen unruhig und unzufrieden werden, sobald die DozentInnen über Studien oder wissenschaftlichen Erkenntnisse zu berichten beginnen, die möglicherweise bestehendes Wissen in Frage stellen oder aber keine klaren, eindeutigen Handlungsrichtlinien geben können, da hierfür die wissenschaftlichen Erkenntnisse nicht hinreichend sind. Dieses Zitat greift besonders die genannten Schwierigkeiten im Umgang mit „Nicht-Rezeptwissen" auf.

Text: B\F, Position: 89 – 89, Code: Professionalisierung / Fortbildung / Fortbildungsverhalten

> „Also diese wissenschaftliche Untersuchung von verschiedenen Techniken, da ist das Interesse teilweise kaum, nicht so da. Also, bei diesem Kurs waren auch sehr viel deutsche Physiotherapeuten, und die meisten haben eigentlich schon Interesse gezeigt, aber es waren auch ein paar dabei, die gesagt haben, was will ich denn überhaupt mit den ganzen Studien. Also, die haben da überhaupt kein Verständnis dafür gehabt und das ist mir bei ner anderen Fortbildung aufgefallen, bei nem, auch bei nem wissenschaftlich, oder bei nem studierten Physiotherapeuten. Und da war es ganz extrem, also da war, da hatt ich das Gefühl, die konnten gar nichts damit anfangen, was dieser Mann da gesprochen hat. Und die Therapeuten, die eigentlich sonst noch da waren, die haben halt immer nach Konzepten gefragt, oder nach klaren Richtlinien, Behandlungsrichtlinien und er hat halt immer gesagt, ne, das geht eigentlich gar nicht, oder das können wir ja gar nicht sagen. Also, da drüber gibt's einfach überhaupt keine Studien und wir müssen's individuell festlegen und auch Verantwortung übernehmen. Das geht einfach nicht so leicht, wie man sich das vorstellt. Also, das war ne sehr demotivierende Stimmung, die zwei Tage. Weil das Interesse auf einmal an dieser ganzen Fortbildung abgenommen hat. Gravierend. Also, die Leute kamen morgens spät, die sind abends früher gegangen. Also es war auch nicht schön für diesen Fortbilder. Der hat da vorne gesessen und hat sich bemüht und die Leute sind dann einfach am zweiten Tag oft nicht mehr gekommen." (Novizin)

Während die BerufsnovizInnen vor allen Dingen den subjektiv empfundenen Zwang zur Fortbildung unterstreichen und in diesem Zusammenhang kritisieren, dass die Fortbildungsinhalte nicht andeutungsweise integraler Bestandteil der veralteten Ausbildung sind, so bemängeln insbesondere die langjährig Berufserfahrenen den unkontrollierten Fortbildungsmarkt und fordern im Sinne von Qualitätssicherung und Transparenz Richtlinien und Orientierungshilfen, die nicht nur für die eigene Berufsgruppe, sondern auch für angrenzende Berufsgruppen existieren sollten. Im Zusammenhang mit der nicht vorhandenen bzw. nicht garantierten Qualität werfen sie bestimmten Gruppierungen vor, sich Marktanteile sichern sowie sich profilieren zu wollen, ohne die Weiterentwicklung des Berufes im Blick zu haben und somit dem Berufsstand als solchem bzw. seiner professionellen Weiterentwicklung zu schaden. Sie verleihen ihrer Forderung nach mehr Qualität Ausdruck, indem sie hervorheben, dass sie für die hohen Teilnahmegebühren einen entsprechend qualitativen „Input" einfordern können. Auf der anderen Seite vermuten sie, dass die mangelnde Qualität der Fortbildungen u. a. mit der fehlenden pädagogischen Ausbildung der DozentInnen zu tun haben könnte. In Verbindung mit der zunehmenden Akademisierung erhoffen sie sich, dass die Fortbildungen, so wie sie sich zurzeit auf dem Markt präsentieren nicht mehr existieren werden, sondern sich als ein elementarer Bestandteil der jeweiligen Fachrichtung in das Fachhochschulstudium integrieren lassen, d. h. dass beispielsweise neurologische Fortbildungen wie Bobath, etc. als „handwerkliches Gerüst" für das vertiefende Studium der Physiotherapie in der Neurologie sein werden.

Text: E\T, Position: 62 – 70, Code: Professionalisierung \ Fortbildung \ Fortbildungsverhalten

> *„Ich empfinde es irgendwie als ziemlich furchtbar. Also es ist erst mal einmal unübersichtlich, gerade für'n Berufsanfänger ist es relativ unmöglich, also sich zu entscheiden irgendwie, in welche Richtung das geht. Also so die Qualitätskriterien, denk ich, sind da alles andere als einheitlich, und es ist, ich suche schon die ganze Zeit nach dem richtigen Wort dafür, also es ist halt, es hat für mich nicht richtig was mit dem Beruf zu tun, sondern das sind einfach bestimmte Gruppierungen, die versuchen, sich auf ihre Weise zu profilieren, und durchaus auch, also eher so Marken, Markenprodukte zu schaffen, und die eben zu verkaufen. Also ich weiß nicht so ganz genau, wie man das Problem lösen kann, aber der Weg, wie das momentan ist, das ist mir viel zu verfilzt, stört eigentlich das Gesamtbild der Physiotherapie, also, um ein einheitliches Bild der Physiotherapie zu schaffen, ist das absolut tödlich."* (Berufserfahrene)

Text: E\S, Position: 136 – 139, Code: Professionalisierung \ Fortbildung / Fortbildungsverhalten

> *„Dass man ja doch eigentlich die Kosten selber trägt und im Vergleich zum Verdienst oder zu andern Berufen, steht (das) in keiner Relation, dann find ich zum Teil auch etwas übertrieben diese gesamten tausend (Fortbildungs-)Richtungen, die es gibt, also, in Anlehnung an und hier und da und teilweise extra verwirrend gemacht, ja, und was Qualität angeht, also ich denke, man merkt deutliche Unterschiede zwischen den Instruktoren, die eben auch eigentlich keine Lehrausbildung haben, denk ich, ganz viele zumindest nicht, und dass da solche Qualitätsunterschiede sind, find ich extrem ärgerlich. Wenn man 'n großen Kurs macht und dafür 2500 Mark oder 3000 Mark bezahlt, dann erwart*

> *ich zumindest auch, dass ich dementsprechend Input kriege, und wenn man dann halt Pech hat und hat nun mal eben jemand da stehen, wo auch andere Instruktoren die Hände über'n Kopf zusammen schlagen, find ich, gehört da einfach 'n Aussiebverfahren oder irgend 'ne Regelung hin, das so was nicht passieren kann, das find ich oberfaul. Ich würd das ganze System ändern. Also, wenn, was weiß ich, in 15 Jahren die ganze Ausbildung eigentlich an die FH gezogen werden soll oder auch mal an der Uni, dass das einfach diese ganzen Fortbildungsrichtungen nicht mehr auf dem freien Markt quasi existieren sondern eher in eine Ausbildung integriert sind, dass man sich da entscheiden kann, meinetwegen für den Bereich Orthopädie oder für den Bereich Neurologie oder Pädiatrie, und da einfach das Handwerkszeug letztendlich mit bekommt in der Ausbildung und nicht so'n pseudo-duales System, wie es momentan ist."* (Berufserfahrene)

Im Hinblick auf die professionelle Verortung bringen die Studierenden – ähnlich wie in dem Kapitel zum beruflichen Selbstverständnis bereits angesprochen – die Kritik an der mangelnden Selbstreflexion über das rezeptweise „Verabreichen" von Wissen durch die Fortbildungsveranstaltungen. Das vermittelte Wissen wird als absolut dargestellt und führt dazu, dass sich der Grossteil der PhysiotherapeutInnen über die Konzepte definiert (siehe hierzu auch das Kapitel 4.3.1 „Definition Physiotherapie").

Text: B\H, Position: 74 – 75, Code: Professionalisierung \ Fortbildung / Fortbildungsverhalten

> *„Es sieht immer so'n bisschen aus, dass in Deutschland, es klingt zwar blöd, aber es besucht jemand einen Kurs, und der nennt sich PNF, und dann werden die nächsten 30 Patienten, ob sie's nun wollen oder nicht und ob's jetzt wirklich hundertprozentig angebracht ist oder nicht, werden nach PNF behandelt."*

Es lässt sich durch das Studium eine zunehmende kritisch-distanzierte Haltung gegenüber dem Fort- und Weiterbildungssystem erkennen und sich für die Zukunft auch eine Veränderung im Fort- und Weiterbildungsverhalten der studierten PhysiotherapeutInnen vermuten. Während sich in den Jahren 1997 und 1999 eine wenig hinterfragte Selbstverständlichkeit bei den PhysiotherapeutInnen bei der Nachfrage nach Fort- und Weiterbildung verzeichnen ließ – so zeigt sich nun eine reflektiert-fordernde Einstellung, die möglicherweise auch Konsequenzen für den entsprechenden Markt bedeuten könnte.

Interessanterweise lässt sich auch feststellen, dass sich für einige TherapeutInnen das Studium als Fortsetzung ihrer Fort- und Weiterbildungskarriere begreifen lässt. Dieses trifft insbesondere auf die Studierenden zu, die sich nach ca. vier bis fünf Jahren Berufserfahrung zu diesem Studium entschließen, also zu einem Zeitpunkt, an dem das Fort- und Weiterbildungsverhalten der TherapeutInnen rückläufig wird. Diese Studierenden gehören vermehrt dem Typ „Aufstiegsorientiert" an. Während die Teilnahme an Fortbildungen eher im Sinne einer Anpassungsfortbildung gesehen werden, so ist mit dem Studium deutlich die Aufstiegsorientierung erkennbar (bereits ausgewertet im Kapitel 4.2.1 „Studienmotivation und Erwartungen an das Studium").

4.3.7 Professionalisierung und berufspolitische Vertretung

Ein Thema, welches die Studierenden insbesondere im Zusammenhang von Akademisierung und Professionalisierung bewegt, ist die Verknüpfung mit ihren berufspolitischen Standesvertretungen. Sie sprechen von der Zersplitterung des Berufsstandes durch die Existenz mehrere konkurrierender Verbände und sehen darin einen Erklärungsgrund für die mangelnde politische Wirkkraft („wer kennt denn schon den Verband") und das mangelnde Mitspracherecht, das die Physiotherapie im Gesundheitssystem aufweist.

Text: C\L, Position: 181 – 181, Code: Professionalisierung\Verband

> *[...] „und dann eigentlich, wo Physiotherapeuten im politischen Sinne schon mal gar keine Lobby haben, sich diese geringe Lobby dann noch auf vier oder fünf Berufsfachverbände noch mal zerteilt, das war glaub ich ein Fehler"*

Diejenigen Studierenden, die während ihres Studiums Kontakt zu ihren ergotherapeutischen KollegInnen haben, vergleichen mit deren berufsständischer Vertretung, die in ihren Augen sehr viel selbstbewusster den eigenen Beruf repräsentiert und auch gegenüber den Kostenträgern andere Vergütungsforderungen durchzusetzen in der Lage sind:

Text: C\N, Position: 79 – 79, Code: Professionalisierung\Verband

> *„...die Ergos treten viel selbstbewusster auf."*

Mit ihrem neuen Status als Studierende fühlen sie sich zunächst durch keinen der existierenden Verbände unterstützt oder vertreten, eher abgelehnt oder ignoriert. Die Studierenden werfen den Verbänden u. a. vor, dass ihre Interessen nicht mitgetragen werden und sie sich in dieser neuen Situation allein gelassen fühlen. Weiterhin bemängeln sie den fehlenden Einsatz der Berufsverbände hinsichtlich der akademischen Entwicklung und sprechen ihnen eher kontraproduktive Einstellungen und mangelnde Innovationsabsichten diesbezüglich zu. Alle 22 Studierenden äußern in irgendeiner Form Kritik an ihrem/ihren Berufsverband/Berufsverbänden, auch diejenigen, die sich selbst engagieren und einbringen in die Verbandsarbeit oder die durch das Studium ihre Verantwortung gegenüber dem eigenen Berufsstand entdeckt und entwickelt haben. Fünf von ihnen geben an, dass sie Mitglied in einem der Verbände sind. Anhand der von den Studierenden getätigten kritischen Aussagen im Bezug auf den Verband lassen sich deutlich vier Typen identifizieren, die der Häufigkeit nach geordnet und vorgestellt werden.

Typ 1: Die Enttäuschte und Vorwurfsvolle

Typ 2: Die Desinteressierte

Typ 3: Die OpportunistIn

Typ 4: Die Engagierte und Verantwortungsvolle

4.3.7.1 Typ: „Die Enttäuschte und Vorwurfsvolle"

Dieser Typ (mehr als die Hälfte aller befragten PhysiotherapeutInnen) schildert insbesondere, dass er durch den Verband enttäuscht worden sei. Drei der langjährig Berufserfahrenen berichten, dass sie „nie etwas Positives" von ihrem Verband mitbekommen haben und aus diesem Grunde ihre anfängliche Mitgliedschaft gekündigt haben. Sie werfen den Verbänden pauschal vor, dass sie sich wenig Gedanken hinsichtlich der Qualität des Studiums, hinsichtlich Richtlinien und Standards sowie internationaler Vergleichbarkeit machen. Zudem werfen sie ihrer berufsständischen Vertretung vor, dass sie sich der Ideen anderer bedient bzw. diese dann als eigene okkupiert, jedoch keine eigene Kreativität entwickelt. Zudem geben die Studierenden des Studienganges „Vertiefung" an, dass sie sich des Gefühls erwehren können, andere Studiengänge als ihr eigener, den sie eigentlich als „den" Qualitätsstandard sehen, würden durch den Verband bevorzugt dargestellt (hier scheint auch ein latentes Konkurrenzverhalten der Studiengänge untereinander durchzuscheinen). Sie fühlen sich und ihre studentischen Interessen nicht durch den Verband repräsentiert. Eine Physiotherapeutin greift das Thema der Stagnation in ihrem Beruf auf, indem sie den Berufsverband hinsichtlich seines Innovationsverhaltens mit der katholischen Kirche vergleicht.

Text: D\R, Position: 166 – 168, Code: Professionalisierung\Verband

> *„Was ich in letzter Zeit mitbekommen hab, fördert er (der Verband) nur einen Studiengang. Bis jetzt machen sich eigentlich immer nur die andern Gedanken, und der Verband freut sich, super Sache, wir nehmen alles mal auf. Aber das der Verband sich mal wie so'n Curriculum, oder sich einfach mal überlegt, was sind denn die Kriterien, was sind denn Standardnormen, damit irgendjemand mal 'nen Wegweiser hat, das ist zum Beispiel auch 'ne Sache."* (Berufserfahrene)

Text: E\U, Position: 71 – 71, Code: Professionalisierung\Verband

> *„Die maßen sich an, dass nur sie die Fraktion der Physiotherapeuten vertreten. Das ist auch so ein, ein Punkt, wo man dann wieder richtig Wut kriegen könnte, aber so dieses Abschotten und selbstherrliche Feiern, das find ich, ist einfach nicht mehr zeitgemäß. Die, wenn die katholische Kirche sagt, wir haben den einzig wahren Glauben. Also, das find ich dann schon sehr bedenkenswert. Aber das ist auch so'n Punkt, warum zum Beispiel nur ein Landesverband ein scheinbar gut funktionierendes Informationssystem hat, warum in einem Landesverband unheimlich viel zu passieren scheint, während andere Landesverbände eben noch so'n bisschen vor sich hinkrepeln, das hängt sicher auch wieder personell zusammen, aber, es ist insgesamt katastrophal"* (Berufserfahrene).

Vor allen Dingen greifen die NovizInnen dieses Typs auf, dass der Verband in ihren Augen weder Vorreiter noch Unterstützer der Akademisierung war und ist, sondern in seiner Entwicklung eher nachgezogen, wenig Informationen zur Verfügung gestellt und eher noch versucht hat, die Einführung der Studiengänge zu verzögern als zu fördern. Erst als die Verbände merken, dass man um die akademische Ausbildung keinen Bogen mehr machen kann, beginnt sie, sich näher mit der Thematik auseinander zu setzen. Die kritische Distanziertheit und ablehnende Haltung gegenüber den Verbänden, so berichtet die zitierte Studierende, wird bereits zum Teil in der beruflichen Ausbildung angebahnt und durch die Lehrenden und andere Kontaktpersonen transportiert. Sie spricht davon, dass ein Negativbild existiert und internalisiert ist, ohne dass sich die einzelne PhysiotherapieschülerIn jedoch jemals eingehender mit der Problematik auseinandergesetzt hätte – dieses erinnert an den Ausspruch einer Studierenden, die berichtet hatte, dass bereits durch die Ausbildung/das Studium eine Ablehnung gegen die MedizinerInnen entwickelt wird.

Text: C\M, Position: 126 – 126, Code: Professionalisierung\Verband

> *„Ich habe eben vom Verband mehr mit bekommen, weil ich die Zeitschrift bekommen habe. Was mir da aufgefallen ist, dass das anfänglich, dass da ganz wenig befürwortende Stimmen waren, für dieses Studium oder für die Professionalisierung. wo ich aber jetzt merke, dass auf einmal alles danach strebt, und sei es auf einmal, heißen sie Physio..., [...] weil einfach glaub ich, alle geschnallt haben, dass es ohne irgendwann nicht mehr geht, oder dass das jetzt eben so das ist, ja, wo sich keiner mehr gegen wehren kann eigentlich"* (Novizin).

Text: C\M, Position: 130 – 130, Code: Professionalisierung\Verband

> *„Eigentlich müsste ja so'n Verband schon jemand sein, der grade am Puls der Zeit ist, und da oben auch Leute sitzen haben, die eben auch 'ne entsprechende Ausbildung haben. Ich weiß ehrlich gesagt nicht, wer da oben sitzt, oder wer da Vorsitzender ist oder so, hab ich mich auch noch nicht mit beschäftigt, ich glaub aber auch, es liegt daran, weil wir eben aus unserer Ausbildung nicht so viel Positives über 'n Verband gehört haben. Weil bei uns in der Schule schon immer sehr viele kritische Stimmen eben waren. Also ich denke, er muss informieren können, offen sein vor allen Dingen für neue Sachen und nicht sagen, gut, wir sind hier aber mit der größte Verband, und wenn wir sagen erst mal nee, dann ist auch erst mal nicht."* (Novizin)

4.3.7.2 Typ: „Die Desinteressierte"

Dieser Typ (primär NovizInnen) zeichnet sich dadurch aus, dass ihm nicht recht bekannt ist, was der Verband eigentlich für PhysiotherapeutInnen leistet. Er ist entweder noch gar nicht oder eher zufällig einmal auf das Thema Verband gestoßen. Für ihn ist es auch nicht notwendig, sich zu engagieren oder vertreten lassen zu wollen, oder ihm fehlt die Zeit, sich mit der Thematik zu befassen. Eine Erklärung liegt begründet in der beruflichen Identität. So erklärt beispielsweise ein Therapeut, dass es ihn deswegen nicht interessiere, weil er primär in einem Fitnessstudio und nur sporadisch in physiotherapeutischen Einrichtungen arbeite. Einige der NovizInnen geben jedoch an, aus Zeitgründen noch keine Interessen für berufspolitische Aktivitäten entwickelt haben zu können, einige bedauern aber auch, dass die Thematik mit der Auseinandersetzung mit dem eigenen Berufsstand nicht Thema des Studiums bzw. der Ausbildung ist.

Text: C\I, Position: 64 – 68, Code: Professionalisierung\Verband

> „Ich bin ja gar nicht in einer physiotherapeutischen Einrichtung tätig, ich bin ja im Fitnessstudio beruflich und arbeite nur vertretungsweise teilweise in praktischen Einrichtungen mit PTs und deswegen war für mich keine Notwendigkeit gegeben, mich da vertreten lassen zu wollen... Nur ganz am Rande, dass ich da vielleicht mal was mitbekommen habe, im Zuge unserer eigenen Hausarbeiten, die wir erstellen mussten, dass man da mal auf Verbände gekommen ist oder dass man da mal auf Internetseiten geguckt hat, ansonsten hat mich das wenig interessiert eigentlich." (Berufserfahrener)

4.3.7.3 Typ: „Die OpportunistIn"

Die Studierenden dieses Typs (ebenfalls zumeist Novizinnen) geben an, dass sie aus mehreren Gründen Mitglied in einem der Verbände geworden sind. Einer der wesentlichen Gründe ist der geringe Mitgliedsbeitrag, den sie als Studierende zu entrichten haben. Würde diese Vergünstigung nicht bestehen, würden sie umgehend ihre Mitgliedschaft kündigen, da die Leistung, die sie erhalten, den höheren Beitrag in ihren Augen nicht rechtfertigen würde. Ihnen ist die Befriedigung eigener Interessen vordergründig wie beispielsweise das Einholen von Informationen und die vergünstigte Teilnahme an Fortbildungen, die über die Verbände organisiert sind. Sie berichten aber ebenfalls wie die vorstehend beschriebenen Typen – über ihre negativen Erfahrungen mit ihrem Verband, die sie gerade bei der Informationseinholung im Zusammenhang mit dem Studium gemacht haben. Sie werfen dem Verband Trägheit und unprofessionelles, wenig mitgliederfreundliches Arbeiten vor. Sie greifen ebenfalls die Zersplitterung der berufsständischer Vertretung in mehrere Verbände auf, eine Physiotherapeutin unterstreicht aber eine Trennung in mindestens zwei Teilverbände für sinnvoll, da die Interessenslagen von Selbständigen und Angestellten zu unterschiedlich seien. Diese „Teilverbände" sollten sich allerdings unter einem Dach befinden und „sich nicht gegenseitig bekriegen". Sie erwarten, dass der Verband sie bei Verhandlungen mit Kostenträgern adäquat repräsentiert, haben aber den Eindruck, dass dieses nicht geschieht. Insgesamt ist die Kritik, die dieser Typ anbringt, in seiner Ausdrucksweise sehr scharf und aggressiv.

Text: C\L, Position: 181 – 192, Code: Professionalisierung\Verband

> „Ich bin eigentlich nur eingetreten, um relativ günstig an Informationen zu kommen, im Ausland zu arbeiten. „ich bin auch nur in dem Verein, weil ich keinen Beitrag bezahlen muss als Student. Wenn ich dafür Geld bezahlen müsste, und das die Leistungen sind, die ich für dieses Geld bekäme, würd ich sofort austreten. Ich denke mal, dass es zwei (Verbände) geben sollte, zwei reichen, einmal für die Angestellten, einmal für die Selbständige, vielleicht so'n Dachverband drüber, letzten Endes, dass man zwei getrennte hat, die sich nicht ge-

genseitig bekriegen. An Erwartungen hab ich einfach nur eine, dass die Interessen der Physiotherapie in den Bereichen vertreten, wo ich nicht hinkomme, als einzelner. Ich merk's halt jetzt, wenn ich um Informationen bitte, für meine Bachelor-Arbeit, dass mir das entschieden zu lange dauert, und erst nach fünfmaligem Nachfragen die Unterlagen dann irgendwann mal kommen, das dauert mir halt zu lange, und wie gesagt, wenn ich für diese Leistung Geld bezahlen müsste... Und dann halt, hab ich immer nur so den Eindruck, dass sie immer nur gut zuhören und das auch, was auf Bundesebene in der Gesundheitspolitik abläuft, doch auch gut wiedergeben, aber dass sie mal agieren lernen, das findet da nicht statt."

4.3.7.4 Typ: „Die Engagierte und Verantwortungsvolle"

Dieser Typ (langjährig Berufserfahrene) kritisiert ebenso wie alle anderen Typen die Aktivitäten der Verbände, ist aber weitaus gemäßigter in seinem Ausdrucksverhalten als beispielsweise der Typ Opportunist. Er verweist ebenfalls vermehrt auf die Zersplitterung in die unterschiedlichsten Interessensvertretungen (die er als krankmachend bezeichnet) und nimmt die Aktivitäten der Standesvertretungen kritisch unter die Lupe. Seiner Meinung nach sollte es nur einen Verband geben, der sich nicht nur die einzige Aufgabe der Aushandlung der Behandlungsvergütungen zuschreibt, (da dieses an der physiotherapeutischen Wirklichkeit vorbeigehen würde), sondern vermehrt die Entwicklung im Bereich der Physiotherapie in den Blickwinkel nehmen sollte. Das Streiten um Pfennigbeträge ist nach seiner Meinung zwar nicht überflüssig, wird jedoch als nicht vordergründig betrachtet. Mit seiner Kritik verbindet dieser Typus aber auch seine eigene Aufgabe, sich aktiv in die positive Entwicklung einzubringen, wobei er die rigiden Strukturen hervorhebt, die es nicht einfach gestalten, in diese Kreise einzusteigen. Er ist davon überzeugt, dass die misslichen Zustände sich langsam beginnen zu verändern, was er anhand der Entwicklung der „Käseblätter" (und hier spricht eine langjährig erfahrene Studierende von den Fachzeitschriften) feststellt. Die Therapeutin macht dieses an der Verbesserung der Veröffentlichungen fest und assoziiert somit eine der Fachzeitschriften als Verbandsorgan (welches allerdings nicht der Realität entspricht – Anmerkung der Verfasserin). Die qualitative Verbesserung der Artikel wird gleichgesetzt mit professioneller Entwicklung innerhalb des Verbandes. Insgesamt ist sie der Meinung, dass es charismatischer Persönlichkeiten bedarf, die sich in Interessengemeinschaften zusammenschließen, in denen sich u. a. auch die Studierenden engagieren sollten.

Text: E\T, Position: 95 – 98, 136-140, Code: Professionalisierung\Verband

„Das Ganze ist erst mal frustrierend, also überhaupt 'n Fuß da rein zu kriegen, aber immerhin, ich bin einfach erst mal drin, sie hören, was ich zu sagen habe, und ich denke, es geht so'n bisschen in die Richtung, steter Tropfen höhlt den Stein, also, es ist schon wichtig, dass solche Leute wie wir letztendlich dabei sind und ihre Meinung dazu äußern. Ich find's schon ziemlich haarsträubend, was zum Teil eben da so diskutiert wird, aber o.k., das ist erst mal irgendwie 'n Anfang. ...

Mit diesen Berufsverbänden, das macht mich völlig krank. Es ist schade, letztendlich ist es eben Politik und Politik ist irgendwie immer, geht am Thema vorbei. Nein, ich fühle mich in keinster Weise repräsentiert. Ich hab das Gefühl, dass es ein bisschen besser geworden ist, und zwar komischerweise eben auch gerade auf Seiten des Verbandes etwas besser geworden ist. Also irgendwie passiert da schon was, also es geht für mich mit diesen Käseblättern los, wo ich das Gefühl habe, das es etwas besser geworden ist, Niveau einfach erst etwas besser geworden ist. Ich glaube, dass wir einfach 'ne Interessengemeinschaft brauchen, dass die momentan vielleicht nicht unbedingt das Gelbe vom Ei sind, ist 'ne andere Sache, aber sich jetzt nur darüber zu beschweren, macht wenig Sinn."

Resümierend lässt sich festhalten, dass alle vier dargestellten Typen eine kritisch-distanzierte Haltung gegenüber ihrer standespolitischen Vertretung einnehmen und sie sich als Studierende weder repräsentiert noch mit ihren Interessen und auch Zukunftsängsten und -wünschen wahrgenommen fühlen. Interessanterweise scheint diese verinnerlichte Haltung bei den NovizInnen primär durch die schulische Ausbildung transportiert worden zu sein, während sie sich bei den Berufserfahrenen durch die Unmittelbarkeit der „Erlebnisse" manifestiert hat. Auch Studierende, die sich zunächst weder für die berufspolitische Weiterentwicklung ihres Berufes interessieren, weisen diese negative Grundhaltung auf. Wie in dem vorstehenden Kapitel jedoch ersichtlich wurde, ist es gerade für die Berufserfahrenen ein wesentliches Ziel, dem Beruf eine andere Kontur auch im Zusammenhang mit der berufspolitischen Standesvertretung zu geben.

Welche Rolle sich jedoch die einzelne PhysiotherapeutIn in diesem Professionalisierungsprozess vor diesem Hintergrund zuschreibt, ist Gegenstand des folgenden Kapitels.

4.3.8 Die Rolle der einzelnen PhysiotherapeutIn im Professionalisierungsprozeß

Im Zusammenhang mit der dargestellten Kritik an ihren Verbänden, die Professionalisierung nicht entsprechend voranzutreiben, schreiben sich die Studierenden selber mannigfaltige Aufgaben und auch Verantwortung in diesem Prozess zu. Ihr vorrangiges Anliegen ist es, der Bevölkerung und den Ärzten zu demonstrieren, über welche Fähigkeiten und welches Potential der Berufsstand verfügt. Immer wieder kehren sie in ihren Ausführungen, wie dieses zu erreichen sei, auf die Dimensionen der Transparenz, des Wissens, der eigenen Persönlichkeit und der Verantwortungsübernahme zurück. Die einzelne PhysiotherapeutIn kann den positiven Entwicklungsprozess unterstützen, indem sie möglicherweise „forscht", „veröffentlicht", „sich selber kritisch reflektiert", „aufklärt" und „das Gespräch sucht". Das übergeordnete Ziel, nämlich Gemeinsamkeit und Geschlossenheit innerhalb der Berufsgruppe zu entwickeln, um daraus ein gesundes Selbstbewusstsein und eine physiotherapeutische Identität zu entwickeln sowie Transparenz und Präsenz nach außen herzustellen, kann nur über eine bewusste Auseinandersetzung mit der eigenen Rolle geschehen. Dieses bedeutet, dass einigen TherapeutInnen Vorreiterrollen zugeschrieben werden und die anderen TherapeutInnen unterstützende Rollen übernehmen (sollten). In der Gesamtheit der Ausführungen ist zwar eine unterschiedliche Schwerpunktsetzung erkennbar, die auch mit den beruflichen Wünschen der Studierenden korreliert, jedoch kann an dieser Stelle keine eindeutige Typenbildung vorgenommen werden, da die einzelnen Aspekte zu sehr miteinander verwoben sind. Während die NovizInnen insbesondere auf den Bedarf an kritischer Reflexion des Wissens und Wissenschaftlichkeit hinweisen, sehen die Berufserfahrenen ihre Hauptaufgabe in der Verdeutlichung der therapeutischen Qualitäten gegenüber der ÄrztIn und der KlientIn (siehe hierzu auch Kapitel 4.3.3 „antizipiertes Fremdbild"). Die prägnantesten Aussagen werden nachfolgend kurz zusammengefasst und wenn nötig, kommentiert.

4.3.8.1 NovizInnen

Die Physiotherapeutin sollte professionell werden bzw. sich professionell einbringen, indem sie sich kritisch selbst hinterfragt und mittels der kritischen Selbstreflexion auch die Grenzen ihres eigenen Wissens erkennt. Das Einholen von Informationen und neuesten Wissensbeständen ist die Aufgabe der einzelnen Berufsangehörigen. Ein Studium ist hierfür die Grundsteinlegung. Im therapeutischen Prozess ist dann auf Qualität zu achten, die mittels Dokumentation und Evaluation garantiert wird.

Text: C\M, Position: 110 – 116, Code: Professionalisierung\Rolle der Einzelnen

„Da sollte vielleicht jeder versuchen, da professionell zu werden, in dem er versucht sich kritisch selbst zu reflektieren, und dann auch mal zugibt, dass er das eben nicht kann, trotz 15 Fortbildungen, die mehr oder minder gut oder schlecht sind. Also, wenn man sich selbstkritisch reflektiert, dann glaub ich, Dokumentation, und 'ne Verlaufsdokumentation, und dann auch, ja, 'ne kritische Bewertung... Ich denk, je mehr Leute das Studium eben anfangen und die Notwendigkeit dieses Studiums sehen, die Notwendigkeit der Wissenschaft sehen und seine Sachen hinten anzustellen und sagen, gut, da ist jetzt was raus gefunden worden, das ist jetzt der aktuellste Stand des momentanen Wissens und das mach ich auch, glaub ich, wird schwierig werden, wär natürlich 'ne Idealvorstellung."

Die PhysiotherapeutInnen (dieses wird insbesondere von den NoviziInnen betont) sollten ihr Wissen weitergeben (gerade an die jüngeren Kolleginnen), es nicht für sich selbst behalten oder gar mit „ins Grab nehmen", sie sollten aktiv werden, indem sie Öffentlichkeitsarbeit betreiben und Transparenz sowohl gegenüber den KlientInnen als auch gegenüber der eigenen Berufsgruppe schaffen. Vorschläge, um dieses zu erlangen sind u. a. das Verfassen von Artikeln und die Durchführung von Vorträgen und Informationsveranstaltungen.

Text: A\A, Position: 96 – 97, Code: Professionalisierung\Rolle der Einzelnen

„Diese Transparenz, dass man nicht sein Wissen immer speichert und speichert, speichert, speichert, wenn ich dann tot bin, dann hat da keiner was von, weitergeben, immer weitergeben. Und genau das Gleiche erwart ich, dass sie

auch Patienten gegenüber eben diese Transparenz zeigen und dort eben Öffentlichkeitsarbeit, immer, immer wieder tun. Indem sie ihre Arbeit wirklich so tun, dass eben diesen Beruf leben, das ist mein Anspruch, aber den leben sicherlich nicht alle so, ich seh halt den Beruf als Berufung an Und zuhören, anderen Physiotherapeuten zuhören, tolerant sein und gucken, [..] Ich hab das auch erlebt, dass dann in der Klinik die Türen zugemacht werden, weil keiner will, dass ein Praktikant zuguckt, warum denn nicht, ich mein, keiner macht irgendwas falsch[..] halt auch so'n Zusammenknüpfen der Therapeuten, und auch Öffentlichkeitsarbeit, Angebote auch vielleicht für Physiotherapeuten, Öffentlichkeit zu leben."

4.3.8.2 Berufserfahrene

1. Insbesondere ist die Aufgabe darin zu sehen, der Profession der Ärzte zu verdeutlichen, welches Potential die Physiotherapie zu bieten hat. Die einzelnen PhysiotherapeutInnen sollten in das Gespräch mit den Ärzten treten, die Wirkweisen der einzelnen Behandlungsmöglichkeiten transparent gestalten und entsprechend das Angebot dann auf die KlientIn zuschneiden. Die hier zitierte Studierende, die nach dem Modell „Vertiefung" ihr Studium absolviert, bringt einen sehr interessanten weiteren Aspekt hinzu: sie hofft, dass die Transparenz und das Verständnis für die Berufsgruppe von ärztlicher Seite nicht nur über die fachliche Ebene, sondern auch über die persönliche Ebene wie beispielsweise eine Heirat zwischen Arzt und Physiotherapeutin gefördert wird.

Text: D\R, Position: 145 – 145, Code: Professionalisierung\Rolle des einzelnen

„...auch mal fachlich zu diskutieren mit Ärzten. Und so sieht es aus, das und da können wir machen, was hältst du von der Sache? Man muss hoffen, dass sich die Ärzte drauf einlassen, keine Frage, aber mittlerweile hat sich ja auch so diese Chefarzt-Generation etwas abgewechselt, das heißt, es kommen viel jüngere Ärzte, die auch relativ häufig mit Krankenschwestern und Physiotherapeuten verheiratet sind, ist auch so'n, ein gesellschaftliches Phänomen, also da ein bisschen mehr Bescheid wissen, und sich auch dafür interessieren."

2. PhysiotherapeutInnen müssen durch professionelles Auftreten und „verantwortungsvollem Umgang mit der Verantwortung" auch ihren KlientInnen verdeutlichen, dass ihre Behandlungen von hoher Qualität sind. Dafür benötigen sie ein Spezialwissen und soziale Kompetenzen, mittels derer sie diese Überzeugungsarbeit auch gegenüber anderen Berufsgruppen – wie bereits betont insbesondere den Ärzten – leisten bzw. transportieren können. Durch ein thematisches Umschwenken weist die Studierende darauf hin, dass die TherapeutInnen auch dafür verantwortlich sind, dass Interesse an ihrem eigenen Beruf aufrechtzuerhalten, um Fließbandarbeit zu vermeiden. In einem zweiten Schritt jedoch überlegt sie dann kritisch, ob und wieviel der Einzelne wirklich für die professionelle Weiterentwicklung des Berufes tun kann und kommt zu dem Ergebnis, dass Präsenz zu zeigen und informiert zu sein die wesentlichen Aspekte in

diesem Zusammenhang sein könnten; die „wirkliche Weiterentwicklung" des Berufes wird jedoch immer nur ein kleiner Kreis von Personen vorantreiben.

Text: E\S, Position: 278-284, 300-302, Code: Professionalisierung \ Rolle der Einzelnen

> „durch professionelles Auftreten, also sprich, ich muss den, den ich in den Fingern habe, absolut überzeugen, dass das, was ich mache, auch richtig und gut ist und er mit 'nem guten Gefühl raus geht und ich auch, ja gut, das ist ein eigenes Ding, aber das auch nachweisen kann, dass ich da was bewirkt habe, was Positives, und verantwortungsvoll mit der Verantwortung umgehen auch.„...jeder einzelne find ich schwierig. ...Also ich denke, es gibt da bestimmt immer Vorreiter, die Engagement zeigen, und da wird sich kaum jeder einzelne dranhängen können [..] aber ich denke, das, was jedem möglich sein sollte oder könnte, ist einfach, dieses „aktuell Bleiben" auf dem Stand, politisch informiert sein und da vielleicht auch bei Gelegenheiten, wo es drauf ankommt, einfach Präsenz zeigen, und ansonsten geht's darüber hinaus dann schon weiter, was man nicht von jedem erwarten kann."

3. Zum Wohle der PatientIn und der Weiterentwicklung des Berufes, sollte die PhysiotherapeutIn offen sein, sich um einen Austausch bemühen und aufhören, ihren eigenen „Brei" zu kochen. Als Einzelpersonen sollten sie sich zurücknehmen und integrieren können in die Gruppe, damit die Berufsgruppe nach außen hin ein geschlossenes Bild zeigt, welches in der Kopplung mit der eigenen beruflichen Identität dazu führt, dass sie stolz auf ihren Beruf sein kann.

Text: E\T, Position: 126 – 130, Code: Professionalisierung\Rolle des einzelnen

> „Das Gefühl hat ich übrigens schon immer, dass durchaus einzelne Menschen ganz, ganz viel erreichen können zur richtigen Zeit am richtige Ort, damit die Menschen, mit denen wir Kontakt haben, damit sich daraus auch ein einigermaßen einheitliches Grundverständnis in der Gesamtbevölkerung entwickelt. Also, wenn jeder seinen eigenen, wie ich auch, Brei da veranstaltet, also mehr Gemeinsamkeiten, gemeinsames Vokabular, ja, ein Verantwortungsgefühl, also, auch ein gewisser Stolz, find ich, ist wesentlich."

Sehr eng an die einzelne Rollenzuschreibung im Professionalisierungsprozess sind die Wünsche und Ängste der Studierenden geknüpft, die sich durch die Gesamtauswertung der Interviews. Schlagwortartig lassen sich die Wünsche, aus denen sich in komplementärer Weise auch die Ängste ergeben, wie folgt zusammenfassen:

- Entwicklung eines gemeinsamen Selbstbildes und Selbstverständnisses
- Politische Geschlossenheit
- Präsenz und Transparenz ihres Berufes nach außen
- Die Anerkennung und Stärkung der Studierenden durch die Berufsverbände, die sich wiederum für eine höhere Vergütung ihrer therapeutischen Leistung einsetzen sollten
- Anerkennung im In- und Ausland

5 Teil V
Zusammenfassende Ergebnisdiskussion vor dem Hintergrund physiotherapeutischer Identität, physiotherapeutischen Habitus und des professionellen Status Quo

Wie bereits in den theoretischen Ausführungen (siehe Kapitel 2.4.2.1 „Berufliche Identität und berufliche Sozialisation") erwähnt, stellt der Beruf nicht nur eine Teilmenge des allgemeinen Identitätskonstruktes dar, sondern ihm wird darüber hinaus eine herausragende Funktion in der Identitätsentwicklung des Individuums aber auch eines Gesamtkollektivs zugeschrieben. Auf der Ebene der Entwicklung eines strukturellen Prestiges hat der gesamtgesellschaftliche Status eines Berufes Auswirkungen auf die Arbeitszufriedenheit und die Ausprägung von Selbst- und Weltkonzepten. Identität ist immer auch gekennzeichnet durch ein hohes Maß an Selbstreflexivität, die sich im Denken und Handeln ausprägt. Ihre gelungene Entwicklung manifestiert sich im Kontrollbewusstsein, der moralischen Urteilsfähigkeit, in einem beruflichen Selbstverständnis und einem entsprechenden Selbstwertgefühl. Die berufliche Sozialisation in den Beruf, im Beruf, durch ein Studium und/oder den Berufseinstieg bedingen somit die Entwicklung dieser Identität. Wendepunkte und Brüche verdeutlichen die enge Vernetzung von beruflicher Identität und Sozialisation. Sie zeigen aber auch, inwiefern es gelingt, entstehende Rollenkonflikte zu bewältigen und sich von Altbekanntem zu lösen. Dieser Habitus – als Verinnerlichung der unbewussten Denk- und Handlungsmuster verstanden – beeinflusst ebenfalls die Entwicklung der Identität. Im Rahmen dieser Arbeit war insbesondere die Ausprägung oder Veränderung eines physiotherapeutischen Habitus durch die Einführung der Studiengänge für Physiotherapie von Interesse. Berufliche Identität wiederum ist als ein zentraler Parameter von Professionalität besprochen worden, welche wiederum den Professionellen Status Quo einer Berufsgruppe verdeutlicht.

Die vorliegende Arbeit beschäftigte sich in drei Teilsträngen mit dem studentischen Blick auf das Berufsfeld „Physiotherapie", um vor dem Hintergrund der Einführung von Bachelor- und Master-Studiengängen in dieser Disziplin zu erforschen, wie sich Professionalität, Identität und ein möglicher Habitus ausprägen bzw. präsentieren. Nachfolgend werden diese drei Stränge hinsichtlich der Ergebnisse nochmals zusammenfassend dargestellt und ihr Beitrag zur Erforschung der Professionalisierung der Physiotherapie aus der Sicht der von mir interviewten 33 Studierenden diskutiert. In diese zusammenfassende Diskussion fließen an dieser Stelle – die sogenannte Binnenperspektive ergänzend – Kommentare zweier weiterer, für die Entwicklung der Physiotherapie wichtiger Persönlichkeiten mit ein – als so genannte Außenperspektive. Hier wird aber nicht nur die „Aufsicht", sondern auch die von den externen „ExpertInnen" in ihren eigenen Ausbildungs- und beruflichen Kontexten als PhysiotherapeutInnen Erfahrungshintergründe aufgegriffen und dargestellt. Mit ihren ergänzend einschätzenden Kommentaren wird die Entwicklung der Disziplin eruiert. Diese beiden, sich in der Dauer der Berufserfahrung unterscheidenden Persönlichkeiten, haben die Physiotherapie in den letzten Jahrzehnten in unterschiedlichsten Kontexten institutionalisierter und/oder beobachtender Zugehörigkeit zu diesem Berufsfeld begleitet und ihm Konturen gegeben. Alle Interviews sind als ExpertInneninterviews konzipiert worden, d. h. mittels eines halbstrukturierten oder auch „offene Geschlossenheit" aufweisenden Leitfadens durchgeführt worden (siehe hierzu auch Kapitel 3.2 „ExpertInneninterviews" und Kapitel 3.3 „Das ExpertInneninterview als Erhebungsmethode").

Die der Arbeit zugrundeliegenden Annahmen entspringen zum einen konstruktivistischen Überlegungen, indem das Individuum – in diesem Fall der/die einzelne PhysiotherapeutIn- mit der neuen, ungewohnten Situation als Studierende Konstituierungsleistungen und Pionierarbeiten übernehmen muss, die in keinem Falle vorgegeben oder transparent sind. Zum anderen beziehen sie sich auf „Subjektivität" und rechtfertigen das methodische Vorgehen mittels der ExpertInneninterviews mit den Studierenden. Es ermöglicht, sowohl ihre subjektiven Sichtweisen (vor einem durchaus berufsbiographischen Hintergrund) zu erheben, aber auch die den ExpertInnen zugesprochene Zugehörigkeit zu einer Institution – in diesem Falle der Fachhochschule – mittels derer nur sie über einen Einblick bzw. über ein bestimmtes Wissen verfügen, zu erfassen.

Jeder der im Folgenden dargestellten Auswertungsstränge beginnt zunächst mit der Präsentation der Ergebnisse, die sich durch die Auswertung der Interviews mit den Studierenden ergeben haben. Sie werden entsprechend um die subjektiven (beruflichen) Erfahrungen der externen ExpertInnen sowie ihrer Wahrnehmung der momentanen Situation ergänzt.

In den drei unterschiedlichen Forschungssträngen äußerten sich die Befragten zu drei zentralen Themen.

Im **ersten Strang** rekonstruierten die Studierenden in einer Retrospektion ihre Berufswahlmotive und das Bild von Physiotherapie, welches sie vor ihrer Ausbildung zur PhysiotherapeutIn internalisiert hatten, beleuchteten ihre Ausbildung sowie den Eintritt in das Berufsleben.

Im **zweiten Strang** äußerten sie sich zu dem großen Thema Akademisierung, ihren motivationalen Faktoren zur Aufnahme des Studiums, ihren Erwartungen an das Studium bzw. ihren Karrierevorstellungen sowie ihrer Beurteilung des Studiums. Darüber hinaus ließen sich deutliche Problemfelder in diesem Akademisierungsprozess einkreisen.

Der **dritte Strang** beinhaltete als zentrale Themen die der Professionalisierung und der Professionalität. Hierbei handelte es sich zum einen um die Definition des eigenen Berufes, die Reflexion des Selbst- und antizipiertes Fremdbilds und zum anderen um die Frage, woran die Studierenden Professionalität bzw. den Prozess der Professionalisierung festmachen.

Wie bereits in den einleitenden Kapiteln (Teil 1, Einleitung und Begründung der Arbeit) erörtert wurde, liegen bis zum heutigen Tag sehr spärliche Forschungsarbeiten im Kontext von Professionalisierung, Akademisierung, Entwicklung einer beruflichen Identität bzw. Habitus für den Beruf der Physiotherapie vor, so dass die vorliegende Arbeit möglicherweise als eine Grundlage für weitere Forschungsarbeiten bezeichnet werden kann.

Bevor ich zur Ergebnisdiskussion des ersten Stranges übergehe, möchte ich an dieser Stelle bereits erwähnen, dass sich die Hauptunterscheidungsmerkmale im Antwortverhalten der Studierenden primär durch die Dauer der Berufserfahrung vor der Aufnahme des Studiums sowie durch die Zugehörigkeit zu den einzelnen Studiengängen aufzeigen bzw. begründen ließen. Geschlecht als Kategorie in der Differenzierung zwischen männlichem und weiblichem Antwortverhalten spielte keine wesentliche Rolle, obwohl generell in der Literatur „Geschlecht" als einer der bestimmenden Faktoren für zugewiesene Semiprofessionalität auch in anderen Disziplinen festgestellt wurde – und diese ließ sich auch in dieser Untersuchung durch das Antwortverhalten der Studierenden bestätigen (einige der Studierenden sprechen explizit davon, dass die Physiotherapie ihren semiprofessionellen und stagnierenden Status aufgrund der Vielzahl weiblicher Berufstätiger hat – dieses entspricht auch den theoretischen Ausführungen zum feministischen Professionalisierungsansatz auf der Makroebene – siehe Kapitel 2.3.2 „Feministischer Ansatz"). Eine Erklärungsmöglichkeit, warum sich kein unterschiedliches Antwortverhalten der Geschlechter nachweisen ließ, mag in der quantitativen Unterrepräsentanz der männlichen Befragten in dieser Forschungsarbeit zu sehen sein.

Insgesamt wird sich hier jedoch für die Physiotherapie möglicherweise ein großes Forschungsgebiet erschließen lassen, denn bereits in dieser Arbeit hat sich andeutungsweise, da nicht explizit erhoben, dieses Phänomen als Einflussfaktor für die Identität verdeutlichen lassen.

Auch die Unterteilung in diejenigen Studierenden, die entweder im ehemaligen Osten bzw. Westen ihre Ausbildung absolvierten, spielte keine wesentliche Rolle. Hier ist sehr interessant, dass eher die Umstellung auf das gemeinsame, neue Ausbildungssystem (seit 1994 beginnend) im Vergleich zum alten einen deutlichen Unterschied zumindest in der Beurteilung der fachschulischen Ausbildung nach sich gezogen hat.

Ein weiteres Unterscheidungsmerkmal hat sich gezeigt, indem das Studium für die einzelnen PhysiotherapeutInnen unterschiedliche persönliche Entwicklungen ermöglichte und zugeschriebene Bedeutungen und entsprechende Auswirkungen auf die Identität hat. Die Bandbreite beläuft sich hier auf die Entwicklung der eigenen

Persönlichkeit durch das Studium im Sinne eines Moratoriums, auf das Zusammenfügen von Wissensfragmenten und Reifung der Identität, auf den Versuch, sich mit der studentischen Kultur zu identifizieren und eindeutig auch mit dem Phänomen, Karriere zu machen und damit Statuspassagen zu durchlaufen. Diesen Phänomenen wird im Folgenden in der Ergebnisdiskussion eingehender nachgegangen.

5.1 Ergebnisdiskussion zum 1. Strang: Retrospektive Rekonstruktion des Berufes

In diesem ersten Strang werden Ergebnisse zur Berufswahl, zur Bewertung der Ausbildung sowie zum Berufseinstieg diskutiert. In der Analyse hat sich eindrücklich gezeigt, dass die wenigsten PhysiotherapeutInnen bei ihrer **Berufswahl** eine konkrete Vorstellung von dem zu erlernenden Beruf haben. Die Transparenz hinsichtlich nicht nur der zu lernenden Inhalte, sondern auch die Kenntnis möglicher Arbeitsfelder ist zunächst nur bedingt, wenn überhaupt bekannt, sondern diffus antizipiert. Beeindruckend ist jedoch, dass unabhängig von der Vorinformation zu dem Beruf immer wieder die individuelle, charismatische, helfende, sportliche und insbesondere medizin- und bewegungsorientierte Komponente der PhysiotherapeutInnen betont wurde. Diese sind in einer einzigartigen Art und Weise mit der KlientIn über „Handanlegen" und Analyse der Psyche umzugehen in der Lage und beeindrucken entsprechend die BerufsaspirantInnen. Es sind stark individuenbezogene Charakterzüge, die eine wesentliche Rolle spielen. Neben denjenigen PhysiotherapeutInnen, die dem Typus „Diffus" (der generell mit einer sehr unkonkreten Vorstellung diesen Beruf ergreift) zugeordnet sind, sind auch die Typen „Helfen" sowie „Sport" nur mit Fragmenten der Tätigkeit vor der Aufnahme der Ausbildung ver- bzw. betraut. Allein der Klang der Berufsbezeichnung ist zum Teil ausschlaggebend für die Berufswahl. Insgesamt lässt sich konstatieren, dass der Beruf vor seiner Aufnahme nur rudimentär bekannt ist und kein homogenes identitätsstiftendes Bild existiert, trotz allem jedoch der Beginn der Berufsausbildung mit einem durchaus als hoch zu bezeichnenden Enthusiasmus verzeichnet ist.

Beide die Außenaufsicht ergänzenden ExpertInnen berichten ebenfalls, dass sich ihre Berufswahlmotive vor Jahrzehnten sehr diffus dargestellt hatten bzw. kein Bild von Physiotherapie/Krankengymnastik vorhanden war und der Berufswunsch eher durch Dritte kreiert bzw. initiiert wurde. Im ersten Fall durch einen Arzt, bei dem eine andere medizinische Ausbildung absolviert wurde und im zweiten Fall durch eine im Ausland lebende Schwester. Auch diese beiden Fälle demonstrieren, dass erst der unmittelbare Kontakt zu einer „KrankenymnastIn" (wie die Berufsbezeichnung bis 1994 lautete) überhaupt erst ein Berufsbild entstehen lässt und die „sportliche Komponente des Berufes" und die Nähe zur Medizin wiederum als zentrale Auslöser in den Erzählungen erinnert werden. Dieses ist insofern interessant, als dass sich der Beruf seit Jahrzehnten zwar insgesamt weiterentwickelt hat, sich aber nach wie vor seine konkreten Inhalte der Kenntnis der potentiell Interessierten entziehen bzw. sich die feststehenden, internalisierten Klischees nicht geändert haben.

Die Sozialisation in den Beruf als PhysiotherapeutIn beginnt dann mit der eigentlichen **Ausbildung**, welche der einzelnen SchülerIn die Adaptation und Verinnerlichung von Normen, Werten, Regeln und Rollenzuschreibungen ihres zukünftigen Berufes ermöglicht. Im Ausbildungsprogramm erfährt für gewöhnlich die Identitätsbildung ihre Grundsteinlegung – zum einen über die interaktionelle Seite der Auseinandersetzung mit der entsprechenden peer group, aber auch maßgeblich über das sogenannte „role model" der Lehrenden, an denen sich die SchülerInnen orientieren.

Offensichtlich erfahren die SchülerInnen dann aber während ihrer Ausbildung eine sehr deutliche Ernüchterung, die sich auf das vorhandene Bild des zu erlernenden Berufs auswirkt, und unmittelbar mit den Schwierigkeiten in der Ausbildung verknüpft ist. Bereits an der Stelle der Auswertung der fachschulischen Ausbildung wird die Bedeutung der Lehrenden für die Ausprägung einer selbstbewussten beruflichen Identität, die im Falle der Physiotherapie nur bedingt oder gar nicht gelingt, durch die Aussagen der Studierenden deutlich. Wie ein roter Faden in den Äußerungen der Studierenden zieht sich das Problem der Lehre in der Physiotherapie – und es betrifft sowohl die Ausbildung als auch zu einem etwas geringeren Maß das Studium – als der zentrale Schwachpunkt durch das Phänomen der Identitäts- und Selbstbewusstseinsbildung. Die Studierenden kritisieren deutlich die veralteten Wissensbestände in der Ausbildung, die veralteten Lehrmethoden sowie die mangelnde Selbstbewusstseins- und Identitätsbildung durch die Ausbildung. Ihre Begründungsmuster laufen auf die fehlende akademischen Ausbildung bzw. pädagogische Kompetenz der Lehrenden sowie die vorherrschende Aufteilung in medizinische Fachgebiete hinaus.

Im Hinblick auf das Gelingen von Identitätsbildung sollten nicht nur Wissen, Kenntnisse und Fähigkeiten für die berufliche Alltagssituation vermittelt werden, sondern auch der berufsethische Umgang mit KlientInnen. Besonders die den „helfenden" Berufen zugrunde liegenden Intentionen des „Helfen Wollens" und des mit „Menschen Arbeitens" erfahren bereits in der Ausbildung eine relative Ernüchterung, denn die Studierenden stellen fest, dass sie ihren eigenen Ansprüchen, aber auch denen Dritter in der Realität nicht gerecht werden können. Hier spielen insbesondere die „Nicht-Übereinstimmung" der Realitäten zwischen Ausbildung und Berufsalltag eine wesentliche Rolle. Dieses erinnert an das bereits von Becker 1961 beschriebene Phänomen, als er die Desillusionierung der MedizinerInnen („Boys in white") durch das Studium beschreibt. Auch die PhysiotherapeutInnen erfahren durch ihre Ausbildung eine deutliche Ernüchterung ihres anfänglich diffusen Enthusiasmus. Es scheint eine negative Kurve zu existieren, die sich insbesondere mit dem Eintritt in das Berufsleben einem ersten beruflichen Tiefpunkt zuneigt. Nicht nur die Ernüchterung, sondern auch eine latente Überforderung im Umgang mit der KlientIn charakterisiert den Eintritt in das Berufsleben und ist wiederum in der Korrelation mit einer nicht den Eintritt ins Arbeitsleben adäquat vorbereitenden Ausbildung zu begreifen. Die SchülerInnen durchleben das von Gildemeister 1983 beschriebenen „cooling out", wobei Enttäuschungen und Verluste in Kauf genommen werden (müssen). Die den SchülerInnen vermittelte Fortbildungshysterie, der Habitus, durch die Ausbildung nicht nur eine ablehnende Haltung gegenüber den MedizinerInnen und der berufsständischen Vertretung zu entwickeln bzw. zu verinnerlichen, sondern auch das abgrenzende Konkurrenzverhalten untereinander und gegenüber anderen Berufsgruppen, keine kollektive Perspektive zu entwickeln, sind wesentliche Resultate am Ende der Ausbildung. Besonders häufig wird von den Studierenden betont, dass die Ausprägung einer Identität während der beruflichen Ausbildung nicht angebahnt wird und sich jede angehende PhysiotherapeutIn ein „eigenes Bild von Physiotherapie" machen muss. Die auch von den Studierenden angesprochene Kritik an den fehlenden psychosozialen Inhalten der Ausbildung, die den Berufseinstieg zu einer Hürde werden lassen, den z. T. konkurrenziösen und militärisch anmutenden Führungsstilen sowie der Negativerfahrung durch die Ausbildung aufgrund des mangelnden pädagogisch-didaktischen Hintergrundwissens der Lehrenden durchziehen die Ausbildungssituation offensichtlich seit Jahrzehnten, wie auch das nachstehende Zitat einer der hinzugezogenen ExpertInnen bestätigt.

Text: Expert\ax- 1, Position: 21 – 21, Code: Bewert. Ausbildung

> *„Ich hab keine guten Erinnerungen an meine Ausbildung, ich hab gute Erinnerungen so an soziale Kontakte, [...] es war unsystematisch, undidaktisch und ein unglaublicher Drill, den ich da erlebt habe, die erste Zeit. Spaß gemacht haben mir dann nachher die Praktikumseinsätze und sicherlich waren einige Lehrkräfte nahbarer, aber ich hatte ganz große Schwierigkeit mit der Art der Schulleiterin, die eine große Dominanz da auch hatte an dieser Schule und ... [...] ich hab sehr viel, mit sehr viel Interesse gute medizinische Vorlesungen gehört. Das hat mich sehr geprägt, wir hatten gute ärztliche Dozenten, ... aber insgesamt hab ich drei Kreuze gemacht und bin froh, dass ich die zweijährige Ausbildung gemacht habe."*

Es wird deutlich, dass primär die persönlichen Beziehungen und menschlichen Umgangsweisen die Beurteilung der Ausbildung prägen. In den weiteren Ausführungen auch der vorstehend zitierten ExpertIn werden Opportunismus, Anpassung, Bloßstellung und das Phänomen, fertig gemacht worden zu sein, angesprochen. Auch hier lassen sich Aussagen der heute Studierenden bestätigen, wenn sie von ähnlichen Erfahrungen in ihrer Ausbildung und sogar in ihrem Studium berichten. Beide ExpertInnen bestätigen die Aussagen der Studierenden, dass die Art und Weise der Lehre sowie das neben einander stehende, nicht vernetzte Wissen die Grundsteinlegung für die bedingte professionelle Entwicklung des Berufes bedeuten.

Text: Expert\ax-2c, Position: 46 – 46, Code: Bewert. Ausbildung

> *„Manchmal, wenn die Lehrer in der Laune waren, haben wir uns das gemeinsam gefragt, was wir eigentlich für'n Stuss unterrichten. ... Ja, weil wir erlebten, dass die Schüler, ja, die hatten so Kästchen-Wissen."*

Mit dem **Berufseintritt** erfahren die PhysiotherapeutInnen, dass es nicht ihre fachlich-manuellen Fähigkeiten und Fertigkeiten sind, die sie in ihrem Berufsalltag überfordern, sondern wie bereits erwähnt, ihre eigenen psychosozialen Kompetenzen im Umgang mit den KlientInnen allgemein. Es fehlt an Hintergrundwissen aus Psychologie,

Pädagogik und Soziologie, um die hochkomplexen Reaktionen der KlientInnen einschätzen, aber auch ein mögliches Scheitern der therapeutischen Intervention verstehen zu können – auch ein sinnvolles „Haushalten" mit den eigenen Ressourcen, Abgrenzungsfähigkeiten gegenüber KlientInnen sowie Reflexionsvermögen entwickeln zu können, bleibt ihrer Meinung nach auf der Strecke. Diese aufgezählten Parameter sind als Hauptgründe für den als problematisch zu bezeichnenden Berufseinstieg zu betrachten. Diese durch die Ausbildung nur bedingt gereiften Kompetenzen können u. a. auch als Ursachen bei der Entwicklung der sog. Burnout-Symptomatik betrachtet werden, von denen einige der Studierenden berichten.

Die auch an anderer Stelle von den Studierenden aufgezeigten Aufteilungen in die medizinischen Fachbereiche wie beispielsweise die Physiotherapie in der Orthopädie, Neurologie etc. scheinen sich beim Eintritt in das Berufsleben zu manifestieren. Es ließ sich aufzeigen, dass grundsätzlich BerufsanfängerInnen in einer physiotherapeutischen Praxis ohne Spezifizierung die größten Hürden zu bewältigen haben, gefolgt von denjenigen, die in einer neurologisch ausgerichteten Institution ihre Berufskarriere beginnen. Am Zufriedensten mit dem Berufseintritt erscheinen diejenigen TherapeutInnen, die nach ihrer Ausbildung im Bereich der Orthopädie ihre Tätigkeit aufnehmen, da es sich hier um ein deutlich begrenztes Aufgabengebiet handelt, in dem sich die TherapeutInnen „regelgeleitet" – d. h. durch die Ausbildung mit klaren Überlegungen und Behandlungsleitfäden und dem sog. „Handwerkszeug" versorgt – recht sicher fühlen. Hier gelingt es den Studierenden ausnahmslos, ihre eigene Verortung zu erkennen und zu begreifen. Dieses verweist eindrücklich auf die geschichtlichen Wurzeln der Physiotherapie.

Als bemerkenswerte Differenzierungsmöglichkeit in der Zufriedenheit mit dem Berufseintritt lassen sich diejenigen TherapeutInnen herausheben, die ihre Ausbildung in den alten Bundesländern vor 1994, also vor Einführung der gemeinsamen Ausbildungs- und Prüfungsverordnung, absolvierten. Diese Ausbildung integrierte das sog. Anerkennungsjahr, in welchem die PhysiotherapeutInnen in einem mehr oder weniger geschützten Rahmen in die KlientInnenarbeit einsteigen konnten – der sog. Praxisschock war auf ein geringes Maß reduziert. Die angebahnte Identität als PhysiotherapeutIn konnte so weiter reifen. Gerade mit diesem letzten Punkt im Zusammenhang stehend äußert sich eine der hinzugezogenen externen ExpertInnen wie folgt zu der Einführung der „neuen" Ausbildungs- und Prüfungsverordnung von 1994:

Text: Expert\ax-2c, Position: 40 – 40, Code: Bewert. Ausbildung

> *„Wir haben nichts neu dazu gewonnen, wir haben ein drittes Ausbildungsjahr dazu gewonnen und haben die Praxisintegration, die das Praktikum früher bot, bei guten Praktikumsstellen, verloren. Es ist die Frage, ob diese Art der neuen Ausbildung, mit dieser kleinkarierten Ausbildungsprüfungsverordnung wirklich ein Gewinn war? Die alte APrO fand ich viel hilfreicher, weil jeder wusste, die ist so alt, dass man sich nicht mehr danach richten kann, auch die Aufsichtsbehörden wussten das. Es kam niemand auf die Idee, bei unseren Prüfungen den Maßstab der Ausbildungs- und Prüfungsverordnung anzulegen, die war 30 Jah-*

re alt, jetzt ist sie neu, und die Aufsichtsbehörden legen sie an, und das ist schrecklich, ne, denn das ist Fliegendreck, was da drinsteht."

Es scheint so, als seien die existierenden Freiräume, die durch die alte Ausbildungs- und Prüfungsverordnung gegeben waren, durch die neue Verordnung minimiert worden.

Zusammenfassend kann festgehalten werden, dass auch in der heutigen Zeit kein vereinendes, identitätsstiftendes Bild der Physiotherapie existiert. Die durch die Ausbildung gegebenen Möglichkeiten der Formung/Prägung/Habitusentwicklung erfolgt in sehr unterschiedlichem Maß, teilweise einseitig und unzureichend, so dass die Probleme beim Berufseinstieg vorprogrammiert sind.

5.2 Ergebnisdiskussion zum 2. Strang: Die Akademisierung und ihre Auswirkungen

In diesem zweiten Strang wird vor dem Hintergrund von Identität(-sentwicklung) und Habitus die Bedeutung des Studiums eruiert. Zunächst erfolgen die Ergebnispräsentation zu Studienwahlmotiven, Karrierevorstellungen und beruflichen Perspektiven sowie die Bewertung des Studiums durch die Studierenden. Sich daran anschließend werden die von Studierenden ausgemachten Problemfelder im Akademisierungsprozess dargestellt. Für die folgenden Ausführungen wird aufgrund des deutlich differierenden Antwortverhaltens die Unterteilung in die Berufserfahrenen und die NovizInnen vorgenommen.

Das Novum, Studierende der Physiotherapie zu sein, verbinden insbesondere die **berufserfahrenen PhysiotherapeutInnen** mit hohen Ambitionen für ihre beruflichen Weiterentwicklungsmöglichkeiten. Im Hinblick auf ihre **Studienmotivation** und die damit verbundenen **Karrierevorstellungen** ließen sich für die Berufserfahrenen drei unterschiedliche Typen herausarbeiten (vgl. Kapitel 4.2.1. Studienmotivation und Erwartungen an das Studium): die *„Suchende EnthusiastIn"*, die *„Abwartende Realistin"* und die *„Aufstiegsorientierte"*. Unabhängig jedoch vom Typ sind der von ihnen angesprochene Sackgassencharakter des Berufes, die fehlende vertikale Aufstiegsmöglichkeit, der zwar über Fortbildungen erworbene, jedoch nicht identitätsstiftende Wissenszuwachs aber auch die Burn-out-Symptomatik durch den KlientInnenkontakt die zunächst primär angebrachten motivationalen Faktoren für die Aufnahme des Studiums. Es zeigt sich, dass die berufserfahrenen TherapeutInnen deutliche Aufstiegschancen im Sinne von Leitung, Forschung, Lehre und einer neuen Konturierung ihres eigenen Berufes mit dem Studium verbinden sowie die Veränderung ihrer Identität explizieren. Während der Typ der *„Suchenden EnthusiastIn"* versucht, die Puzzlestücke bzw. die nebeneinanderstehenden Wissensfragmente in der Physiotherapie zusammenzufügen und dem Studium eine identitätsstiftende und das Selbstverständnis verändernde Funktion zuschreibt sowie die Veränderung ihrer Welt- und

Selbstsicht betont, so hat der *„aufstiegsorientierte Typ"* eine deutlich karriereorientierte Weiterentwicklung vor Augen. Diese geht einher mit der Hoffnung, mit der Absolvierung des Studiums einen neuen gesellschaftlichen Status erwarten zu können – also im Sinne des Durchlaufens einer Statuspassage – verknüpft mit dem Recht auf eine legale „Auszeit" durch das Studium, im Sinne eines sog. Moratoriums. Die *„Abwartende RealistIn"* erhofft sich ebenfalls eine Veränderung ihrer beruflichen Perspektiven und die Erschließung neuer Horizonte, ist aber sehr viel unentschlossener, welcher Weg nach dem Studium eingeschlagen werden könnte. Es schwingt die Hoffnung mit, über das Studium neue Facetten des Berufes zu explorieren und somit den Spaß am „alten" Beruf wiederzuerlangen. Wie der Typ der „Suchenden Enthusiastin" schreibt auch sie dem Studium die Festigung ihre Identität als PhysiotherapeutIn zu.

Es kristallisiert sich heraus, dass die Mehrzahl der Berufserfahrenen das Studium eher als eine Art „Weiterbildung" betrachtet, trotzdem oder gerade deswegen damit eine vertikale Aufstiegsmöglichkeit verbindet. Auffällig ist, dass insgesamt die KlientInnenarbeit bzw. die Verbesserung dieser nicht mehr im Vordergrund steht, sondern deutlich die Erschließung neuer Arbeitsfelder.

Auch eine die Außenaufsicht auf den Beruf skizzierende Physiotherapeutin (durchaus dem Typ „suchende EnthusiatIn" entsprechend), die zu einem Zeitpunkt, als die Studienmöglichkeit „Physiotherapie" in Deutschland noch nicht existierte ein „artfremdes" Studium (welches sie als sog. „Schonraum" bezeichnet) aufgenommen hatte, berichtet davon, dass sie immer auf der Suche nach dem eigentlichen Sinn der Physiotherapie war – und bestätigt somit die langfristige Existenz der suchenden Enthusiastin. Darüber hinaus belegt es, was auch die Studierenden heute berichten: die Suche nach ihrer wahren Identität, denn sie beschreibt sich zunächst mit den ihr zugeschriebenen Rollenerwartungen als „ArbeiterIn", die sie aber keinesfalls sein möchte und nicht mit ihrer empfundenen Identität einhergeht. In den Reflexionen beschreibt die externe ExpertIn ebenfalls die Begrenztheit der beruflichen Weiterentwicklung über Fortbildungen und die zunehmende Unzufriedenheit mit dem Beruf. Die in dem folgenden Zitat angesprochene intensive KlientInnenarbeit vor dem Hintergrund einer die interpersonellen Kontakte nicht reflektierenden Ausbildung, die die einzelne TherapeutIn deutlich auf die eigene Intuition im Umgang mit KlientInnen sowie die Überlegung zur eigenen Rolle im therapeutischen Geschehen verweist, wird vordergründig. Ebenso wird der Charakter der Fließbandarbeit oder auch der der empfundenen „Reparaturwerkstatt"- (metaphorisch sehr interessant) transparent. Darüber hinaus wird neben den empfundenen engen Grenzen des Berufes mit dem letzten Satz des Zitates der Verweis auf ein nicht vorhandenes kollektives physiotherapeutisches Selbstverständnis transparent – und dieses berichten sowohl die Studierenden der Physiotherapie heute als auch die KollegInnen, die vor einigen Jahrzehnten ihre Ausbildung absolvierten.

Text: Expert\ax- 1, Position: 35 – 35, Code: berufliche Identität

„Nun war ich natürlich noch in einer Phase, mich fachlich sehr zu, zu spezialisieren, ... also legte, so zu sagen, in Sachen Fachkompetenz auch sehr nach, und hatte dann aber so das Gefühl, meine Güte, es ist immer mehr des selben. Natürlich haben mich diese Methoden immer weiter gebracht und ich hab so meinen Werkzeugkasten gefüllt und hab ein Gespür dafür bekommen, welches Kind, oder ich würd fast sagen, welche Familie welche Therapie braucht, oder Behandlung braucht, aber ich wurde eigentlich immer unzufriedener, weil ich merkte, die wirklichen Probleme, die diese Familien, die ja sehr erwartungsvoll in so einem sozialpädiatrischen Zentrum sind, also sprich – die ambulanten Praxen hatten die an vielen Punkten durchlaufen – und sie kamen mit hohen Erwartungen zum Teil auch eben in diese stationäre Aufnahme ... Und ich fühlte mich ein bisschen wie eine Reparaturwerkstatt, zu der jemand kommt oder Kinder gebracht werden, und dann hieß es, machen Sie mal. Und wir tun auch so, als wenn wir den Reifen auswechseln können ... von daher war dann spürbar für mich 'ne Unzufriedenheit, spürbar auch, dass ich mit fachlichen Fortbildungen nicht mehr die Befriedung finde und diese Antworten finde auf die Fragen, die sich dann entwickelt hatten. Und ich kam mir auch immer exotischer vor in diesem Physio-Kontext."

Im Vergleich zu den berufserfahrenen KollegInnen verbinden die **NovizInnen** der gebildeten Typen *„PragmatikerIn"*, *„Mitnahme"* und *„Unterforderte KritikerIn"* (vgl. Kapitel 4.2.2.2. „Studienmotivation und Erwartungen an das Studium-NovizInnen") mit der Aufnahme des Studiums insgesamt als pragmatisch zu bezeichnende **Studienmotive**. Auf der einen Seite möchten sie gerne „dabei sein, wenn sich die Physiotherapie professionalisiert", sie möchten nichts verpassen, wenn sie die qualifikatorischen Voraussetzungen „mitbringen", auf der anderen Seite kritisieren sie die intellektuell nicht ausfüllende Ausbildung und verbinden unbewusst die Möglichkeit der eigenen persönlichen Reifung durch das Studium. Die bevorzugten nächsten **Karriereschritte** sind ganz deutlich: Forschend tätig zu werden und eine Weiterentwicklung im Sinne des Masters zu überlegen, in gleichem Maße, wie in die therapeutische Tätigkeit einzusteigen. An dieser Stelle erscheint nachdenkenswert, ob den BerufsnovizInnen, die zunächst über noch keine Erfahrung im dauerhaften, alltagspraktischen KlientInnenkontakt verfügen, vor dem Hintergrund der Überlegung, mit einem Bachelorstudium reflektierte PraktikerInnen auszubilden, solche möglicherweise unrealistischen Zielsetzungen durch das Studium vorrangig transportiert werden sollten. Hinzukommt, dass die BerufsnovizInnen Erfahrungswissen im Vergleich zu evidenzbasiertem Wissen abstufen. Erfahrungswissen als solches erfährt kaum eine Würdigung und führt dazu, dass die NovizInnen den KlientInnenkontakt zunächst als nachrangig einstufen. Aber erst durch die Verknüpfung von Erfahrungswissen und wissenschaftlichem Wissen entsteht Professionswissen. Hier steht zu vermuten, dass sich die Einstellung der Lehrenden im Sinne der Prägung der Fachkultur niederschlägt. Ohne Zweifel ist evidenzbasiertes Wissen als eine der tragenden Säulen effektiver und effizienter physiotherapeutischer Handlungspraxis Voraussetzung, jedoch ist hier ein recht vehementer „Ruck" in diese Richtung zu verzeichnen, der es fraglich erscheinen lässt, ob er der Entwicklung des Berufsstandes gerecht wird. Es muss überlegt werden, ob den Studierenden als wesentliche neue Sichtweise auf den therapeutischen Prozess die der Statistik, Nachweisbarkeit und Betriebswirtschaftlichkeit vermittelt werden sollte. Wirklich problematisch erscheint, dass einige BerufsnovizInnen sich als die „DenkerInnen" der nächsten Generation heranwachsender PhysiotherapeutInnen sehen. Genau an diesem Punkt wird der Auftrag, den die Studiengänge für die reflektierte Praxis im Sinne der „higher education" haben, nur bedingt eingelöst. Dieses lässt sich auf die Tatsache zurückführen, dass das Studium ein Novum ohne akademische Tradition darstellt und der Bruch mit alttradierten Wissensbeständen zwangsläufig zur Verunsicherung und auch zu selbst- und fremdinitiierten Selbstfindungsprozessen führt.

Auf der anderen Seite ist den BerufsnovizInnen das therapeutische Setting sekundär relevant. Verwissenschaftlichung im Sinne der Akademisierung kann an dieser Stelle verglichen werden mit der Entwicklung technokratischen Wissens – und dieses erinnert stark an das Phänomen der Absorption der Inhalte während der beschriebenen Fort- und Weiterbildungen (vgl. hierzu Kapitel 4.3.6 „Professionalisierung und Fort- und Weiterbildung")

Zusammenfassend lässt sich festhalten, dass NovizInnen und Berufserfahrene unterschiedliche Schwerpunkte setzen – und sich dieses in ihrem Habitus wiederfinden lässt.

In der **Beurteilung ihres Studiums** – grundsätzlich sind alle Studierenden durch den Wissenszuwachs begeistert – erwähnen sie ähnliche Dimensionen wie bei der Beurteilung der fachschulischen Ausbildung, auch hier sind die zentralen Foki die Persönlichkeit der Lehrenden, der Theorie-Praxis-Bezug, die Lehrmethoden sowie der Zuschnitt und die Vermittlung der Inhalte. Genau diese sind wiederum als die zentralen identitätsstiftenden Momente zu verstehen. Hervorgehoben werden von den Studierenden insbesondere ihre Erwartungen an die sog. teaching skills und das pädagogisches Wissen der Lehrenden: Authentizität, pädagogische Ausbildung, fächerübergreifende Lehre, Wissen bzgl. der eigenen Disziplin. Sie fordern Exzellenz in der Lehre. Wie bereits angedeutet, durchzieht dieser Aspekt sowohl die physiotherapeutische Ausbildung wie auch das Studium. Die Zufriedenheit mit dem Studium hängt unter anderem sehr stark davon ab, wie sehr sich die Lehrenden mit der „Physiotherapie" identifizieren und wie stark sie in diesem Beruf verwurzelt sind. Die Studierenden benötigen Lehrende in Vorbildfunktion, um ihre Verunsicherung in dieser Umbruchsituation abbauen und den eigenen Selbstfindungsprozess begünstigen zu können.

An allen Studienstandorten hat sich herauskristallisiert – und dieses ist unabhängig von der Berufserfahrung zu sehen – dass wiederum die sozialwissenschaftlichen Fächer bzw. ihr Zuschnitt und auch die praktische Relevanz für die Physiotherapie die größten Schwierigkeiten bedeuten und bereiten. Dieses liegt einerseits darin begründet, dass die Studierenden ihre Wurzeln deutlich im medizinischen Kontext begreifen (welches als Fakt durch die Ausbildung transportiert und sozialisiert ist) und andererseits darin, dass auch im Studium die Bezugswissenschaften wie beispielsweise die Psychologie auf die Physiotherapie „gestülpt" werden, ohne jedoch den alltagspraktischen Bezug und die direkte Umsetzung in der therapeutischen Situation aufzuweisen. Gerade die sozialwissenschaftlichen Inhalte, und hier inkludiere ich auch das Wissen über moralisch-ethische Hintergründe, stellen sich als die zentralen Kernelemente oder Schwachpunkte, sei es in der Ausbildung oder im Studium, dar – denn sie sind genau die Begründungsparameter, die die Studierenden für das berufliche Scheitern in der Alltagspraxis verantwortlich gemacht haben.

Insbesondere die NovizInnen gehen in ihren Äußerungen so weit, dass sie den Sinn der Lehre in den sozialwissenschaftlichen Fächern anzweifeln, wenn sie von „physiotherapiefremden" Professionen unterrichtet werden – in deren Bezügen und Relevanzen sie sich nicht wiederfinden können. In der Verknüpfung mit ihrer Identität wünschen sich die Studierenden authentische DozentInnen, die ausgestattet mit einer entsprechenden Berufserfahrung, den Zuschnitt auf die Berufsgruppe schaffen. Die im Moment von den Studierenden an dieser Stelle verlangte Transfer- und Konstituierungsleistung kann nicht gelingen. Die ihnen überlassene Gestaltungszumutung, nicht nur eine neue Identität als Studierende zu entwickeln sondern auch die inhaltliche Neuorientierung führen zu hochgradiger Verunsicherung – dieses aber nicht nur auf der Seite der Studierenden – sondern auch bei den „nicht studierenden BerufspraktikerInnen" (vgl. hierzu Kapitel 4.2.4.2. „Schwierigkeiten im Umgang mit SchülerInnen in der Ausbildung und TherapeutInnen ohne fachhochschulische Sozialisation"). Das Studium wird also nicht nur als das Durchlaufen einer Statuspassage im positiven Sinne gesehen, sondern als ein Wendepunkt und/oder Bruch mit alttradierten Wissensbeständen, die eine hohe Anpassungsleistung durch das Individuum nach sich ziehen. Dieses mag als ein Grund für die möglicherweise überwiegend kritischen Äußerungen bei der Beleuchtung des Studiums gesehen werden.

Die Studierenden der eher medizinisch ausgerichteten Studiengänge (vgl. Kapitel 1.8 „Studiengänge für die Physiotherapie in Deutschland") äußern sich insgesamt sehr viel moderater und zufriedener mit ihrem Studium, da sie sich durch den medizinischen Wissenszuwachs und die vermittelten Forschungsperspektiven mit ihrer medizinisch verorteten Identität wiederfinden.

Was jedoch durch die Struktur der Studiengänge nur bedingt gelingt, ist die Identifizierung mit einer studentischen Kultur. Anwesenheitspflicht, z. T. relativ verschulte Studiengangsstrukturen schränken diese Entwicklung sehr ein.

Durch die Sozialisation als Studierende geprägt, machen sie in ihrer Reflexion im Wesentlichen **drei Problemfelder** im Akademisierungsprozess aus:

- die flächendeckende Einführung akademischer Ausbildungen in der Physiotherapie,
- die Schwierigkeiten im Umgang mit nicht fachhochschulisch sozialisierten TherapeutInnen
- die Theorie-Praxis-Divergenz.

Nur etwas mehr als ein Viertel aller interviewten Studierenden befürwortet eine grundständige physiotherapeutische Ausbildung, wie sie im Ausland für den Berufsstand üblich ist. Ihre Begründungsmuster beziehen sich auf die Entwicklung des gesamten Berufsstandes, der Statusveränderung durch wissenschaftlich untermauerte Wissensbestände und die damit möglicherweise verbundene Akzeptanz im Ausland. Auch beide hinzugezogenen externen ExpertInnen begründen mit ebengleichen Argumenten die Einführung einer **flächendeckenden akademischen Ausbildung**.

Die übrigen Befragten sind entweder gegen die Einführung grundständiger, sowohl Theorie und Praxis umfassender Studiengänge oder aber sie sind hochgradig ambivalent. Mannigfaltige Begründungen werden hier angebracht (vgl. Kapitel 4.2.4.1 „Einführung der flächendeckenden Akademisierung"). Die Hoffnung, die jedoch latent in jeder Aussage mitschwingt, bezieht sich auf die Tatsache, über die individuelle Weiterentwicklung einen besseren Status zu erlangen als es dem Rest der Berufsgruppe möglich ist – und sich somit deutlich abgrenzen zu können. Argumentiert wird primär von den BerufsnovizInnen, dass es ja auch noch „HandwerkerInnen", „ArbeiterInnen" geben muss und dass „man nicht unbedingt studiert haben muss, um ein Bein zu behandeln" und „die kann man ja gar nicht alle auf ein akademisches Niveau heben". In einigen Fällen schwingt deutlich die Herabwertung der therapeutischen Intervention mit. Studium – von den Studierenden gleichgesetzt mit Theorie – und Praxis, so wird es offensichtlich vermittelt, erscheinen für sie als nicht zusammenzugehören. Auch hier wird wieder eindeutig die durch die Implementierung der Studiengänge verursachte Verunsicherung transparent, und es obliegt wiederum dem Individuum – mit wenig Unterstützung durch die akademische Welt – diesen Selbstfindungsprozess und die realistische Verortung zu gestalten. Darüber hinaus wird die wahrgenommene Mehrdimensionalität des Studiums für die eigene persönliche Entwicklung transparent. Im Gegensatz zu den NovizInnen halten die eher verhaltenen Stimmen der Berufserfahrenen – zumeist die Studierenden des medizinisch ausgerichteten Studienganges „Vertiefung" (vgl. Kapitel 1.8 „Studiengänge für die Physiotherapie in Deutschland") die Einführung grundständiger Studiengänge deswegen für überdenkenswert, weil sie die Fülle des medizinischen Wissens für nicht verarbeitbar in einem grundständigen Studium halten. Auch hier deutet sich bereits wieder die primär medizinisch verortete Identität an. Es lässt sich an dieser Stelle nicht nur vermuten, dass die Entwicklung einer **Zwei-Klassen-Physiotherapiegesellschaft** droht, sondern dass sie bereits eingetreten ist. Nicht nur über das vorstehend erwähnte Abgrenzungsphänomen ihren BerufskollegInnen gegenüber, sondern verbal expliziert, existiert dieses Phänomen bereits.

Insgesamt macht hier ein Typus von PhysiotherapeutInnen eine Ausnahme (gleichzusetzen mit der „Enthusiastischen Idealistin" des ersten Stranges). Überaus verantwortungsbewusst geht dieser Typ mit der drohenden Zwiespaltung um und sieht die persönliche Einbringung darin, den BerufskollegInnen die Angst vor dem Studium zu nehmen.

Das jedoch größte Problemfeld lässt sich unter der Überschrift des **Theorie-Praxis-Bezuges** subsummieren. Dieses ist nicht verwunderlich, verfügt die Physiotherapie in

Deutschland über kaum eigenständige Theoriebildung. Aber auch der Theoriebegriff an sich bleibt diffus – zum einen wird das medizinische Faktenwissen mit Theorie gleichgesetzt, zum anderen das Studium als Ganzes, dann wieder nur die Inhalte der Sozialwissenschaften. Auch die Bedeutung der Theorie als „Denkwerkzeug zur Analyse der Praxis und ihrer Brutalitäten" findet keine Entsprechung. Hier zeigt sich bereits eindrücklich, was sich in anderen handlungsorientierten Disziplinen (bspw. Pflege, Sozialarbeit, Erwachsenenbildung etc.) nach 10 Jahren akademischer Erfahrung als ähnliche Ergebnisse herauskristallisiert hat. Für die Physiotherapie aber bedeutet es, sich zunächst einmal Begrifflichkeiten wie Theorie, Konzept, Modell, Grundannahme und Bezugsrahmen zu nähern – und von vornherein einen Zuschnitt auf die Physiotherapie zu versuchen. Die von den Studierenden getätigten Aussagen zur Theorie, die u. a. krank machend ist, Identitätsstiftung verhindert, praxisfremd und Beiwerk ist, verdeutlicht das Klaffen der Schere in dieser Disziplin vom Beginn der Etablierung der Studiengänge an. Darüber hinaus wird genau an dieser Stelle wiederum die physiotherapeutische Identität transparent. Physiotherapie ist Praxis – die sich „auch nicht an der Universität lehren lässt". Selbst die „DenkerInnen" der kommenden Generation argumentieren mit der medizinisch orientierten Praxis, dem „Hand"-anlegen, der Hand als „Werkzeug", den Techniken als „Werkzeugkasten" als wesentlichen identitätsstiftenden Momenten für ihren Beruf.

Was insbesondere von einigen NovizInnen der „dreisemestrigen" Studiengänge (genannt „Ergänzung" – vgl. Kapitel 1.8. „Studiengänge für Physiotherapie in Deutschland") in diesem Zusammenhang erwähnt wurde, ist, dass der fehlende Praxisbezug im Studium sie verunsichert und sie nicht recht erkennen lässt, was das Studium für ihre weitere Entwicklung bedeuten wird. Aufgrund der Kürze des Studiums verstärkt sich bei einigen Studierenden das bereits durch die Ausbildung entwickelte defizitäre Gefühl, welches sich deutlich auf die mögliche Festigung ihre physiotherapeutischen Identität durch das Studium niederschlägt, da die Inhalte aufgrund der zeitlichen Begrenzung „wieder" nur angerissen werden können.

Zusammenfassend lässt sich im Hinblick auf die Studienmotivation und Karrierevorstellungen eine deutliche Heterogenität in der Gruppe der Studierenden festhalten Die Berufserfahrung vor Aufnahme des Studiums prägt eindrücklich die Karrierevorstellungen. Im Hinblick auf die Entwicklung einer „neuen" Identität als Studierende spielt nicht so sehr die Berufserfahrung die entscheidende Rolle, sondern inwiefern es durch den gemeinsamen Sozialisationsprozess gelingt, einen neuen Habitus zu entwickeln oder den alten zu festigen. Die von den Studierenden eingekreisten Problemfelder im Akademisierungsprozess verdeutlichen die Schwierigkeiten, mit denen sie sich auch in Bezug auf ihre Selbstfindung konfrontiert sehen.

5.3 Ergebnisdiskussion zum 3. Strang: Professionalisierung und Professionalität

In diesem letzten Strang wurde vor dem Hintergrund von Professionalisierung und Professionalität beforscht, wie sich das physiotherapeutische Selbst über Definition des eigenen Berufes, das Selbstbild sowie antizipierte Fremdbild darstellt und woran die Studierenden Professionalität und den Professionalisierungsprozess festmachen.

Wie in der theoretischen Auseinandersetzung bereits erschlossen, ist Professionalität zunächst sehr eng an das Phänomen eigener beruflicher Identität geknüpft, aber auch an die Fähigkeit der Anwendung wissenschaftlich vertiefter, abstrahierter Kenntnisse in der konkreten (Handlungs-) Situation. In den bereits erfolgten Ausführungen wurde transparent, dass letzterer Punkt eng an die Theorie-Praxis-Verknüpfung gekoppelt ist – oder anders gesagt, ein ausgewogener Bezug beider Bereiche aufeinander nötig ist – um auf der einen Seite ausschließliche Theoretisierung und auf der anderen Seite unreflektiertes Berufshandeln zu verhindern. Diese Synthese gelingt zur Zeit in der Physiotherapie aus den bereits genannten Gründen noch nicht, denn weder hat die Physiotherapie es bisher geschafft, die Bezugswissenschaften auf die Disziplin zuzuschneiden, geschweige denn sich von ihnen in einem Transformationsprozess zu lösen, der eigene Identität und Professionalität entstehen lassen könnte. Wissenschaftliches Wissen wird auf der Mesoebene nach Lempert (1998) zwar erworben, doch in wiefern es sich auf wissenschaftlich-praktische Kompetenz im beruflichen Handeln auswirkt, wird erst noch zu eruieren sein. Die im kompetenztheoretischen Zusammenhang stehenden berufsethischen, professionsspezifischen Leitziele existieren noch nicht – und lassen sich über die gesamte Forschungsarbeit eindrücklich den Aussagen der Studierenden entnehmen.

In diesem Zusammenhang steht aber für sich das Phänomen, dass die Studierenden die berufliche Handlungspraxis als wesentlichen Baustein professioneller Entwicklung nicht in den Vordergrund ihrer Betrachtungen rücken, sondern Leitung, Forschung und Weiterlernen, wie nachfolgend beschrieben.

Als ein Teil beruflicher Identität sind in dieser Arbeit wie gesagt explizit die Parameter einer Definition von Physiotherapie, das Selbst- sowie antizipierte Fremdbild erhoben worden. Sicherlich sind die drei Parameter sehr miteinander verwoben, beeinflussen sich wechselseitig und sind somit nicht einfach voneinander zu trennen. Die Studierenden haben zunächst größte Mühe, eine **Definition** ihres eigenen Berufes zu geben bzw. die charakteristischen Elemente ihres Berufes hervorzuheben. Die unterschiedlichen Begründungen lassen sich zunächst unter zwei übergreifende Aussagen stellen: Die erste besagt, dass eine Definition nicht möglich sei, da eine Definition als Einschränkung empfunden wird. Die zweite betont, dass die Selbstdefinition an das Merkmal von Fort- und Weiterbildung gekoppelt ist, d. h., die PhysiotherapeutIn definiert sich nicht über den (Grund-)Beruf Physiotherapie, sondern über jeweils absolvierte Fort- und Weiterbildungen. Dieses wird als Tatsache von den Studierenden mit großer Frustration berichtet. Dass sich daran offensichtlich seit Jahrzehnten nichts geändert hat, zeigt das nachfolgende Zitat einer externen ExpertIn:

Text: Expert\ax-H2b, Position: 76 – 76, Code: Definition

> „Sie (die PhysiotherapeutInnen) müssen was Besonderes sein, klar, und darum sind sie ja dann auch nicht mehr Physiotherapeut, sondern Manualtherapeut oder Bobath-Therapeut oder Vojta-Therapeut oder FBL-Therapeut. Was soll das? Das sind, also ich find's ein Jammer, wenn jemand nur Manualtherapeut ist oder nur FBL-Therapeut, wo bleibt der ganze Rest?"

Die weiteren Ausführungen der Studierenden kreisen dann als die zentralen Parameter ihrer möglichen Definitionen das Arbeiten mit dem Körper, das Helfen und das Wiederherstellen von Funktionen ein. Auffällig ist, dass hin und wieder auch der Begriff der Ganzheitlichkeit fällt, der allerdings in einem oberflächlichen Betrachtungsmodus ohne Verinnerlichung verbleibt – und das Moment der „Bewegung", das eigentlich übergreifende Berufswahlmotiv – nicht in die Definition einbezogen wird. Lediglich die langjährig erfahrenen TherapeutInnen integrieren über lang reflektierte Prozesse beruflichen Handelns die Veränderungen in ihrem Selbst und damit der Definition. Sie reflektieren ihre Handlungspraxis von der anfänglich „Hand"-anlegenden Therapie hin zur beratenden, die KlientIn autonomisierenden Tätigkeit.

Im Kontrast hierzu stellt eine der hinzugezogenen ExpertInnen die für sie zentralen und auch anderen Berufen gegenüber einzigartigen Definitionsmomente der Physiotherapie heraus: Die Bewegung sowie die körperliche Nähe im KlientInnenkontakt. Hier wird sich sicherlich in der Zukunft ein hoher Diskussionsbedarf einstellen, der nicht nur nach einer möglichen Definition, sondern auch nach einem kollektiven Selbstverständnis und der Selbstinterpretation sucht.

Identität stellt immer die Frage nach dem „Wer bin ich – und wer möchte ich sein". An dieser Stelle soll nun mit der Zusammenfassung der Ergebnisse zum Selbstbild der PhysiotherapeutInnen fortgefahren werden. Kristallisierte sich bereits das Finden einer Definition als diffus und äußerst diffizil heraus, so kommt im **Selbstbild der PhysiotherapeutInnen**, also der Beschreibung, wie der eigene Berufsstand und der eigene Bezug zu ihm wahrgenommen wird, eine sehr hohe Aussagekraft zu. Die Aussagen der Studierenden verdeutlichen die tiefe Identitätskrise im Berufsstand der PhysiotherapeutInnen – und stimmen sehr nachdenklich. Die eingangs so charismatisch, sportlich, einfühlsam und über psychologisches Beurteilungsvermögen beschriebene Persönlichkeit der PhysiotherapeutIn scheint verschwunden. Sowohl NovizInnen wie auch Berufserfahrene stehen ihrem eigenen Berufsstand mit äußerster Skepsis und Kritik gegenüber. Es verwundert, dass beide zu einem fast identischen Aussageverhalten im Selbstbild gelangen und lässt die Frage stellen, wodurch diese Einstellungen transportiert werden. Nun können hier nicht alle Aussagen zum Selbstbild wiederholt werden (siehe hierzu in aller Ausführlichkeit das Kapitel 4.3.2 „physiotherapeutisches Selbstbild"), aber einige wesentliche Fragmente sollen dennoch beleuchtet werden. Abgesehen von der festgestellten Tatsache, dass kein gemeinsames berufliches Selbstverständnis existiert, sprechen die Studierenden der überwiegenden Mehrheit der BerufsinhaberInnen die Fähigkeit zur Übernahme von Verantwortung ab und schreibt ihr konkurrierendes, mangelnde Sozialkompetenzen erkennen lassendes Verhalten zu. Weiterhin attribuieren und empfinden sie die unpolitische, an Weiterentwicklung nicht interessierte Berufsgruppe als hin- und hergerissen zwischen „Minderwertigkeitsgefühl und Größenwahn", unfähig, die eigenen Kompetenzen und ihre Grenzen zu erkennen sowie sich durch Abgrenzung gegeneinander auszuzeichnen. (Hier ist allerdings anzumerken, dass die Mehrzahl der Studierenden sich bereits in ihrem Antwortverhalten zur flächendeckenden Einführung grundständiger Studiengänge ebenfalls abgrenzend geäußert hat!). So fordern sie Richtlinien, die das therapeutische Handeln reglementieren sollen und kritisieren die hohe Zersplitterung in verschiedene Verbände, die die politische Wirkkraft schwächen. Weiterhin fokussieren sie ein fehlendes, kompetentes Kommunikationsverhalten untereinander sowie gegenüber der Ärzteschaft. In diesem Fall liegt eine kollektive Einschätzung vor, die von beiden ExpertInnen geteilt wird und die Forderung zulässt, sich in Zukunft um eine gemeinsame, auch für angrenzende Berufsgruppen nachvollziehbare und kommunizierbare Fachsprache zu bemühen.

Text: Expert\ax-2b, Position: 66 – 66, Code: Professionalisierung\ Kommunikation

„Wir verstehen ja schon untereinander nicht, ne, wenn ein FBLer[9]), sag ich jetzt mal, mit einem Manualtherapeuten spricht, verstehen die sich ja nicht in ihrer Terminologie. Und das halt ich für tödlich für den Berufsstand oder für den Wissensbestand eines Berufes. Wenn jeder glaubt, er muss 'ne Bewegungsrichtung nun auf seine Art bezeichnen und noch mal anders, als es die Schüler im Anatomiebuch finden, was soll das? Also, was mir als sehr unangenehme Entwicklung schon seit vielen, vielen Jahren auffällt, ist die sprachliche Entfremdung zwischen Medizin und Physiotherapie."

Der Haupttenor in der Entwicklung des mangelnden Selbstbewusstseins einerseits und der Selbstüberschätzung andererseits, den die Studierenden bereits im dritten Strang betont haben und der als Folge einer nicht gelingenden, kollektiven Identität durch die Ausbildung mit mangelnder Entwicklung eines beruflichen Selbstverständnisses betrachtet bzw. verstanden werden kann, durchzieht wie ein zweiter roter Faden die Interviews und wird wiederum durch die Außenaufsicht bestätigt.

Text: Expert\ax-2b, Position: 68 – 68; 100-102, Code: Selbstbild PT

„an der Selbstüberschätzung, würd ich sagen, und an der, es fehlt das Regulativ. Wenn wir wirklich ein selbstbewusster Berufsstand wären, wären wir ja in der Lage, mit vernünftigen Fragen, wie jeder andere Wissenschaftler das auch macht, in die Nachbardisziplin zu gehen und zu sagen, hör mal, ich hab hier ein Phänomen, das kann ich mir nicht erklären, was fällt dir denn dazu ein? Warum können wir das nicht? Das hoff ich mir, dass wir irgendwann mal so weit kommen, ne, wenn die Frage entsteht, was erwarten Sie sich von der Akademisierung der Physiotherapie, zum Beispiel das. Dass wir ein berufliches Selbstverständnis entwickeln, dass uns befähigt, ohne Berührungsängste zu den Grundla-

---

[9] Funktionelle Bewegungslehre, eine mögliche Fortbildungsrichtung in der Physiotherapie

genwissenschaften zu marschieren, zu den Begleitwissenschaften zu marschieren und zu sagen, hört mal Jungs, hier brauch ich mal 'ne Auseinandersetzug mit euch. Und das schaffen wir nicht.
F. Ja und warum? Was ist da der Grund?
Weil wir Halbgebildet sind, das muss man so krass sagen. Halbgebildete kriegen sofort Hosenschlottern, wenn ein vermeintlich ganz Gebildeter vor ihnen steht. Und nichts ist schlimmer, als ein Halbgebildeter, der sich für gebildet hält. Und das tun wir, weil wir jahrelang pauken, in der Ausbildung, in der Fortbildung pauken wir, und glauben natürlich, wir wissen unglaublich viel. Aber wir wissen kaum was. Wir wissen Einzelheiten, aber wir haben ja überhaupt keinen Zusammenhang im Kopf. Und wie kann jemand, der sich nur mühsam diese ganzen, diesen ganzen Bobath, Vojta, FBL sind auch wochenlange Kurse, Manuelle[10], wochenlang fährt man irgendwo hin, bezahlt viel Geld, lässt sich auf die Finger gucken, macht 'ne Prüfung und zittert und bebt, hat, was weiß ich, 30, 40.000 Mark investieren die da, und dann sollen sie das in Frage stellen, was sie da gelernt haben? Ist ein bisschen viel verlangt, ne?"

Die Erklärung, die eine der ExpertInnen für diesen Sachverhalt sieht, wurzelt wiederum in einem nicht vorhandenen, kollektiven Selbstverständnis, welches sie auch wiederum durch die Ausbildung bedingt sieht.

Text: Expert\ax-2b, Position: 114 – 120, Code: Professionalisierung

„Ja, klar, deswegen seh ich ziemlich trist in die Zukunft, so lange die Lehrer nicht qualifiziert sind, bleibt die Ausbildung, wie sie ist. Wenn die Ausbildung bleibt, wie sie ist, bleibt die Physiotherapie weitestgehend so, wie sie ist. Und dann tauchen so 'n paar Lichtgestalten auf, die sich ihren Freiraum suchen."

Dass sich PhysiotherapeutInnen je nach unterschiedlichen Fachgebietszugehörigkeiten identifizieren, hat sich vor Jahrzehnten ebenso dargestellt wie heutzutage. Im Sinne der Identität ist hervorzuheben, dass alle interviewten ExpertInnen (d. h. Berufserfahrene, NovizInnen sowie externe ExpertInnen) äußern, dass die PhysiotherapeutInnen in den Fachgebieten der Neurologie und der Pädiatrie weitaus komplexere und persönlich anspruchsvollere Aufgaben zu lösen haben, als beispielsweise die in der Orthopädie/Traumatologie/Sportphysiotherapie Tätigen, denn diesen Fachbereichen schreiben sie ausschließlich strukturell zu lösenden Probleme, aber keine Betrachtungen auf der Aktivitäts- oder Partizipationsebene zu. Dieses ist sicherlich sehr zu hinterfragen, denn auch in diesen Kontexten wird ein „Mensch" behandelt, der seine Teilhabe am gesellschaftlichen und beruflichen Leben aufrechterhalten möchte und kann. Letzterer Aspekt wird ebenfalls von den beiden externen ExpertInnen durch das nachfolgende Zitat eindrücklich untermauert.

---

[10] Darunter ist „Manuelle Therapie" gemeint, eine von vielen krankengymnastischen Behandlungsmethoden.

Text: Expert\ax-2b, Position: 84 – 84, Code: berufliche Identität

> „Und dass Patienten immer und immer wieder kommen mit denselben Beschwerden, ist 'ne Bankrotterklärung der Physiotherapie, weil ich spätestens dann, wenn er zum dritten Mal mit seinen Rückenschmerzen kommt, wissen muss, dass ist kein strukturelles Problem, also ob ich da jetzt noch mal an der Struktur rumpopele oder ob ich die x-te Rückenschule mit ihm mache, was en vogue ist, Rückenschule, das ändert ja nichts an dem Problem, der braucht was ganz anderes, der trägt seinen Rücken so lange irgendwo hin, bis jemand mal merkt, dass er seine Seele trägt und nicht seinen Rücken."

Interessant im Zusammenhang mit den Ausführungen zum Selbstbild ist die Frage nach dem **antizipierten Fremdbild**, also der Frage, wie die Studierenden glauben, durch die Augen anderer Berufsgruppen oder der Bevölkerung gesehen zu werden. Bezeichnend ist hier, dass von allen anderen Berufsgruppen wieder der Berufsstand der MedizinerInnen die primäre Messgröße ist – und damit wieder die eigentliche Verortung transparent wird. So berichten die Studierenden sowohl davon, dass weder der Großteil der Bevölkerung ein adäquates Bild von ihrem Berufsstand habe noch die Ärzteschaft; sie leiden unter der mangelnden Transparenz und dem „Verkanntwerden". Erst durch einen direkten Kontakt zur Physiotherapie im Status der KlientIn wird das Bild von den „Massagemäusen und Hupfdohlen" revidiert und präzisiert, und letztlich die eigentliche therapeutische Leistung wertgeschätzt. In Bezug auf die Ärzteschaft wird wieder transparent, was an anderer Stelle dieser Arbeit bereits erwähnt wurde: die Fachbereichszugehörigkeit. So haben die MedizinerInnen in der Neurologie und in der Pädiatrie ein weitaus differenzierteres Bild von der Physiotherapie und wertschätzen die von den TherapeutInnen erbrachten Leistungen um ein Vielfaches höher als ihre orthopädischen KollegInnen. Diese Fachbereiche sind auch von den Studierenden im Selbstbild als besonders komplex beschrieben worden und machen eine inter- und multidisziplinäre Betrachtung der therapeutischen Situation im Sinne der KlientIn unabdingbar. So fühlen sie sich in diesen fachlichen Kontexten als „KollegInnen" wahrgenommen und akzeptiert, in allen anderen Bereichen jedoch nicht.

Die **professionelle Entwicklung, Professionalität und den professionellen Status Quo** ihres Berufes machen die Studierenden eindeutig an merkmalsbezogenen Kriterien wie Status, Macht, Hierarchie, Selbstbewusstsein, Verantwortung, Handlungsautonomie, dem Weiterbildungsverhalten sowie der berufspolitischen Vertretung fest – und eindeutig nicht an der Entwicklung ihrer Handlungskompetenz in der TherapeutIn-KlientIn-Interaktion.

Es wird von den Studierenden im Zusammenhang mit Status, Macht und Hierarchie wie bereits vorstehend im überwiegenden Maß ein Abgleichen mit dem Stand der MedizinerInnen vorgenommen. Diese Abhängigkeit der Legitimation und die Akzeptanz physiotherapeutischen Handelns erscheint mir vor dem Hintergrund einer bereits 1970 von Freidson getätigten Aussage zur Professionalisierungsmöglichkeit „paramedical professions" – die sich in eben diese Abhängigkeit begeben – für fatal – da die Erlangung des Status als Profession genau deswegen nicht gelingen kann. PhysiotherapeutInnen sind keine MedizinerInnen und sollten auch nicht danach trachten, sondern ihr eigenes Profil entwickeln und schärfen! Es ist bezeichnend, dass einige der Studierenden in den Interviews davon sprechen, dass auch sie gerne ein Stethoskop und einen weißen Kittel tragen möchten – also die eng mit der medizinischen Profession assoziierten Statussymbole. Sie setzen sich so unter den Druck, dem medizinischen Modell zu folgen. Die PhysiotherapeutInnen leiden regelrecht unter der hierarchischen Struktur, da sie sich vom Stand der MedizinerInnen nicht entsprechend wahrgenommen und ihre Arbeit auch nicht entsprechend gewürdigt fühlen. Einige der TherapeutInnen – vornehmlich die NovizInnen und die ca. vier Jahre Berufserfahrenen – entwickeln eine ausgesprochene Konkurrenzsituation zur Profession der MedizinerInnen. Mit der Absolvierung ihres Studiums findet wiederum zum Teil eine nachdenklich stimmende Selbstüberschätzung statt – (ist das die Fortführung der Selbstüberschätzung, die bereits durch die Ausbildung angebahnt wurde?), denn die TherapeutInnen fühlen sich zum Teil auf einer Stufe mit den MedizinerInnen. Sie glauben aber auch, dass sie mit ihrer Bachelorausbildung den MedizinerInnen den Rang ablaufen könnten. Der Wunsch, die empfundene Kluft im Sinne der KlientIn zu reduzieren, ist legitim und sinnvoll, aber wiederum ist das reflektierte Erkennen der eigenen Kompetenzen und Grenzen als wichtigste Voraussetzung für eine möglicherweise gelingende KlientInnenversorgung zu sehen. Es ließen sich wiederum Typen erkennen, wobei die vorstehend beschriebenen Intentionen für den eher „*aggressiv-kämpferischen Typ*" (vgl. Kapitel 4.3.4.3 „Auswirkungen der Hierachie auf Einstellung und Verhalten") gelten, der mit den Typen „*Aufstiegsorientiert*" im zweiten Strang (vgl. Kapitel 4.2.1.1.3 „Typ: Aufstiegsorientiert") sowie insgesamt den Studierenden der eher medizinisch ausgerichteten Studiengänge „*Vertiefung*" und „*Ausland*" sowie einigen Studierenden des Studienganges „*Grundständig*" in Verbindung (vgl. Kapitel 1.8 „Studiengänge für die Physiotherapie in Deutschland") stehend zu sehen ist. Der herausgearbeitete „*resignierte Typ*" leidet besonders unter der empfundenen Minderwertigkeit und bedauert die Situation, so wie sie sich darstellt, ist jedoch recht passiv in der Entwicklung von Lösungsstrategien. Dieses sind insbesondere die Studierenden der ergänzenden Studiengänge sowie NovizInnen. Der „*lösungsorientierte Typ*" hingegen versucht, das eigene Handeln transparent zu gestalten und den Weg direkter Kommunikation zu suchen, um somit dem Phänomen der Hierarchisierung und ungleichen Machtverteilung entgegen zu treten. Dieser Typ berichtet dann auch von dem Effekt, dass das durch das Studium erlangte höhere Reflexionsvermögen von den MedizinerInnen wahrgenommen wird und wechselseitig zu einer anderen Akzeptanz führt. Unbenommen sind dies die Studierenden, die über eine mehr als achtjährige Berufserfahrung verfügen – unabhängig vom jeweiligen Fachhochschulstandort.

Die in der Diskussion um **Professionalisierung** und die mit dem Vorgenannten im engen Zusammenhang stehende Frage nach einer Ablösung von der ärztlichen Verschreibungspflicht im Sinne des „first contact practitioner" oder der Erlangung von Handlungsautonomie hat zum Teil zu sehr interessanten und reflektierten Begründungen für oder gegen diese geführt. Handlungsautonomie umfasst grundsätzlich die alleinige Definitionsmacht einer Profession für sich selbst, die Selbstverwaltung und Entwicklung der Profession ohne Einflussnahme und Kontrolle von außen – hierzu gehört u. a. die Festlegung von Standards (auch Verhaltensstandards) in allen Bereichen der Profession. Handlungsautonomie impliziert möglicherweise eine arrogante Einstellung. Die ärztliche Rollendominanz und Definitionsmacht auf der strukturellen Ebene legitimiert, dass anderen Professionen Anweisungen erteilt und die jeweiligen Ergebnisse überprüft werden können. Hinzukommt die Festlegung, was unter Wissenschaft zu subsummieren sei und welche Ideen und Informationen zugelassen werden können. Die Frage, die sich anschließt: Würde die ärztliche Definitionsmacht nachlassen, wenn die PhysiotherapeutInnen als first-contact-practitioners auftreten?

Das Erreichen von **Handlungsautonomie** ist für die Studierenden zunächst einmal kein vorrangiges Ziel. Lediglich fünf der befragten Studierenden (drei NovizInnen und zwei vierjährig Erfahrene) halten dieses für sinnvoll und unabdingbar. Sie begründen dies mit ihrer eigenen, verantwortungsvollen Persönlichkeit. Sie halten die Autonomie im Handeln deswegen für sinnvoll, weil sie damit die MedizinerInnen entlasten könnten, die nur sehr wenig Zeit für die KlientIn, aber auch keinen adäquaten Einblick in die physiotherapeutische Handlungspraxis haben. Ein gleichzeitiges Anliegen ist allerdings auch die Angleichung an das Ausland zu erreichen sowie eine höhere Vergütung fordern zu können.

Alle übrigen Studierenden sehen in der Handlungsautonomie ein mögliches Fernziel, welches sie mit dem Blick auf den eigenen Berufsstand und dem zuvor beschriebenen Selbstbild begründen – und dieses, obwohl in allen Interviews das über die strukturelle Ebene hinausgehende ungeklärte Macht- und Beziehungsverhältnis zwischen MedizinerInnen und der Berufsgruppe vordergründig ist. Sie sprechen in dieser Phase des Professionalisierungsprozesses der Berufsgruppe die Übernahme der Verantwortung von der Diagnosestellung bis hin zur Therapie ab. Angeführt wird einerseits die noch nicht ausreichende wissenschaftliche Untermauerung ihres „Professionswissens" und andererseits die Einstellung, mit der viele TherapeutInnen ihre berufliche Ausbildung – eben als weisungsgebunden Handelnde – antreten. Dem Studium schreiben sie in diesem Zusammenhang eine wesentliche Bedeutung im Hinblick auf das Erlangen von Handlungsautonomie zu. Auch die beiden externen ExpertInnen halten die Erlangung von Handlungsautonomie für sinnvoll, die Umsetzung aufgrund der nachstehend beschriebenen Einschätzung jedoch zum jetzigen Zeitpunkt für verfrüht.

Text: Expert\ax-2c, Position:12 – 14, Code: Professionalisierung\ Handlungsautonomie

> *„Also, sagen wir mal, ein Großteil der Physiotherapeuten macht das, was er tut, würd ich jetzt mal ketzerisch behaupten, so mehr oder weniger im Instrumentenflug. Ohne Sicht. Mit anderen Worten, ohne Durchblick. Sie tun, was sie gelernt haben, was sie irgendwo gezeigt gekriegt haben und dann nachmachen, das ist jetzt so'n bisschen platt ausgedrückt, ein bisschen mehr ist natürlich schon dabei, aber ohne, ja ohne den wahren Durchblick, warum mach ich das jetzt und wie kontrolliere ich das jetzt und ... ja, und dann gibt es sicherlich auch noch welche, ... die nicht mal im Instrumentenflug sondern im Blindflug, ... durch die Krankheitsgeschichte segeln, ja, das sind die, die ihre Patienten nicht*

mal vorher angucken, sondern gleich mit Übungen loslegen, die gibt's ja auch, leider immer noch viel zu viele.

Und dann gibt es eben auch welche, die hochprofessionell arbeiten und genau wissen, was sie tun und warum sie's tun, also die Spanne ist sehr weit. Es gibt Physiotherapeuten, die würde ich ohne mit der Wimper zu zucken ohne ärztliche Verordnung arbeiten lassen, weil sie mehr wissen, als der Arzt, auf jeden Fall im Bereich Störungen des Bewegungssystems, weil die konservative Orthopädie ärztlicherseits immer mehr verrottet, die gibt es auch, ich denke, in der Minderheit, und die leiden natürlich unter dem Image, das der Rest prägt. Und für die, die wachen Auges wissen, was sie tun und warum sie etwas tun und das auch reflektieren und auch sich selbst reflektieren und, ja, also das sind, was ich als Professionelle bezeichnen würde. Die finden sich nicht repräsentiert. Davon ist sicherlich ein Großteil auch in dieser Zukunftswerkstat[11]*t gelandet, weil sie, ja, auch hoffen, dass es noch ein paar andere gibt, die so ähnlich denken und empfinden wie sie. Und für die tut niemand was."*

Der überwiegende Teil der befragten Studierenden fokussiert jedoch sehr viel stärker auf **Inter- und Multidisziplinarität und Teamarbeit** als Alternative zur Handlungsautonomie. Interdisziplinarität wird hier verstanden als die verantwortungsvolle, reflektierte Ergänzung der unterschiedlichsten medizinischen Fachbereiche zum Wohl der KlientIn. In vielen anderen Ländern ist der Ruf nach Autonomie zu einem politischen Schlachtruf geworden (vgl. Rothstein 2003). Die vordergründige, möglicherweise rechtlich verbriefte Einführung von Handlungsautonomie trägt nicht zwangsläufig zur Professionalisierung eines Berufes – und schon gleich gar nicht zur Entwicklung der professionellen Entwicklung des Individuums bei. Vielmehr kann es als Machtinstrument verkannt und missbraucht werden – was der KlientIn nicht zwangsläufig dienlich ist. Die hier befragten Studierenden nehmen zunächst Abstand – aus welchem Grund auch immer – von der Forderung nach autonomem Handeln. Sie begreifen als primär relevante Ziele die professionelle Entwicklung ihres Berufes mittels wissenschaftlichen Arbeitens, Forschens, Lehrens und der Entwicklung von Reflexionsfähigkeit als Basis für die professionelle Weiterentwicklung etc.

Wie sich durch eine Längsschnittuntersuchung in den Jahren 1997 und 1999 darstellen ließ (vgl. Schämann 2001), hatte sich eine wenig hinterfragte Selbstverständlichkeit (bzw. Habitus) bei den PhysiotherapeutInnen beim Besuch von Fortbildungen gezeigt. Demgegenüber haben die Studierenden durch das Studium eine kritisch distanzierte Haltung im Hinblick auf das existierende **Fort- und Weiterbildungssystem** entwickelt. So empfinden die BerufsnovizInnen die erwähnte Fortbildungshysterie als Zwang und fordern vermehrt die Integration von Fortbildungsinhalten in ihre Ausbildung – im Austausch zu veralteten Wissensbeständen. Die Berufserfahrenen ergänzen dies um die Forderung nach Transparenz und Qualitätskontrolle, Leitlinien

---

[11] gleichzusetzen mit der Zukunftsinitiative Physiotherapie, „ZIPT" (vgl. Kapitel 1.5 „Was ist Physiotherpie?")

und Standards sowie grundsätzlich das Erlernen von Prinzipien sowie die Abschaffung der Technokratisierung physiotherapeutischer Wissensbestände. Die Neuordnung sollte an einem Punktesystem, ähnlich wie dem ECTS (European Credit Transfer System) orientiert werden, um so die Überlegung zu bekräftigen, auch außerfachhochschulisch erworbene Kenntnisse als mögliche Studienleistungen im Kontext des lifelong learnings anerkennen lassen zu können.

Der letzte Punkt, zu dem sich die Studierenden im Hinblick auf den professionellen Status äußern, ist die Einschätzung zu ihrer **berufsständischen Vertretung**. Die Vielzahl existierender, miteinander konkurrierender Verbände ist in ihren Augen der Grund, der ein geschlossenes, politisches Auftreten mit der entsprechenden Wirkkraft verhindert und die Stagnation innerhalb des Berufes und auch die Unkenntnis in der Gesellschaft bedingt. Alle TherapeutInnen haben ein überaus kritisches Bild internalisiert, welches sich auch in der Typenbildung wiederfinden lässt (vgl. Kaptiel 4.3.7. Professionalisierung und berufspolitische Vertretung"). Einzig der *Typ „Engagiert und Verantwortungsvoll"* sieht sich mit der Absolvierung des Studiums in die Verantwortung genommen, sich in die politischen Gremien einzubringen. Aufgrund der Äußerungen zu ihren Berufsverbänden ließen sich letztendlich drei weitere Typen herauskristallisieren: *„Die Enttäuschte und Vorwurfsvolle"*, *„Die Desinteressierte"* sowie *„Die OpportunistIn"*. Gerade diese drei Typen – und man muss hinzufügen, dass sich die wenigsten Studierenden wirklich mit berufspolitischer Entwicklung auseinandergesetzt haben – berichten darüber, das Negativbild, an dieser Stelle auch gleichzusetzen mit kritischem Habitus (bspw. der Vergleich einer der Verbände mit der katholischen Kirche) bereits durch ihre fachschulische Ausbildung erworben zu haben. Dieses erinnert an die Aussagen, auch am Ende der Ausbildung gegenüber den MedizinerInnen eine negative Einstellung entwickelt zu haben. Sie erwähnen, dass sie sich gerade in den Anfängen der Akademisierung nicht unterstützt und mit ihrer Verunsicherung allein gelassen gefühlt haben – und ihre Verwirrung eher noch zugenommen hat, nachdem sie das anfänglich kontraproduktive Agieren auf der politischen Ebene beobachten konnten. Dieses spiegelt deutlich die Verunsicherung und Umbruchsituation wieder, die mit der Etablierung der ersten Studiengänge einhergegangen ist – und hat für die relativ instabile Identität deutliche Folgen. Der Selbstfindungsprozess ist nicht nur für die Studierenden losgetreten worden, sondern auch für die Mitglieder politischer Standesvertretungen, denn wenn die Akademisierung das Konzept der Zukunft ist – und die Studierenden die Mitgestalter dieser neuen Ära, dann werden sie sicherlich auch für eine andere Politik eintreten und sich möglicherweise aktiv für ein transparentes, politisch anerkanntes Berufbild einsetzen, welches andere Prioritäten und Maßstäbe an den Tag legen wird. Auch wird von Interesse sein, ob einer der bereits existierenden Verbände als Vertreter studentischer Belange tatsächlich den Zuspruch der Studierenden oder Studierten erhalten wird.

Zusammenfassend lässt sich festhalten, dass sich die langjährig Berufserfahrenen TherapeutInnen sehr viel moderater in ihrem Antwortverhalten zum Professionalisierungsprozess äußern als die BerufsnovizInnen. Allerdings ist bemerkenswert, dass unabhängig von der Berufserfahrung eine deutlich negative Einschätzung gegenüber der eigenen Berufsgruppe existiert und Professionalität an gleichen Parametern festgemacht wird. Durch die Aussagen der die Außenaufsicht ergänzenden ExpertInnen wird deutlich, dass sich das kollektive Selbstverständnis noch immer nicht entwickelt hat. Erstaunlich ist, dass sowohl die Studierenden als auch die externen ExpertInnen die Handlungsautonomie zunächst als kein vorrangiges Ziel sehen, obwohl sie in vielerlei Hinsicht einen Abgleich mit dem Stand der MedizinerInnen vornehmen. Auch das insgesamt dürftige Interesse an berufspolitischen Vertretungen ist im Hinblick auf den Professionalisierungsprozess bemerkenswert.

6 Teil VI
Zusammenfassung: Physiotherapeutische Identität, Habitus und Professioneller Status Quo

6.1 Physiotherapeutische Identität/ physiotherapeutischer Habitus

Identität kann als das Grundbedürfnis nach Anerkennung und Zugehörigkeit bezeichnet werden – möglicherweise auch als Waffe und regressive Utopie konstituiert werden. Zu unterscheiden sind in diesem Kontext sicherlich die Identität des Individuums und die der Gruppe. Es lässt sich nicht eine allgemeingültige, kollektive physiotherapeutische Identität aufweisen. Ein zentrales und verbindendes Moment lässt sich jedoch durch die Studierenden im Hinblick auf die Handlungs-/Praxisorientierung auch im metaphorischen Gebrauch nachweisen: das „Hand"-anlegen, das „Hand"-werkzeug, der „Werkzeugkasten". Die Hand wird als zentrales Moment physiotherapeutischer Identität expliziert. Dieser sprachliche Gebrauch lässt sich bei allen Studierenden sowie den externen ExpertInnen verzeichnen und weist deutlich auf die Wurzeln der Physiotherapie als einer der Medizin angegliederten und untergeordneten „handwerklichen" Semiprofession hin. Ebenfalls belegt diese Orientierung und die des sich „Messen-Lassens" an der Medizin – und des damit selbst auferlegten Legitimationsdruckes eindeutig die Identitätskrise in der Physiotherapie und die anzustrebenden Selbstfindungsprozesse. Erfolg wird noch immer gemessen in der strukturellen Verbesserung, jedoch wenig in der Zufriedenheit der KlientIn in partizipatorischen Kontexten. Trotz des Studiums ist das Neugelernte noch nicht in das Hier und Jetzt integriert. Die über Ausbildung und Berufstätigkeit internalisierten alten Denk- und Sozialisationsmuster lassen sich durch das Studium auch nicht unmittelbar verändern – neues Wissens wie beispielsweise „Ganzheitlichkeit", „KlientInnenorientierung" und „Partizipation" und „Theorie" bleiben zunächst Worthülsen ohne direkten Umsetzungsbezug. Durch die Äußerungen der Studierenden wird die „Prägung" durch die Handlungspraxis, die Erfahrungsebene, durch Fortbildungen sowie maßgeblich durch die schulische Sozialisation im Sinne der Fächerorientierung deutlich.

Im Zusammenhang mit der Frage von Identität/Identitätsbildung und der Ausprägung eines Habitus als PhysiotherapeutIn hat sich nachweisen lassen, dass die jeweiligen Studiengänge einen deutlichen Einflussfaktor im Beurteilungsverhalten und der Ausformung der physiotherapeutischen Identität bedeuten. Beispielsweise spielt die nationale Verortung eine große Rolle, denn die nach dem Modell „Ausland" Studierenden, sehen sich einerseits nicht als „deutsche" PhysiotherapeutInnen – aber auch eben nicht als „niederländische". Hier wie auch im Studiengang „Vertiefung" kommt die deutlich medizinisch orientierte Verwurzelung zum Ausdruck. Die Berufserfahrenen insbesondere des medizinisch ausgerichteten Studienganges entwickeln einen eher in sich selbst ruhenden, ihre physiotherapeutische Identität festigenden Habitus, denn die Vertiefung medizinischen Wissens entspricht ihrer sehr engen Bindung an die Medizin und dem entsprechend tradierten Berufsverständnis. Weiterhin lässt sich für die gesamte Studierendengruppe ein sehr kritischer Habitus ihrer eigenen Berufsgruppe gegenüber feststellen, der gerade bei den NovizInnen zu deutlichen Abgrenzungserscheinungen führt.

6.2 Professioneller Status Quo

Um von einem gelingenden Professionalisierungsprozess sprechen zu können, müsste die stabile Verortung der Professionsmitglieder in ihrem Relevanzsystem gegeben sein. Hierzu kann man die Fähigkeit der Definition der eigenen Tätigkeit, die Entwicklung eines positiven Selbstbilds sowie einer stabilen Identität zählen. Wie sich durch die Interviews gezeigt hat, so sind dieses noch nicht gelingende Parameter im Professionalisierungsprozess der Physiotherapie, die die Aussage legitimieren, dass der Berufsstand der Physiotherapie weit entfernt von einer möglichen Bezeichnung als Profession ist. Es ist auch fraglich, ob sie ihn jemals wird erreichen können, wenn die eigene Identität sehr stark im biomedizinischen Modell gesucht wird. Der Akademisierungsprozess, der als ein unterstützendes Moment einer gelingenden Professionalisierung gesehen wird, hat eine Umbruchsituation nach sich gezogen, die zunächst zu großer Verunsicherung des Berufsstandes geführt hat und die einen langen Verarbeitungsprozess initiiert hat. Hier spielen die studierenden PhysiotherapeutInnen als hochmotivierte, beteiligte Personen für die Richtung der Weiterentwicklung eine bestimmende Rolle. Ihr anfänglicher Enthusiasmus, aber auch ihre kritischen Einstellungen im Bezug auf das Studium sollten Eingang in Studiengangskonzeptionen und politische Überlegungen finden. Die deutlich von den Studierenden transportierten Kernaussagen hinsichtlich der identitätsstiftenden Selbstfindung und der damit verbundenen Geschlossenheit im Auftreten nach außen hin sind als erste grundlegende Ansatzpunkte einer gelingenden Professionalisierung und der damit verbundenen Entwicklung von Professionalität zu begreifen. Es hat sich gezeigt, dass mit dem Beginn der Akademisierung sich nicht automatisch auch Professionalität einstellt. Es wurde deutlich, dass sich die Entwicklung in Richtung „Profession" als sehr mühselig darstellt, da sich alte Denktraditionen durch das Studium nicht zwangsläufig verändern lassen.

Auch die Verantwortlichen sollten in ihren Diskussionen mit den Studierenden zum Thema der Professionsentwicklung nicht nur auf den Prozess der Akademisierung abheben, sondern die Bedeutung der Verknüpfung von Erfahrungswissen und wissenschaftlichem Wissen für die Professionsentwicklung betonen, um die bereits im Anfang befindliche Theorie-Praxis-Divergenz zu minimieren. Dieses setzt voraus, dass identitätsstiftende Lehrpersonen in diesen Prozess integriert sein müssen

7 Teil VII
Schlussfolgerungen

Als grundsätzliche Forderung aus dem Vorstehenden bzw. der gesamten Arbeit lässt sich deutlich die Einführung grundständiger Studiengänge ableiten, die sowohl Theorie und Praxis in einer vierjährigen akademischen Ausbildung vereinen. Dieses wird insbesondere vor dem Hintergrund einer zersplitterten Berufsgruppe immer dringlicher, da die Einführung von Studiengängen unterschiedlichster Natur zu einer weiteren Spaltung beiträgt: in „Studierte" und „Nicht-Studierte". Als ein für die Berufsgruppe von den Studierenden nicht nur berichteter, sondern auch selbst gelebter typischer Identifikationsparameter kann die weiter zunehmende Abgrenzung festgestellt werden.

Die Einführung grundständiger Studiengänge wird nicht sofort – obwohl dringend erforderlich – erfolgen. Um die Selbstbewusstseins- und Identitätsbildung zu fördern, die KlientInnenarbeit zu verbessern und um ein realistisches Bild der Physiotherapie zu vermitteln, sollte zunächst die Ausbildung durch die Umsetzung der folgenden Punkte verändert werden:

- Einführung und Etablierung eines dezidierten, verbindlichen Auswahlverfahrens für die potentiellen BewerberInnen
- Reduzierung der Fächer mit geringerer Praxisrelevanz.
- Implementierung einer einheitlichen Fachsprache sowie eines einheitlichen Vokabulars.
- Lehre von Prinzipien physiotherapeutischen Handelns zugunsten von technokratischen Fortbildungsinhalten.
- Gewährung eines neutralen Einblickes in den Fortbildungsbereich und die Integration elementaren Wissens aus den Fortbildungen.
- Herstellung von Transparenz hinsichtlich der Gewichtung der Ausbildungsinhalte (beispielsweise sollte der physiotherapeutische Unterricht in der Orthopädie nicht nur aus einem einzigen Fort-/Weiterbildungsbereich wie bspw. „FBL" (Funktionelle Bewegungslehre) rekrutiert werden).
- Anpassung der Lehr- und Lernformen an neue erziehungswissenschaftliche Kenntnisse, d. h. z. B. Einführung des problemorientierten Lernens (Abschaffung der Fächerzentrierung), der Kompetenzorientierung sowie SchülerInnenzentrierung.
- Fachpraktische, methodische und/oder theoretische sowie pädagogische Kompetenz der Lehrenden je nach Fachgebiet.

- Die Bezugswissenschaften müssten einen für Physiotherapie relevanten Bezug aufweisen, d.h. z.b. die Inhalte der Psychologie müssten auf die Relevanz des physiotherapeutischen Alltags zugeschnitten werden.
- Quantitative Erweiterung und Integration psychologischer, pädagogischer und sozialwissenschaftlicher Fächer im Hinblick auf die Entwicklung der Sozialkompetenz.
- Integration gesundheits- und berufspolitischer Grundlagen zur Identitätsbildung und Verortung im Gesundheitswesen.
- Vermittlung von Grundlagen wissenschaftlichen Arbeitens.
- Vermittlung von Dokumentation, Kommunikation und das Verfassen von Berichten.
- Vermittlung ethisch-moralischer Grundsätze (Es stimmt sehr nachdenklich, wenn beruferfahrene TherpeutInnen davon sprechen, dass es einen Unterschied macht, „ob man eine TEP (Totalendoprothese) durch die Gegend schiebt oder mit im Berufsleben gestandenen Persönlichkeiten zu tun hat." Auch hier schließt sich die Frage nach vermittelten Welt- und Menschenbildern an.
- Einheitliche und verbindliche Betreuung in den fachpraktischen Einsätzen sowie die Integration von Einsätzen in Physiotherapiepraxen (die Mehrzahl der PhysiotherapeutInnen wird zukünftig nicht mehr in Kliniken arbeiten).
- Begleitung des Berufseinsiegs durch eine MentorIn für die Dauer von einem Jahr, die bestimmte Aufgaben wie Supervision, Förderung der Reflexion etc. nachkommt.
- Diskussion um physiotherapeutische Identität und Selbstdefinition vor dem Hintergrund einer professionellen Weiterentwicklung.
- Diskussion um die Art und Weise von Identitätsbildung.

Darüber hinaus verfehlt die Implementierung der Studiengänge für Physiotherapie zurzeit das europäisch verbriefte Ziel, mit einer „Bachelorausbildung" im Sinne der higher education reflektierte BerufspraktikerInnen auszubilden. Dieses lässt sich sehr deutlich anhand der Karrierevorstellungen der Befragten verfolgen, da die Studierenden eindrücklich andere Ziele verfolgen, als in eine wie auch immer geartete KlientInnenarbeit (zurück) zu gehen. Die Transportierbarkeit realistischer beruflicher Ziele durch das Studium und auch die Identitätsbildung vor diesem Hintergrund befinden sich in den Kinderschuhen.

Die momentan deutsche „Ausnahmesituation" im europäischen Bildungswesen der Gesundheitsfachberufe führt zu weiterer Verwirrung. Der mit der fachschulischen Ausbildung erworbene Abschluss „PhysiotherapeutIn" wird trotz der Erweiterung um den „Bachelorabschluss" nicht zwangsläufig im Ausland anerkannt. Häufig werden den TherapeutInnen im Ausland immer noch erhebliche Auflagen für eine Nachqualifikation auferlegt. Hinzu kommt, dass es sich bestätigen lässt, dass insbesondere die PhysiotherapeutInnen mit langer Berufserfahrung das Studium als Weiterbildung verinnerlichen. Dieses ist von den politisch Verantwortlichen auch so gewollt (siehe hierzu auch Kapitel 1.6 „Der Bolognaprozess") – da es keine grundständige Erhöhung der Vergütung therapeutischer Leistung impliziert.

Basierend auf den Untersuchungsergebnissen lässt sich für den momentanen Stand der Akademisierung folgendes ableiten:
- Das Studium sollte möglicherweise in der Konzeption getrennt für Berufserfahrene und BerufsnovizInnen ausgerichtet sein.
- Es sollte sich dem Phänomen „Theorie" in klärender Weise genähert werden.
- Der Theorie-Praxis-Transfer muss hergestellt werden, auch müssen beide Phänomene in einem ausgewogenen Verhältnis zueinander stehen.
- Die Inhalte weisen einen Physiotherapie relevanten Bezug auf.
- Die Lehrenden sind ausreichend als PhysiotherapeutInnen sozialisiert und zeichnen sich wiederum durch Exzellenz in der Lehre aus.
- Lehr-/Lernformen integrieren sowohl Problemorientierung als auch die „klassischen" Vorlesungs- und Seminarstile.
- Wissenskomponenten der wichtigen Fortbildungen werden undogmatisch integriert.
- Die Problematik der zunehmenden Teilung der Berufsgruppe in akademisierte und nicht akademisierte PhysiotherapeutInnen müsste vor dem Hintergrund einer weiteren Spaltung der Berufsgruppe diskutiert werden.
- Realistische Berufsziele sollten transportiert werden und auch die Problematik der Anerkennung des deutschen Bachelors im Ausland sollte transparent gestaltet werden.
- Überlegungen zur den Phänomenen von Profession, Professionalität, Professionalisierung in der Verbindung mit einer physiotherapeutischen Identität sollten angestrebt werden, sowie deren Bedeutung für den Berufsstand.
- Es sollten mögliche Definitionen für Physiotherapie zur Identitätsstiftung diskutiert werden.
- Das Studium könnte den Rahmen bieten, berufs- und gesellschaftspolitische Bedingungen und Verortungen zu hinterfragen.
- Die Schnittstellenproblematik in der Verbindung mit anderen Berufsgruppen sollte erörtert und vermehrt interdisziplinäre Veranstaltungen zum Verständnis und zur Transparenz durchgeführt werden.

7.1 Reflexion zum Forschungsprozess

Zum Abschluss der Arbeit sollen noch kurz einige Überlegungen zum Forschungsprozess aufgezeigt werden:

Der theoretische Hintergrund von Profession, Professionalisierung und Professionalität ist meines Erachtens sehr geeignet, diese Bestandsaufnahme für die Berufsgruppe der PhysiotherapeutInnen zu legitimieren – im Sinne der Erhebung des Professionellen Status Quo – sowie sich dem Phänomen physiotherapeutischer Identität durch die Sozialisation als Studierende zu nähern.

Dabei hat es sich als äußerst sinnvoll erwiesen, Studierende unterschiedlichster Studiengänge in die Untersuchung einzubeziehen, da die Fachhochschulen mit ihren zum Teil differierenden Ausrichtungen als identitätsstiftende Einflussfaktoren gesehen werden können.

Bei der Rekrutierung dieser InterviewpartnerInnen hat mir meine eigene Zugehörigkeit zur Berufsgruppe sehr geholfen. Zudem hat es bedingt, dass die Problemfelder stärker fokussiert und die Notwendigkeit zur Hinzuziehung der ExpertInnen als Außenstehende für unabdinglich gesehen werden konnte. Die mit der Nähe zum Feld gleichzeitig verbundene Gefahr, mögliche antizipierte Erwartungen zu bestätigen und damit möglicherweise die Objektivität zu verlieren, habe ich mit den in Kapitel 3.11 „Computergestützte Auswertung" beschriebenen Maßnahmen bei der Durchführung und Auswertung entgegengewirkt.

Aufgrund der immensen Datenfülle hätte sich in Bezug auf die Auswertung retrospektiv auch ein inhalsanalytischer Zugang ohne Typenbildung rechtfertigen lassen, zumal sich herausgestellt hat, dass in einigen Bereichen eine Typenbildung aufgrund zu hoher Heterogenität oder Homogenität nicht möglich war. Die zum Teil hochgradig biographischen Interviews, deren Durchführung mir aufgrund der Offenheit der Studierenden und der externen ExpertInnen großen Spaß bereitet hat, könnten zusätzlich vor einem anderen Fokus wie beispielsweise dem der Verknüpfung von Biographie und Profession ausgewertet werden.

Die Auswertung hat mich an einigen Stellen sehr nachdenklich werden lassen und viele Bereiche aufgezeigt, in denen hoher Forschungsbedarf besteht, um die positive Weiterentwicklung des Berufsstandes zu gewährleisten.

Mir ist bewusst, dass mit der Auswahl der Studierenden als ExpertInnen die Erhebung nur einen kleinen Teil physiotherapeutischer Wirklichkeit einfangen kann. Sicherlich ließen sich andere interessante Ergebnisse erwarten, hätte man die Akademisierungs- und Professionalisierungsaspekte beispielsweise aus der Sicht der verantwortlich Lehrenden oder aber den nicht studierenden BerufspraktikerInnen beforscht.

Dennoch bin ich davon überzeugt, dass ich mit der vorliegenden Arbeit nicht nur eine Diskussionsgrundlage für die weitere konstruktive Auseinandersetzung im Berufsfeld Physiotherapie geschaffen, sondern auch zu ihrer professionellen Weiterentwicklung beigetragen habe.

8 Teil VIII Anhang

8.1 Anhang A Literaturliste

Achtenhagen, F./ Lempert, W. (Hrsg.): Lebenslanges Lernen im Beruf. Band I-IV. Leske + Budrich, Opladen 2000

AG MTG (Arbeitsgemeinschaft Medizinalfachberufe in der Therapie und Geburtshilfe): Medizinalfachberufe im Gesundheitswesen; Wege zur Professionalisierung, Positionspapier der AG MTG; Stand März 2003

Albrecht, M.: Krankenpflege auf dem Weg zur Professionalisierung. freidok.uni-freiburg.de 2000

Albrecht, G./Daheim, H./Sack, F. (Hrsg.): Soziologie. Leske + Budrich, Opladen 1972

Arnold, R.: Pädagogische Professionalisierung betrieblicher Weiterbildungsarbeit: Explorative Studie zur Ermittlung weiterbildungsrelevanter Deutungsmuster des betrieblichen Bildungspersonals. Lang, Frankfurt 1983

Bachelard, G.: Die Philosophie des Nein: Versuch einer Philosophie des neuen wissenschaftlichen Geistes. Suhrkamp, Frankfurt am Main 1980 (1940)

Bade, P.: Die Geschichte der Deutschen Orthopädischen Gesellschaft. Abhandlungen zur Geschichte der Medizin und Naturwissenschaften. *H. 30*. Berlin 1939

Baer, W.C.: Expertise and Professional Standards. In: Work and Occupations *13*, 1986

Beck, U./ Brater, M./ Daheim, H.: Soziologie der Arbeit und der Berufe: Grundlage, Problemfelder, Forschungsergebnisse. Rowohlt, Reinbek bei Hamburg 1980

Becker-Schmidt, R./Knapp, G.A.: Geschlechtertrennung – Geschlechterdifferenz: Suchbewegungen sozialen Lernens. Bonn 1987

Becker, H. S.: Boys in white. Chicago 1961 Transaction Publ. 1992. Reprint New Brunswick

Behringer, F.: Qualifikationsspezifische Unterschiede in der beruflichen Weiterbildung – das Resultat unterschiedlicher Interessen und selektiver betrieblicher Förderung. In: Sozialwissenschaften und Berufspraxis, *21 (4)* 1998, S. 295-305

Bericht der Bundesregierung an den Deutschen Bundestag über die Erfahrungen mit dem Gesetz über die Berufe in der Physiotherapie (Masseur- und Physiotherapeutengesetz), Drucksache *13/8285* vom 23.07.1997

Bollinger, H./Hohl, J.: Auf dem Wege von der Profession zum Beruf. Zur Deprofessionalisierung des Ärzte-Standes. In: Soziale Welt *32*, 1981

Bourdieu, P./Passeron, J-C.: Die Illusion der Chancengleichheit: Untersuchungen zur Soziologie des Bildungswesen am Beispiel Frankreichs. Klett, Stuttgart 1971

Bourdieu, J.: Entwurf einer Theorie der Praxis. Suhrkamp, Frankfurt a.M. 1976

Bourdieu, P.: Sozialer Sinn. Frankfurt 1987

Bourdieu, P.: Antworten auf einige Beiträge. In: Eder, Klaus (Hrsg.): Klassenlage, Lebensstil und kulturelle Praxis, Suhrkamp, Frankfurt a. M. 1989

Brödel, R. (Hrsg): Erwachsenenbildung in der Moderne: Diagnosen, Ansätze, Konsequenzen, Leske + Budrich, Opladen 1997

Bucher, R./Strauss, A.: Wandlungsprozesse in Professionen. In Luckmann, T./Sprondel, W. (Hrsg.), a.a.O. 1972

Carr-Saunders, A.M./Wilson P.A.: The Professions, Oxford 1933

Combe, A./Helsper, W. (Hrsg.): Pädagogische Professionalität. Suhrkamp, Frankfurt a. Main 1996

Combe, H./Helsper, A.: Pädagogische Professionalität – Untersuchungen zum Typus pädagogischen Handelns. 3. unveränderte Auflage der Erstauflage von 1996, Suhrkamp, Frankfurt a. M., 1999

Cotta, H./Leipertz, W./Teirich-Leube, H. (Hrsg.): Lehrbuch der Krankengymnastik. 4. Auflage, Band 1. Thieme Verlag, Stuttgart 1978

Cotta, H./Heipertz, W./Hüter-Becker, A./Rompe, G. (Hrsg.): Krankengymnastik Band 2. Thieme Verlag, Stuttgart 1984

Daheim H.: Der Beruf in der modernen Gesellschaft: Versuche einer Soziologischen Theorie beruflichen Handelns. Kiepenheuer& Witsch, Köln/Berlin 1967

Daheim, H.: Professionalisierung, Begriff und einige latente Makrofunktionen. In Albrecht, G./Daheim, H./Sack, F. (Hrsg.): Soziologie, Opladen 1973

Daheim, H. et al.: Zum Stand der Professionssoziologie. In: Dewe, B./Ferchhoff, W./Peters, F./Stüwe (Hrsg.): .Rekonstruktion machttheoretischer Modelle der Profession. Erziehen als Profession. Zur Logik professionellen Handelns in pädagogischen Feldern, Leske + Budrich, Opladen 1992

Daheim, H./Schönbauer, G.: Soziologie der Arbeitsgesellschaft. Grundzüge und Wandlungsstrukturen der Erwerbsarbeit. Juventa Verlag, Weinheim/München 1993

Dewe, B./Ferchhoff, W./Peters, F./Stüwe: Professionalisierung – Kritik – Deutung. Soziale Dienste zwischen Verwissenschaftlichung und Wohlfahrtsstaatskrise, Institut für Sozialarbeit und Sozialpädagogik, Frankfurt 1986

Dewe, B./Ferchhoff W./Olaf-Radke, F. (Hrsg.): Erziehen als Profession. Zur Logik professionellen Handelns in pädagogischen Feldern, Leske + Budrich, Opladen 1992

Dewe, B./Ferchhoff, W./Scherr, A./Stüwe, G.: Professionelles soziales Handeln – Soziale Arbeit im Spannungsfeld zwischen Theorie und Praxis. 3. Auflage, Juventa Verlag, Weinheim und München 2001

Eder, Klaus (Hrsg.): Klassenlage, Lebensstil und kulturelle Praxis, Suhrkamp, Frankfurt a. M. 1989

Erklärung von Bologna: Gemeinsame Erklärung der Europäischen Bildungsminister – Der Europäische Hochschulraum, 19.6.1999, Bologna 1999

Etzioni, A. (Ed.): The Semi-Professions and their Organisation: Teachers, Nurses and Social-workers, Free Press New York 1969

Feinman-Nemser, S./ Floden, R.E.: Die Berufskulturen von Lehrern. In: Terhart, E. (Hrsg.): Unterrichten als Beruf. Neuere amerikanische und englische Arbeiten zur Berufskultur und Berufsbiographie von Lehrern und Lehrerinnen. Böhlau, Wien 1991

Flick, Uwe/Kardorff, Ernst v./Keupp, Heiner/Rosenstiel, Lutz v./Wolff, Stephan (Hrsg.): Handbuch Qualitative Sozialforschung. Grundlagen, Konzepte, Methoden und Anwendungen, 2. Aufl., Beltz Psychologie Verlags Union, Weinheim 1995

Flick, U./von Kardorff/E./Steinke, I. (Hrsg.): Qualitative Sozialforschung – Ein Handbuch. Rowohlt Verlag, 2. Auflage, Hamburg 2003

Forsyth, P.B./Daniesiewics, T.J.: Towards a theory of Professionalization. In: Work and Occupations, *12*/1985

Freidson, E.: Der Ärztestand: Berufs- und wissenschaftssoziologische Durchleuchtung einer Profession. Enke, Stuttgart 1979

Freidson, E.: A Study of the Institutionalization of Formal Knowledge, Chicago 1986

Freidson, E.: Professional Powers. A Study of the Institutionalisation of formal Knowledge. Chicago 1988

Frey, H.P./Haußer, K.: Entwicklungslinien sozialwissenschaftlicher Identitätsforschung. In: Dies. (Hrsg.), Identität: Entwicklungen psychologischer und soziologischer Forschung. Enke, Stuttgart 1987

Frey, H.P./Haußer, K. (Hrsg.): Identität: Entwicklungen psychologischer und soziologischer Forschung. Enke, Stuttgart 1987

Friebertshäuser, B.: Übergangsphase Studienbeginn. Eine Feldstudie über Riten der Initiation in eine studentische Fachkultur. Juventa-Verlag, Weinheim und München 1992

Friebertshäuser, B.: StudentInnenforschung – Überblick, Bilanz und Perspektiven biographieanalytischer Zugänge. In: Krüger, H.-M./Marotzki W.: Handbuch erziehungswissenschaftliche Biographieforschung. Leske + Budrich, Opladen 1999

Friebertshäuser B./Prengel A. (Hrsg.): Handbuch Qualitative Forschungsmethoden in der Erziehungswissenschaft. Juventa-Verlag, Weinheim/München 1997

Gieseke, W.: Durch berufliche Sozialisation zur Professionalität? In: Gieseke et al: Professionalität und Professionalisierung. Bad Heilbrunn 1988

Gieseke, W.: Professionalität in der Erwachsenenbildung – Bedingungen einer Gestaltungsoption. In Brödel, R. (Hrsg): Erwachsenenbildung in der Moderne: Diagnosen, Ansätze, Konsequenzen, Leske + Budrich, Opladen 1997

Gildemeister, R. 1983: Als Helfer überleben. Beruf und Identität in der Sozialarbeit/Sozialpädagogik. Luchterhand, Neuwied/Darmstadt 1983

Gildemeister, R.: Neuere Aspekte der Professionalisierungsdebatte. In: Neue Praxis *3/1992*

Girtler, R.: Forschung in Subkulturen. In: Flick, U./von Kardorff, E./Keupp, H./von Rosenstiel, L./Wolff, S.(Hrsg.): Handbuch qualitative Sozialforschung. Grundlagen, Konzepte, Methoden und Anwendungen. 2. Aufl., Beltz Psychologie Verlags Union, Weinheim 1995

Glagow, M./Gotsch, W./Hartmann, R/Schimank, U.: Theoretische Überlegungen zur entwicklungspolitischen Professionalität und Handlungskompetenz. In: Sozialwissenschaften und Berufspraxis *3/*1985

Glaser B. G./Strauss A.L.: Statuspassage. Loutledge & Kegan Paul 1971

Glaser B.G./Strauss A.L.: Die Entdeckung gegenstandsbezogener Theorie. In: Hopf, Ch./Weingarten E. (Hrsg.): Qualitative Sozialforschung. Stuttgart 1979

Glaser B.G./Strauss A.L.: Grounded Theory – Strategien qualitativer Forschung. Verlag Hans Huber, Bern 1998

Goode, W.: Professionen und die Gesellschaft. Die Struktur ihrer Beziehungen, in Luckmann, T/Sprondel, W. (Hrsg.) a.a.O. Kiepenheuer, Köln 1972

Grosch: Kurze Geschichte der Krankengymnastik. In: Cotta, H./Heipertz, W./Hüter-Becker, A./Rompe, G. (Hrsg.): Krankengymnastik Band 2. Thieme Verlag, Stuttgart 1984

Grunert, C.: Vom Pionier zum Diplom-Pädagogen. Lebensgeschichten und Berufsperspektiven von ostdeutschen Studierenden im Diplomstudiengang Erziehungswissenschaft. Leske + Budrich, Opladen 1999

Harff, J.: Zur Geschichte der Krankengymnastik. In: Cotta, H./Leipertz, W./Teirich-Leube, H. (Hrsg.): Lehrbuch der Krankengymnastik. 4. Auflage, Band 1. Thieme Verlag, Stuttgart 1978

Harney, K.: Professionalisierung der Erwachsenenbildung: Fallstudien-Materialien-Forschungsstrategien. Verlag Lang, Frankfurt 1987

Hartmann, H: Arbeit, Beruf, Profession. In: Luckmann, T/Sprondel, W., a.a.O. 1972

Hartmann, H./Hartmann M.: Vom Elend der Experten: zwischen Akademisierung und Deprofessionalisierung. In: Zeitschrift für Soziologie und Sozialpsychologie, *34*. Jg. 1982

Helsper, W./Krüger, H.-H./Rabe-Kleberg, U.: Professionstheorie, Professions- und Biographieforschung – Einführung in den Themenschwerpunkt. In: Zeitschrift für Qualitaive Bildungs-, Beratungs- und Sozialforschung, Leske + Budrich *1/*2000,

Hesse, H.: Berufe im Wandel: Ein Beitrag zum Problem der Professionalisierung, Enke, Stuttgart 1968

Hesse, H.: Berufe im Wandel. Ein Beitrag zur Soziologie des Berufs, der Berufspolitik und des Berufsrechts. Enke, 2. Auflage, Stuttgart 1972

Higgs, J./Titchen, A.: Professional Practice in Health, Education and the Creative Arts. Blackwell Science. Oxford 2001

Higgs, J./Titchen, A.: Practice Knowledge & Expertise in the Health Professions. Butterworth Heinemann. Oxford 2001

Higgs, J./Jones, M.: Clinical reasoning in the health professions, 2nd edn. Butterworth Heinemann, Oxford 2000 und 2002

Hildenbrand, Bruno: Fallrekonstruktive Forschung. In: Flick, Uwe/Kardorff, Ernst v./Keupp, Heiner/Rosenstiel, Lutz v./Wolff, Stephan (Hrsg.): Handbuch Qualitative Sozialforschung. Grundlagen, Konzepte, Methoden und Anwendungen, 2. Aufl., Beltz Psychologie Verlags Union, Weinheim 1995, S. 256 – 260

Hitzler, R./Honer, A./Maeder, C. (Hrsg.): Expertenwissen – die institutionalisierte Kompetenz. Westdeutscher Verlag, Opladen 1994

Hollstein, Betina: Soziale Netzwerke nach der Verwitwung. Eine Rekonstruktion der Veränderungen informeller Beziehungen, Leske + Budrich, Opladen 2002

Hopf, Ch./Weingarten E. (Hrsg.): Qualitative Sozialforschung. Stuttgart 1979

Hüter-Becker, A.: Ein neues Denkmodell für die Physiotherapie. In: „Krankengymnastik – Zeitschrift für Physiotherapeuten", Pflaum Verlag *4/*1997

Hüter-Becker, A.: Der Paradigmenwechsel in der Physiotherapie und das Bobath-Konzept. In: Krankengymnastik; 52. Jg. (2000), *Nr.2*

Hüter-Becker, A.: Bewährtes erhalten – Zukunft gestalten. In: Krankengymnastik; 52. Jg. (2000), *Nr.4*

Hughes, E.C.: The Sociological Eye. Selected Papers. London 1984, Orig. 1971

Illich, I.: Entmündigende Expertenschaft. In: Illich, I./McKnight, J./Zola, I./Caplan, J./Shaiken, H.: Entmündigung durch Experten. Zur Kritik der Dienstleistungsberufe. Hamburg 1979

Illich, I./McKnight, J./Zola, I./Caplan, J./Shaiken, H.: Entmündigung durch Experten. Zur Kritik der Dienstleistungsberufe. Hamburg 1979

Keirat, H.: „Professions" oder „Freie Berufe"? Professionelles Handeln im sozialen Kontext. Berlin 1969,

Kelle, U./Kluge, S.: Vom Einzelfall zum Typus. Fallvergleich und Fallkontrastierung in der qualitativen Sozialforschung. Leske + Budrich, Opladen 1999

Kokemohr, R./Marotzki, W. (Hrsg.): Biographien in komplexen Institutionen. Studentenbiograpien I. Frankfurt 1989

Kraul, M./Marotzki, W./Schweppe, C. (Hrsg.): Biographie und Profession. Verlag Julius Klinkhardt, Bad Heilbrunn/OBB 2002

Krüger, H.-M./Marotzki W.: Handbuch erziehungswissenschaftliche Biographieforschung. Leske und Budrich. Opladen 1999

Kuckartz, U.: Computergestützte Analyse qualitativer Daten. Westdeutscher Verlag. Opladen, Wiesbaden 1999

Kühl, S./Strodtholz, P. (Hrsg.): Methoden der Organisationsforschung. Ein Handbuch. Rowohlt Taschenbuch Verlag Hamburg 2002

Kuwan, H.; Gnahs, D.; Kretschmer, I.; Seidel, S.: Berichtsystem Weiterbildung 1994. Integrierter Gesamtbericht zur Weiterbildungssituation in Deutschland, Hrsg.: Vom Bundesministerium für Bildung, Wissenschaft, Forschung und Technologie, Bonn 1996

Kuwan, H., Gnahs, D., Seidel, S. (VerfasserInnen): Berichtssystem Weiterbildung VII – Integrierter Gesamtbericht zur Weiterbildungssituation in Deutschland; Hrsg.: Bundesministerium für Bildung und Forschung, Bonn 2000, *76*

Lempert, W.: Berufliche Sozialisation oder Was Berufe aus Menschen machen. Schneider-Verlag Hohengehren, Baltmannsweiler 1998

Liebau, E./Huber, L.: Die Kulturen der Fächer. In: Neue Sammlung *3/*1985

Liebold, R./Trinczek, Rainer: Experteninterviews. In Kühl, S./Strodtholz, P. (Hrsg.): Methoden der Organisationsforschung. Ein Handbuch. Rowohlt Taschenbuch Verlag Hamburg 2002

Luckmann T./Sprondel, W.M.: Berufssoziologie, Kiepenheuer&Witsch. Köln 1972

Luhmann, N.: Die Gesellschaft der Gesellschaft, Suhrkamp, Frankfurt a. Main 1997

Luhmann, N. /Schorr, K.E. (Hrsg.): Zwischen Technologie und Selbstreferenz: Fragen an die Pädagogik. Suhrkamp, Frankfurt a. Main 1982

Marotzki, W./Kokemohr, R (Hrsg): Biographien in komplexen Institutionen. Studentenbiographien II. Deutscher Studienverlag, Weinheim 1990

Matthes, J./Pfeifenberger, A./Stosberg, M. (Hrsg.): Biographie in handlungswissenschaftlicher Perspektive. Verlag der Nürnberger Forschungsvereinigung e.V., Nürnberg 1981

Meisel, K. (Hrsg.): Veränderungen in der Profession Erwachsenenbildung. DIE, Frankfurt a. Main, 1997

Merkens, H.: Stichproben bei qualitativen Studien. In: Friebertshäuser, B./Prengel,A. (Hrag.): Handbuch qualitative Forschungsmethoden in der Erziehungswissenschaft. Juventa Verlag, Weinheim: 1997

Meuser M./Nagel U.: Das ExpertInneninterview – Wissenssoziologische Voraussetzungen und methodische Durchführung. In: Friebertshäuser B., Prengel A. (Hrsg.): Handbuch Qualitative Forschungsmethoden in der Erziehungswissenschaft. Juventa Verlag, Weinheim, München: 1997

Millerson, G.: The Qualifying Association. A Study in Professionalisation. London 1964

Nittel, D.: Von der Mission zur Profession? Theorie und Praxis der Erwachsenenbildung; DIE; Bertelsmann Verlag, Bielefeld 2000

Nittel, D.: Professionalität ohne Profession. In: Kraul, M./Marotzki, W./Schweppe, C. (Hrsg.): Biographie und Profession. Verlag Julius Klinkhardt, Bad Heilbrunn/OBB 2002

Nuissl, E.: Professionalität, Dilletantismus und Qualifikation. In: Meisel, a.a.O., 1997

Oevermann, U.: Klinische Soziologie. Konzeptualisierung, Begründung, Berufspraxis und Ausbildung. Frankfurt a.M.: Johann W. von Goethe Universität, unveröffentl. Manuskript 1990

Oevermann, U.: Theoretische Skizze einer revidierten Theorie professionellen Handelns. In: Combe, H./Helsper, A.: Pädagogische Professionalität – Untersuchungen zum Typus pädagogischen Handelns. 3. unveränderte Auflage der Erstauflage von 1996, Suhrkamp, Frankfurt a. M. 1999

Oevermann, U.: Professionalisierungsbedürftigkeit und Professionalisiertheit pädagogischen Handelns. In: Kraul, M./Marotzki, W./Schweppe, C. (Hrsg.): Biographie und Profession. Verlag Julius Klinkhardt, Bad Heilbrunn/OBB 2002

Olk, T.: Abschied vom Experten: Sozialarbeit auf dem Weg zu einer alternativen Professionalität. Weinheim/München 1986

Parsons, T.: The Professions and the Social Structure. In: Social forces, *17,* 1939

Patton M.Q.: Qualitative Evaluation und Research Methods. Newbury Park London, New Delhi: Sage, 1990

Rabe-Kleberg, U.: Professionalität und Geschlechterverhältnis. In: Combe,A./ Helsper,W. (Hrsg.) Pädagogische Professionalität. Frankfurt am Main 1996

Roloff, C.: Professionalisierung erzeugt Fachdistanz. In Wetterer, A. (Hrsg.), a.a.O. 1992

Rothstein, J.: Autonomy or Professionalism. In: Physical Therapy *3*/2003

Rüschemeyer, D.: Professions. Historisch und kulturell vergleichende Überlegungen. In: Albrecht, G./Daheim, H./Sack, F. (Hrsg.), Soziologie, Opladen 1972

Sarfatti-Larson, M.: The Rise of Professionalism. A Sociological Analysis.. Los Angelos, London 1977

Schaeffer, D.: Zur Professionalisierbarkeit von Public Health und Pflege. In: Schaeffer, D. et al. (Hrsg.), a.a.O. 1994

Schaeffer, D./Moers, R. (Hrsg.): Public Health und Pflege. Zwei neue gesundheitswissenschaftliche Disziplinen, Ed. Sigma, Berlin 1994

Schämann, A.: Entwicklung des Fort- und Weiterbildungsverhaltens von Physiotherapeuten/innen, unveröffentlichte Diplomarbeit 2001, Humboldt-Universität (Institut für Medizin-/ Pflegepädagogik und Pflegewissenschaften)

Schämann, A.: Physiotherapieforschung im internationalen Vergleich. In: „Krankengymnastik – Zeitschrift für Physiotherapie", Pflaum Verlag 8/2002

Schewior-Popp, S.: Krankengymnastik und Ergotherapie. Eine exemplarische Studie zur Entwicklung von Professionalisierungsprozessen und Ausbildung in den Berufen des Gesundheitswesens; Schulz-Kirchner Verlag, Idstein 1994 und 1999

Schorr, K.-E.: Wie ist Professionalisierung im Bereich der Weiterbildung möglich? In: Harney, K., Professionalisierung der Erwachsenenbildung: Fallstudien – Materialien – Forschungsstrategien. Verlag Lang, Frankfurt am Main 1987

Schütze, F.: Prozessstrukturen des Lebenslaufs. In: Matthes, J./Pfeifenberger, A./Stosberg, M. (Hrsg.) 1981. Biographie in handlungswissenschaftlicher Perspektive. Verlag der Nürnberger Forschungsvereinigung e.V., Nürnberg 1981

Schütze, F.: Sozialarbeit als bescheidene Profession. In: Dewe, B./Ferchhoff, W./ Radtke, F.O.. Erziehen als Profession. Leske + Budrich 1992

Schütze, F.: Schwierigkeit bei der Arbeit und Paradoxien des professionellen Handelns. Ein grundlagentheoretischer Aufriss. In: ZBBS *1/2000*. Leske + Budrich, Opladen 2000

Schulze-Krüdener, J.: Berufsverband und Professionalisierung. Eine Rekonstruktion der berufspolitischen Interessensvertretung von Diplom-Pädagoginnen und Diplom-Pädagogen. Trier: Univ. (Dissertation), 1996

Schwänke, U.: Der Beruf des Lehrers. Professionalität und Autonomie im historischen Prozess. Juventa-Verlag, Weinheim, München 1988

Schwendenwein, W.: Profession-Professionalisierung-Professionelles Handeln. In: Alisch, L.-M. et al. Professionswissen und Professionalisierung, TU Braunschweig 1990

Seitter, W.: Riskante Übergänge in der Moderne. Vereinskulturen – Bildungsbiographien – Migranten. Leske + Budrich. 1999

Sprondel, W. M.: Experte und Laie: Zur Entwicklung von Typenbegriffen in der Wissenssoziologie. In: Sprondel, W. M./Grathoff, R. (Hrsg.): Alfred Schütz und die Idee des Alltags in den Sozialwissenschaften. Enke, Stuttgart 1979

Sprondel, W. M./Grathoff, R. (Hrsg.): Alfred Schütz und die Idee des Alltags in den Sozialwissenschaften. Enke, Stuttgart 1979

Stamm-Riemer, I.: Lebenslanges Lernen. Zur Verknüpfung akademischer und beruflicher Bildung. BWV 2004

Steinke, I.: Gütekriterien qualitativer Forschung. In: Flick, U./von Kardorff, E./Steinke, I. (Hrsg.). Qualitative Sozialforschung. Ein Handbuch. Rowohlt Verlag, 2. Auflage, Hamburg 2003

Stichweh, R.: Professionen in einer funktional differenzierten Gesellschaft. In: Combe, A./Helsper, W. (Hrsg.). Pädagogische Professionalität. Suhrkamp, Frankfurt a. Main 1996

Stichweh, R.: Professionen und Disziplinen-Formen der Differenzierung zweier Systeme beruflichen Handelns in modernen Gesellschaften. In: Harney, K.: Professionalisierung der Erwachsenenbildung: Fallstudien – Materialien – Forschungsstrategien. Verlag Lang, Frankfurt am Main 1987

Straub, J.: Identitätstheorie, empirische Identitätsforschung und die postmoderne armchair psychology. In: Zeitschrift für qualitative Bildungs-, Beratungs- und Sozialforschung, *1*/2000

Terhart, E. (Hrsg.): Unterrichten als Beruf. Neuere amerikanische und englische Arbeiten zur Berufskultur und Berufsbiographie von Lehrern und Lehrerinnen. Böhlau, Wien 1991

Terhardt, E: Berufskultur und professionelles Handeln bei Lehrern. In Combe, A./ Helsper, W.: Pädagogische Professionalität, Suhrkamp, Frankfurt a. Main 1996 und 1997

Tietgens, H.: Professionalität für die Erwachsenenbildung. In: Gieseke et al., a.a. O. 1988

WCPT (World confederation of physical therapy): www.ukfgb-akb.org/ physical.htm 1999

Wetterer, A.: Theoretische Konzepte zur Analyse der Marginalität von Frauen in Hochqualifizierten Berufen. In: Wetterer, A. (Hrsg.), a.a.O. 1992

Wetterer, A. (Hrsg.): Profession und Geschlecht – über die Marginalität von Frauen in hochqualifizierten Berufen, Campus Verlag, Frankfurt 1992

WHO: International Classification of Functioning, Disability and Health, WHO Geneva 2001

Wilensky, H.L.: Jeder Beruf eine Profession. In: Luckmann/Sprondel, a.a.O. 1972

Winkel, K.: Schulreform durch Professionalisierung des Lehrerberufs? Darstellung und Kritik eines soziologischen Konzepts und seiner bildungspolitischen Konsequenzen. Dissert. Göttingen 1976

Ziegler, B.: Professionalisierung im Studium – Anspruch und Wirklichkeit, Shaker Verlag, Aachen 2004

8.2 Anhang B Anschreiben an die Studierenden

Liebe Studierende des 5./6. Semesters Physiotherapie,

bevor ich Ihnen mein Projekt und mein Anliegen vorstelle, zunächst ganz kurz etwas zu meiner Person: mein Name ist Astrid Schämann, ich bin Physiotherapeutin und Diplommedizinpädagogin. Ich habe sehr lange als Physiotherapeutin im In- und Ausland gearbeitet und nach meinem Studium eine Schule für Physiotherapie aufgebaut und geleitet. In dieser Zeit habe ich das Fort- und Weiterbildungsverhalten von PhysiotherapeutInnen untersucht – im Sinne einer Längsschnittstudie. Seit langem setze ich mich mit der Akademisierung der physiotherapeutischen Ausbildung und dem Professionalisierungsprozess auseinander, insbesondere im europäischen Kontext. Im Rahmen meiner Promotion forsche ich genau zu diesem Thema an der Humboldt Universität zu Berlin:

„Akademisierung und Professionalisierung der Physiotherapie".

Die Forschungsarbeit untersucht u. a. den Professionalisierungsprozess in der Physiotherapie insbesondere mit dem Fokus auf Ausbildung und Studium.

Die Physiotherapie befindet sich zurzeit in einer ganz wichtigen Phase des Umbruches, denn die Akademisierung als weiterer Meilenstein im Professionalisierungsprozess setzt sich zunehmend durch. Da **Sie** mit zu den ersten AbsolventInnen der unterschiedlichen Bachelorstudiengänge in Deutschland gehören, werden **Sie** somit auch zu den GestalterInnen einer neuen physiotherapeutischen Zukunft ! Es erscheint nicht nur mir sehr wichtig zu verfolgen, welche Wege Sie nach Abschluss Ihres Studiums gehen, mit welchen Erfahrungen, Erlebnissen aber auch Anforderungen, vielleicht auch Enttäuschungen Sie sich nach dem Studium auseinandersetzen müssen. (Näheres dazu in einer weiterführenden Info zum Interview)! Das ist die Begründung meiner folgenden Bitte an Sie.

Worum geht es im Einzelnen?

Die Forschungsarbeit gliedert sich in eine theoretischen und einen empirischen Teil. An diesem letzten Teil, dem empirischen, würde ich Sie gern in Form von anonymisierten Interviews beteiligen, da Professionalisierung nicht ein vom Einzelindividuum bzw. Berufsinhaber abzukoppelnder Begriff ist und Sie die eigentlichen Gestalter dieses Prozesses sind. Ich würde mich sehr freuen, wenn **möglichst viele StudentInnen der unterschiedlichen Fachhochschulen Deutschlands**, die kurz vor dem Abschluss Ihres Studiums sind (5./6. Semester bzw. in der Phase der Bachelorarbeit), sich von mir in einem Interview zum Thema Akademisierung und Professionalisierung befragen lassen würden.

Wie ist das praktische Procedere?

Diejenigen, die Interesse an diesem Projekt haben, möchte ich bitten, sich unter meiner mailadresse: astrid@schaemann.de oder telefonisch unter 030-61288519 mit mir in Verbindung zu setzen, und mir mitzuteilen, an welcher Fh Sie studieren (wichtig aus organisatorischen Gründen) und in welchem Semester Sie gerade sind.

Ich würde mich dann mit jedem einzelnen von Ihnen in Verbindung setzen, Ihnen genauere, weitere Informationen zukommen lassen und möglicherweise bereits einen Termin mit Ihnen an Ihrem Studienort vereinbaren.

Zum Abschluss möchte ich Sie nochmals ermuntern, bei diesem Projekt mitzuarbeiten (und mir ist sehr wohl bewusst, dass Sie in der Abschlussphase sicherlich recht wenig Zeit haben...) da Ihre Erfahrungen weiteren Generationen von angehenden akademisch ausgebildeten PhysiotherapeutInnen helfen und Sie Einfluss auf zukünftige Ausbildungsüberlegungen haben könnten.

Herzlichen Dank für Ihre Unterstützung,

Astrid Schämann

8.3 Anhang C Interviewleitfaden

1. Persönliches – schulischer und beruflicher Werdegang

- Bitte stellen Sie sich, Ihren schulischen und beruflichen Werdegang kurz vor! Was haben Sie bis zum heutigen Tag alles gemacht?
- Warum haben Sie sich für den Beruf des/der Physiotherapeutin entschieden?
- Welche Kriterien haben bei Ihrer Berufswahl eine Rolle gespielt?
- Welches Bild von Physiotherapie hatten Sie zu Beginn des Entscheidungsfindungsprozesses?
- Hat sich dieses Bild im Laufe der Ausbildung verändert?
- Wenn ja, inwiefern?
- Würden Sie sich heute genauso wieder entscheiden wie damals – und warum?

2. Bild der Physiotherapie/Selbstverständnis/Aussenwirkung

- Wie würden Sie persönlich Physiotherapie definieren? Wie und worüber definiert sich der einzelne PT? Was ist oder bedeutet Physiotherapie?
- Wie wird Ihrer Meinung nach das Berufsbild des Physiotherapeuten in der Gesellschaft betrachtet – oder anders gefragt: welchen Stellenwert hat die Physiotherapie in der Gesellschaft?
- Welche Rolle spielt die PT innerhalb eines therapeutischen Teams? (Wie schätzen Sie die Beziehungen zu Ärzten, Schwestern, Logopäden, Ergotherapeuten…ein?)

3. Ausbildung

- wo und wann haben Sie Ihre Ausbildung gemacht?
- Erzählen Sie zunächst ganz allgemein, wie Ihre Ausbildung vom Ablauf her strukturiert war/ist. (Unterricht und Praktikumseinsätze), wie waren die Praktika betreut?
- Welche Ansprüche hatten Sie an die Ausbildung? Worauf (auf welche Kompetenzbereiche) sollte die Ausbildung vorbereiten?
- Was sollte ein Physiotherapeut auf jeden Fall können, bevor er auf die Menschheit losgelassen wird; welche Kompetenzen sollte er erworben haben?
- Welche Bereiche der Ausbildung haben Ihnen besonders gefallen oder Spass gemacht; begründen Sie!
- Was an der Ausbildung hat Ihnen nicht gefallen und warum?

- Wie sehen Sie die inhaltliche Gewichtung der einzelnen Fächer?
- Was hat Ihnen persönlich am meisten in der Ausbildung gefehlt?
- Haben Sie sich bereits in der Ausbildung auf bestimmte Fachbereiche konzentriert oder gar Spezialisierungsneigungen festgestellt?
- Können Sie etwas zu den Unterrichtsformen sagen?
- Welche Ansprüche/Qualitätskriterien haben Sie an den Unterricht bzw. an eine Lehrkraft? Sind diese erfüllt worden?
- Was bedeutet für Sie „eine gute Ausbildung" gehabt zu haben
- Wenn Sie Verbesserungsvorschläge für die grundständige Ausbildung machen könnten, welche wären das?
- Haben Sie während Ihrer Ausbildung die Möglichkeit gehabt, Kontakte ins Ausland zu knüpfen?

4. Beruf

- War es schwierig für Sie, nach der Ausbildung einen Job zu bekommen, wenn ja, welcher Art waren die Schwierigkeiten?
- Wo haben Sie nach Ihrer Ausbildung zunächst gearbeitet mit welchem Schwerpunkt?
- Haben Sie das Gefühl, dass Sie durch die Ausbildung genügend auf Ihre Arbeit als Physiotherapeutin vorbereitet wurden?
- Welches waren Ihre grössten Schwierigkeiten beim Berufseinstieg und darüber hinaus gewesen/ gab es einen sog. Praxisschock?
- Wenn Sie jetzt auf Ihre Ausbildung zurückblicken, was würden Sie im Nachhinein im Hinblick auf das Anforderungsprofil an der Ausbildung ändern?
- Haben Sie sich im Laufe Ihres Berufslebens in irgendeiner Weise spezialisiert?
- Welche Fortbildungen haben Sie besucht?
- Nach welchen Kriterien haben Sie die Fobis ausgesucht?
- Wie schätzen Sie den heutigen Fortbildungsmarkt ein?
- Würden Sie etwas an der Fort- und Weiterbildungsstruktur ändern? Wenn ja, warum?

5. Studium

- Was waren die Gründe für die Aufnahme des Studiums?
- An welcher Fachhochschule studieren Sie gerade, warum haben Sie diese Fachhochschule ausgewählt? Gibt es Schwerpunkte in ihrem Studium? Ausrichtung mehr sozialwissenschaftlich oder medizinisch?
- Wieviele Studierende sind Sie in Ihrem Semester? Geschlechterverteilung?
- Sind Sie neben ihrem Studium noch berufstätig, wenn ja mit wie vielen Stunden?
- Wie finanzieren Sie sich zurzeit?
- Können Sie etwas zur Struktur des Studiums sagen, wie verläuft Ihr Studium, wie viele Semester absolvieren Sie?
- Positives: Was begeistert Sie am meisten?
- Was ist für Sie der grösste neue Input?
- Was ist bisher der grösste Nutzen des Studiums gewesen?
- Negatives: Was vermissen Sie in ihrem Studium?
- Gibt es etwas, was Ihnen gar nicht gefällt?
- Was würden Sie als Änderungsvorschläge unterbreiten wollen?
- Was würden Sie gerne inhaltlich weiterführen, wofür interessieren Sie sich besonders?
- Wie sieht die Form des Unterrichtens aus, welche Form war/ist für Sie persönlich am lernintensivsten, haben Sie etwas zu lifelonglearning gehört?
- Welche Ansprüche haben Sie an die Lehrbeauftragten an der Fh?
- Auf welche Arten von Tätigkeiten soll Sie das Studium vorbereiten, was wünschen Sie sich von dem Studium/konkrete Vorstellungen?
- Haben Sie Kontakte ins Ausland knüpfen können?
- Haben Sie während des Studiums etwas zu gesundheitspol. Entwicklungen gehört?
- Haben Sie in Ihrem Studium etwas zu geschlechtsspezifischer Veränderung eines Berufes schon einmal etwas gehört?
- Was erhoffen Sie sich für Ihre Zukunft als Pt von dem Studium?
- Welche Rolle werden die akademisierten PTs einnehmen?
- Könnten Sie sich auch vorstellen, dass Ihr Studium Sie am Zugang zu bestimmten Tätigkeiten hindern wird?

6. Professionalisierung

- Sagt Ihnen der Begriff Professionalisierung etwas? Was bedeutet für Sie Professionalisierung; bzw. was verbinden Sie mit diesem Begriff Professionalisierung in der Physiotherapie?
- Kennen Sie den Begriff des „einzigartigen Physiotherapeutischen Wissens" als Merkmal der Professionalisierung? Gibt es einzigartiges PT Wissen? Wie könnte man dieses PT-Wissen erreichen?
- Ein Merkmal der Professionalisierung ist die Handlungsautonomie! Was würden Sie unter Handlungsautonomie verstehen?
- Ist für Sie als Physiotherapeut Handlungsautonomie erste Priorität?
- Wie selbständig schätzen Sie die Arbeit eines Physiotherapeuten ein?
- Wo sind die Grenzen ihres Handlungsspielraumes im Kontext mit den anderen Gesundheitsfachberufen anzusiedeln. Sind die Grenzen deutlich oder verschwommen?
- Halten Sie klare Grenzen für sinnvoll – wenn ja, warum?
- Zu welchen Konflikten kommt es mit den anderen Gesundheitsfachberufen?
- Welchen Einfluss auf die Professionalisierung wird die Akademisierung der Ausbildung haben?
- Sollte Ihrer Meinung nach die gesamte Ausbildung auf akademisches Niveau gehoben werden? Warum?
- Welche Rolle spielt der Einzelne PT im Professionalisierungsprozess, also Sie selbst?
- Welche Rolle spielt der Verband für Sie? Sind sie im Verband organisiert? Wenn ja, warum bzw. warum nicht? Welche Erwartungen haben Sie an den Verband?
- Welche Rolle spielen die Fachzeitschriften im Professionalisierungprozess? welche lesen Sie gerade und werden Ihre Ansprüche erfüllt?
- Welche Prioritäten für den Professionalisierungsprozess der PT würden Sie ganz persönlich setzen wollen?
- Glauben Sie, dass sich durch Ihr Studium ihr Stand innerhalb des therapeutischen Teams und in der Gesellschaft verändern wird?

7. Zukunftsvisionen/Wünsche/Ängste

- Haben Sie ganz persönliche Zukunftsvisionen, z.B. Karrierevorstellungen, neue Aufgabenfelder?
- Wie könnten die Physiotherapeuten Ihren Professionalisierungsprozess vorantreiben?
- Was sind Ihre Ängste wo sehen Sie Gefahren, Hürden etc für die Entwicklung der Physiotherapie?
- Welchen neuen Anforderungsfeldern werden sich zukünftige Physiotherapeuten gegenübergestellt sehen. Glauben Sie, dass das Studium Sie ausreichend darauf vorbereitet?
- Wie beurteilen Sie die momentane Aus- und Weiterbildungslandschaft?

8.4 Anhang D Codesystem

Motivation für die Ausbildung
    Bild PT vor Berufswahl
    Bild PT-geändert
    Rolle PT/Med.System
        Arzt
        Ergo
        Pflege
    Rolle PT/Patient
    Kompetenzen eines pt
    Persönlichkeit PT
    Bewert. Ausbildung
    Berufserfahrung/-tätigkeit
    Spezialisierung
    Definition PT
    Selbstbild PT
    Fremdbild PT antizipiert
    Professionalisierung
        Rolle des einzelnen
        Lehrerqualifikation
        Macht
        Kommunikation
        Fortbildung
        Verband
        Zeitschrift
        Abgrenzung
        Forschung/Evidenz
        Akademisierung flächendeckend
        Wissen
        Handlungsautonomie
        Verständnis
Studium
    Mischung (Berufserfahrene/-unerfahrene)
    internationale Einschätzung
    Inhalte
    Verbesserungsvorschläge
    Theorie/Praxis
    Positives
    Berufsperspektive
    Bewertung
    Kritik
    Erwartungen
    Selektionsverhalten
    Studienmotivation
Zukunftsperspektiven
    Ängste
    Wünsche

8.5 Anhang E Soziodemographische Daten

Ge-schlecht	Alter	Kinder	Verhei-ratet	Berufs-tätig	Schulab-schluss	Berufs-jahre	Ausbild-ung Ost	Umschü-ler	Ab. P.S. P.Fh	Ab. neu	Koop. schule
m	35	nein	nein	ja	Fh-Reife	2	nein	nein	ja	ja	ja
w	23	nein	nein	ja	Abitur	0	nein	nein	ja	ja	nein
w	23	nein	nein	ja	Abitur	0	nein	nein	nein	ja	ja
w	28	nein	nein	ja	Abitur	3	nein	nein	nein	ja	nein
w	30	nein	nein	nein	Fh-Reife	5	nein	ja	ja	ja	nein
w	26	nein	nein	ja	Abitur	3	nein	nein	ja	ja	nein
w	26	nein	nein	nein	Abitur	4	ja	nein	nein	ja	nein
w	24	nein	nein	ja	Abitur	3	ja	ja	nein	ja	ja
w	26	nein	nein	ja	Abitur	0	nein	nein	ja	ja	ja
w	21	nein	nein	nein	Abitur	0	nein	ja	ja	ja	ja
m	27	nein	nein	ja	Fh-Reife	0	nein	nein	ja	ja	ja
w	24	nein	nein	nein	Abitur	0	nein	nein	ja	ja	nein
w	29	nein	nein	nein	Abitur	6	nein	nein	nein	nein	nein
w	32	nein	ja	ja	Abitur	8	nein	nein	nein	nein	nein
w	39	ja	ja	ja	Abitur	13	nein	nein	nein	nein	nein
w	46	nein	ja	nein	Abitur	23	nein	nein	nein	nein	nein
w	32	nein	nein	nein	POS	12	ja	nein	nein	nein	nein
w	29	nein	nein	ja	Abitur	6	ja	nein	nein	nein	nein
w	24	nein	nein	ja	Abitur	0	nein	nein	ja	holl.	nein
w	24	nein	nein	ja	Abitur	0	nein	nein	ja	holl.	nein
w	23	nein	nein	nein	Abitur	0	nein	nein	ja	holl.	nein
w	24	nein	nein	nein	Abitur	0	nein	nein	ja	holl.	nein

Abkürzungen und Erläuterungen:
1. Berufstätig meint Berufstätigkeit neben dem Studium
2. Berufsjahre: Jahre der Berufstätigkeit vor Aufnahme des Studiums
3. Ausbildung Ost: wurde die Ausbildung in den neuen Bundesländern absolviert?
4. Umschüler: war vor der PT Ausbildung bereits eine Berufsausbildung vorhanden?
5. Ab.P.S./P.F.h meint: wurde die Ausbildung an einer privaten Schule oder wird das Studium an einer privaten Fachhochschule absolviert? 6. Ab. neu meint: ist die Ausbildung nach der neuen Ausbildungs-und Prüfungsordnung nach 1994 absolviert worden?
6. Koop.schule meint: sind Sie als ehemalige Schülerin einer Kooperationsschule in das Studium eingemündet?

8.6 Anhang F Synopse Studiengänge

	Fh Idstein	Fh Hildesheim	Fh Osnabrück	Fh Emden	Fh Berlin	Fh Fulda/ Uni Marburg	Fh Kiel	Fh Nordhessen	mfn Schule Hamburg	Döpfer Schwandorf
Beginn	WS 98	SoSe 01	WS 01/02	WS 02/03	SoSe 04	WS 01/02	WS 01/02	WS 02/03	SoSe 00	SoSe 99
Kapazität	46/Jahr	45/Sem. (PT/ET/LP)	35/Jahr	20/Jahr	35/Jahr	30/Jahr	20/Jahr		30/Jahr	30/Jahr
Dauer	8 Semester	6 Sem. (3+3)	6 Sem. (3+3)	6 Sem. (3+3)	7 Sem. (3+4)	6 Sem.	8 Sem.,	4 Sem.,	6 Sem.,	6 Sem.
Frühestmöglicher Zeitpunkt des Abschlusses	ges. **4 Jahre** bis zum Bacc.	gesamt **4,5 Jahre** bis BSc	gesamt **4,5 Jahre** bis BSc	ges. **4,5 Jahre** bis zum BA	ges. **5 Jahre** bis BSc	ges. **8 Jahre** bis BSc	ges. **4 Jahre** bis Zum BA	ges.**5 Jahre** bis zum Diplom	ges. **6 Jahre** bis zum BSc	ges. **6 Jahre** bis zum BSc.
Vollzeit/Teilzeit	VZ	VZ	VZ	VZ	TZ, berufsbegleitend	VZ in Blockwochen	VZ	TZ, berufsbegleitend	TZ, berufsbegleitend	TZ, berufsbegleitend
Abschluss	Bacc. NL	BSc	BSc	BA	BSc	BSc	BA	Diplom PT (Fh)	BSc PT (NL)	BSc PT (NL)
Kooperation	Hogeschool v. Utrecht	Mit div. Fachschulen	Mit div. Fachschulen	Mit div. Fachschulen	Mit div. Fachschulen	keine	Mit einer Fachschule	Mit div. Fachschule	Hogeschool v. Amsterdam	Hogeschool v. Amsterdam
Voraussetzung	(Fach-) Hochschulreife	FHR, abgeschlossenen Ausbildung zur PT, begleitende Veranstaltungen Bzw. Aufnahmeprüfung	Siehe Hildesheim	Siehe Hildesheim, Einstufungsprüfung	Siehe Hildesheim	FHR, Abschluss PT, 2 Jahre Berufserfahrung, mind. 1 abgeschl. Weiterbildung	FHR, Schüler der Fachschule, Aufnahmeverfahren	FHR, Einstufungsprüfung, wenn kein Grundstudium an der Fh Nordhessen absolviert	Abgeschlossene Ausbildung zur PT	Abgeschlossene Ausbildung zur PT
Träger/ Gebührenpfl.	Privat ja	Staatlich Nein	Staatlich Nein	Staatlich Nein	Staatlich nein	Staatlich nein	Staatlich nein	Privat ja	Privat ja	Privat ja

Abkürzungen:
Bacc.: Baccalaureus
TZ: Teilzeit
VZ: Vollzeit
BA: Bachelor of Arts
BSc: Bachelor of Science
FHR: Fachhochschulreife

Stand: April 2004